环境污染与健康研究丛书·第二辑

名誉主编○魏复盛　丛书主编○周宜开

POLLUTION

# 饮用水消毒副产物与健康

主编○鲁文清

长江出版传媒　湖北科学技术出版社

**图书在版编目(CIP)数据**

饮用水消毒副产物与健康 / 鲁文清主编. —武汉：湖北科学技术出版社，2020.9

（环境污染与健康研究丛书 / 周宜开主编. 第二辑）

ISBN 978-7-5706-0769-3

Ⅰ. ①饮… Ⅱ. ①鲁… Ⅲ. ①饮用水－关系－健康 Ⅳ. ①R123.5

中国版本图书馆 CIP 数据核字(2019)第 218754 号

策划编辑：冯友仁

责任编辑：李　青　徐　丹　程玉珊　　　　　　　　　封面设计：胡　博

出版发行：湖北科学技术出版社　　　　　　　　　　电话：027－87679485

地　　址：武汉市雄楚大街 268 号　　　　　　　　　邮编：430070

　　　　　（湖北出版文化城 B 座 13－14 层）

网　　址：http：//www.hbstp.com.cn

印　　刷：湖北恒泰印务有限公司　　　　　　　　　邮编：430223

889 ×1194　　　　　　1/16　　　　　　12.75 印张　　　　　308 千字

2020 年 9 月第 1 版　　　　　　　　　　　　　　2020 年 9 月第 1 次印刷

　　　　　　　　　　　　　　　　　　　　　　　　定价：98.00 元

# 《饮用水消毒副产物与健康》

## 编 委 会

# 序

　　像保护眼睛一样保护生态环境，像对待生命一样对待生态环境。人因自然而生，人不能脱离自然而存在，人与自然的辩证关系，构成了人类发展的永恒主题。

　　生态文明建设功在当代、利在千秋，是关系中华民族永续发展的根本大计。党的十八大以来，我国污染治理力度之大、制度出台频度之密、监管执法尺度之严、环境质量改善速度之快前所未有，无疑是我国生态文明建设力度最大、举措最实、推进最快、成效最好的时期。

　　在这样的时代背景下，我国的环境医学科学研究工作也得到了极大的支持与发展，科学家们满怀责任与使命，兢兢业业，投入到我国的环境医学科学研究事业中来，并做出了许多卓有成效的工作，这些工作是历史性的。良好的生态环境是最公平的公共产品，是最普惠的民生福祉，天蓝、地绿、水净的绿色财富将造福所有人。

　　本套丛书将关注重点落实到具体的、重点的污染物上，选取了与人民生活息息相关的重点环境问题进行论述，如空气颗粒物、蓝藻、饮用水消毒副产物等，理论性强，兼具实践指导作用，既充分展示了我国环境医学科学近些年来的研究成果，也可为现在正在进行的研究、决策工作提供参考与指导，更为将来的工作提供许多好的思路。

　　加强生态环境保护、打好污染防治攻坚战，建设生态文明、建设美丽中国是我们前进的方向，不断满足人民群众日益增长的对优美生态环境需要，是每一位环境人的宗旨所在、使命所在、责任所在。本套丛书的出版符合国家、人民的需要，乐为推荐！

中国工程院院士　魏复盛

# 前　言

　　饮用水消毒处理极大地降低了介水传染病的发生，被誉为 20 世纪最伟大的公共卫生成就之一。然而，饮用水在消毒的同时也会生成有毒有害的副产物，其对健康的潜在影响已在全球引起广泛关注。为了增加我国普通民众、科学界和政府管理部门对饮用水消毒副产物及其健康问题的认知，促进我国饮用水消毒副产物潜在健康风险及控制的研究水平，我们在湖北科学技术出版社的精心组织下编写了《饮用水消毒副产物与健康》一书。

　　本书共分七章，分别对饮用水消毒副产物的基本概况、国内外饮用水分布水平、人群暴露评估策略、遗传毒性和致癌性、生殖毒性和发育毒性、健康风险评价方法及控制技术进行了系统阐述，探讨了这些研究领域面临的问题和挑战，在此基础上展望了未来的研究重点。本书涉及的内容以国内研究成果为主，兼顾国外最新研究进展，以期让读者对国内外饮用水消毒副产物研究现况有一个全面和系统的认识，为今后开展相关研究提供启示。

　　本书的编委们长期致力于饮用水消毒副产物相关的研究工作，具有丰富的饮用水消毒副产物化学检测、毒性分析、健康风险评估及污染控制经验。在编书过程中，编委们付出了大量精力，力求详细、系统地展示国内外饮用水消毒副产物的研究成果，但是由于水平有限，本书难免存在遗漏之处，敬请广大读者批评指正。

编者

2020 年 6 月

# 目 录

# 第一章　饮用水消毒副产物概述

## 第一节　总　　论

### 一、饮用水消毒副产物概况

饮用水消毒是迄今最伟大的公共卫生成就之一，消毒杀灭了水中的病原微生物，在控制介水传染病的传播和流行、保证人群供水安全方面起到了重要作用。然而饮用水在消毒过程中，消毒剂（如氯、氯胺、二氧化氯、臭氧）与水中天然存在的有机物（如腐殖酸、富里酸和藻类）、人为产生的污染物（如藻毒素、农药、抗生素等）、溴、碘等发生氧化、加成和取代反应，形成了一系列有害健康的消毒副产物（disinfection by-products，DBPs），带来了各种健康隐患问题。

三卤甲烷类（trihalomethanes，THMs）是最先被发现的一类 DBPs，包括 4 种，三氯甲烷（chloroform，TCM）是其中最主要的一种。1974 年，Rock 和 Bellar 等人相继报道，在饮用水氯化消毒过程中有三氯甲烷和其他 THMs 的生成。1976 年，美国环境保护局（Environmental Protection Agency，EPA）公布了在全美开展的对 DBPs 的调查结果，结果显示，三氯甲烷和其他 THMs 在氯化的饮用水中广泛存在。同年，美国国立癌症研究所发表了三氯甲烷可诱导实验动物肿瘤的结果。此后，1980 年，第一个揭示饮用水有机提取物具有致突变性的研究问世。1983 年，Christman 等人发现消毒后的饮用水中除了 THMs，还会产生卤代乙酸类（haloacitic acid，HAAs）DBPs。HAAs 不仅广泛存在于氯化消毒后的自来水中，其致癌风险还远高于 THMs。自此，饮用水 DBPs 对公众的健康危害问题引起普遍关注。

DBPs 的出现，使人们在获得饮用水消毒所带来的有益作用时，也不得不面对长期暴露 DBPs 所带来的副作用和潜在危害。氯化消毒是最早使用的常规消毒技术，也是全世界应用最广泛的饮用水消毒技术，其所产生的 DBPs（THMs 和 HAAs）最早为人们所认识，这些 DBPs 经研究证实多数具有致突变和致癌作用。为了减少 DBPs 尤其是一些具有高健康风险 DBPs 的危害，各种替代的新型消毒技术和消毒剂不断问世，以减少 THMs 和 HAAs 的产生，但同时新的 DBPs 也随之出现。至今被报道的DBPs已超过 600 种，其产生的机制、影响因素、暴露水平、健康危害风险、控制技术成为目前最为活跃的研究领域。

至今在生活饮用水中鉴定的 DBPs，许多具有细胞毒性、遗传毒性、致畸性、致癌性和生殖发育毒性。流行病学研究已经证实一些 DBPs 与膀胱癌和结肠癌风险增加有关，同时，还有研究报道，DBPs 与不良妊娠结局有关，包括自然流产、低出生体重、小于胎龄儿、死产、早产等。此外，研究还发现，DBPs 暴露对男性精液质量产生负面影响。迄今为止，已经在细胞、动物和人群的层面展开了大量关于 DBPs 有害作用的研究，DBPs 的致癌、致畸和致突变作用，以及生殖和发育毒性作用正在得到不断证实，并有待更强有力的证据加以佐证。

DBPs 的产生受诸多因素的影响，如有机前体物（organic precursor）的含量和性质、消毒剂投加方式、消毒剂量与接触时间、温度、pH 值和溴离子浓度等，其中有机前体物对 DBPs 的生成起重要作用。通常把水中能与消毒剂发生化学反应而形成 DBPs 的有机物称为有机前体物。水中的有机前体物主要包括腐殖酸、富里酸、藻类及其代谢产物、蛋白质、氨基酸、嘌呤和嘧啶碱基、核苷和核苷酸等天然有机物（natural organic matter，NOM）。此外，水环境中的许多有机污染物也可作为 DBPs 的前体物质，如藻毒素、微囊藻素-LR、他莫西芬（一种抗雌激素）代谢产物、苯二氮药物、苯并三唑、苯并噻唑、双酚 A、烷基苯磺酸盐表面活性剂、阻燃剂等。在我国，随着大量人工合成的有机化合物通过工业废水和生活污水等途径排放入水体，其也构成了 DBPs 有机前体物的重要来源，进而影响 DBPs 的形成。

除了消毒的饮用水，在消毒的游泳池水中也发现有 DBPs，人们可通过皮肤接触、经口摄入和经呼吸道吸入暴露 DBPs。游泳池一般都采用氯化消毒，尤其在室内游泳池，由于持续的消毒及维持较高的水温，游泳池水和空气中均含有较高浓度的 DBPs，而游泳池水中 DBPs 的前体物则来自人自身，如尿液、唾液、汗液、头发、防晒剂、个人护理品等。有研究表明，过多接触游泳池水会增加患膀胱癌的风险。

## 二、饮用水消毒副产物分类

DBPs 的种类与饮用水消毒过程中使用的消毒剂类型密切相关。最常用于饮用水消毒的消毒剂主要是氯消毒剂。鉴于加氯消毒可产生较多的 THMs 和 HAAs，各国在饮用水卫生标准中对 THMs 和 HAAs 等 DBPs 的浓度加以严格限制。为了满足消毒之后水中 THMs 和 HAAs 等卤代消毒副产物的浓度限定，许多饮用水生产单位更换了消毒工艺，将传统的以氯为主的消毒方式替换为以氯胺、二氧化氯或臭氧为主的消毒方式。随着替代消毒剂的使用，越来越多种类的 DBPs 在饮用水中被检测出来。

### （一）按消毒剂分类的消毒副产物

根据使用的消毒剂类型，可将生成的 DBPs 分为以下几种。

**1. 氯化消毒副产物** 主要有 THMs、HAAs、卤代乙醛类（haloacetaldehydes，HALs）、卤代乙腈类（haloacetonitriles，HANs）、卤代呋喃酮类（halofuranones，HFs）等。

**2. 氯胺消毒副产物** 主要有 HANs 等。

**3. 二氧化氯消毒副产物** 主要有亚氯酸盐、氯酸盐等。

**4. 臭氧消毒副产物** 主要有甲醛、溴酸盐等。

不同的消毒剂在饮用水消毒过程中也可形成一些相同的 DBPs，比如 HANs 不仅产生于氯胺消毒，也可产生于氯化消毒。近年来，不断深入的研究还发现，不同的消毒剂在饮用水消毒过程中还会与水中人工合成的有机化合物发生反应，形成新的 DBPs。研究表明，许多药物（抗生素、抗病毒药、镇痛药、抗炎药、麻醉药等）在氯、氯胺、二氧化氯、臭氧消毒过程中均会转化生成 DBPs。如雷尼替丁中的呋喃对氯胺反应强烈，可生成一种具有致癌作用的 DBP-N-亚硝基二甲胺（N-nitrosodimethylamine，NDMA），环丙沙星能够迅速和氯反应，通过在芳香环上的亲电取代反应生成多种氯取代产物。

### （二）含氮消毒副产物

近年来的研究发现，替代消毒剂的单独或联合使用会衍生出更多种类的 DBPs，其中以含氮消毒副产物（nitrogenous disinfection by-products，N-DBPs）最为突出。N-DBPs 主要包括五类：HANs、亚硝胺类（nitrosamines，NMs）、卤代硝基甲烷类（halonitromethanes，HNMs）、卤代乙酰胺类（haloacetamides，HAcAms）和卤代氰类（cyanogen halides，CNX）。N-DBPs 虽然在出厂水中浓度一般为 ng/L 至 μg/L 水平，远低于常规的氯化消毒副产物 THMs 和 HAAs 的浓度，但其细胞毒性和遗传毒性远高于后者，而亚硝胺的致癌风险远高于 THMs。水源水中溶解性有机氮（dissolved organic nitrogen，

DON）是 N-DBPs 的主要前体物质，包括氨基酸、蛋白、酰胺、腈类、嘌呤、嘧啶、硝基化合物等，污水排放和藻类活动会增加含氮前体物的浓度，如果水源受到废水和藻类的污染，会使消毒后的水中 N-DBPs 浓度增高。目前，关于 N-DBPs 的生成特性与控制方法研究已成为 DBPs 领域新的研究热点。

### （三）受控和非受控消毒副产物

许多国家和国际机构，如中国、美国、日本、加拿大、世界卫生组织（World Health Organization，WHO）、欧盟等都对一些健康风险较高且在水中分布较广的 DBPs 在饮用水中的含量规定了限值，以预防和控制 DBPs 长期暴露的健康危害，国际上将这类有标准的 DBPs 称为受控消毒副产物（regulated DBPs），而将未做限量要求的 DBPs 称为非受控消毒副产物（unregulated DBPs）。尽管在饮用水中鉴定出的 DBPs 已超过 600 种，尤其是一些新发现的 DBPs，其检出量虽日益增加、研究也表明其具有极强的致突变性或遗传毒性，但由于毒理学资料不足，至今被纳入监管的受控消毒副产物仍十分有限。600 多种 DBPs 中至今只有 82 种进行了系统定量毒理学分析（systematic quantitative toxicological analyses），人群流行病学研究则受到暴露定量评估和水中多种 DBP 同时存在的限制，尚无法对 DBPs 的健康风险做出准确的评估。迄今，仍有大量非受控消毒副产物的毒性和危害亟待阐明，以制定受控策略，保证饮用水的安全。

在中国《生活饮用水卫生标准》（GB 5749−2006）中，受控消毒副产物有 13 种，包括 4 种 THMs（三氯甲烷、一氯二溴甲烷、二氯一溴甲烷和三溴甲烷）、2 种 HAAs（二氯乙酸和三氯乙酸）、三氯乙醛、亚氯酸盐、氯酸盐、溴酸盐、甲醛、2，4，6-三氯酚、氯化氰。在美国 EPA 发布的《国家饮用水水质标准》（2006）中，受控消毒副产物有 11 种，包括 4 种 THMs（三氯甲烷、一氯二溴甲烷、二氯一溴甲烷、三溴甲烷）、5 种 HAAs（一氯乙酸、二氯乙酸、三氯乙酸、一溴乙酸和二溴乙酸）、溴酸盐和亚氯酸盐。在 WHO 发布的《饮用水水质准则》（第四版）中，受控消毒副产物有 14 种，包括 4 种 THMs（三氯甲烷、一氯二溴甲烷、二氯一溴甲烷、三溴甲烷）、3 种 HAAs（一氯乙酸、二氯乙酸、三氯乙酸）、氯酸盐、亚氯酸盐、溴酸盐、二溴乙腈、二氯乙腈、N-亚硝基二甲胺、2，4，6-三氯酚。

## 三、饮用水消毒副产物生成影响因素

饮用水中 DBPs 生成的含量和种类与许多因素有关，主要包括以下几个方面。

### （一）有机前体物的性质和含量

水中有机前体物主要包括腐殖酸、富里酸、藻类及其代谢产物、蛋白质、氨基酸、嘌呤和嘧啶碱基、核苷和核苷酸等 NOM，也包括一些人工合成的有机化合物。根据分子结构的不同，水体中的有机前体物可分为疏水性有机物和亲水性有机物两大类，其中疏水性有机物主要由具有活性苯环、酚羟基和共轭双键的有机物构成，而亲水性有机物主要是由腐殖酸、富里酸、氨基酸、酮、醇类等有机物构成。

研究表明，水中亲水性有机物如腐殖酸（humic acid）和富里酸（fulvic acid）等天然大分子有机物是形成 THMs 的主要有机前体物。腐殖酸是一组具有芳香结构、性质相似的复杂混合物，相对分子质量在几百到上万之间。根据有机官能团分析，腐殖酸中包括的官能团主要是羟基、酚羟基、醇羟基、羧基、羰基、间苯二酚等，它们对各种阳离子或基团具有极强的吸附反应能力，因而具有较高的卤代活性。水中的富里酸也是 THMs 的主要有机前体物，但其卤代活性并非最高。在各种有机成分中，腐殖酸具有最高的卤代活性，其次为富里酸和亲水酸，其他亲水物质的卤代活性最低。对腐殖酸的研究还表明，带有两个间位羟基芳香环的酚类化合物或者带有两个间位羰基芳香环的酮类化合物是 THMs 的有效有机前体物。此外，藻类及其代谢产物与一些小分子有机物如苯胺、氨基酸等也是形成 THMs

的有机前体物。

腐殖酸、富里酸和氨基酸是形成 HAAs 的主要有机前体物，其中腐殖酸氯化后的 HAAs 产率高于相应的富里酸。磁共振分析显示，腐殖质中的间二羟基苯酚结构是生成 HAAs 的主要前体物。此外，水体中的其他小分子有机物如苯胺、酚类、苯醌等也是形成 HAAs 的有机前体物。由氨基酸类、胺类、腈类、嘌呤、嘧啶、硝基类等各种含氮官能团组成的 DON 被认为是形成 N-DBPs（HNMs 和 HANs）的重要有机前体物。

水中 NOM 是一类重要的 DBPs 有机前体物。在一定条件下，水源水中 NOM 的含量与生成的 DBPs 浓度呈正比。但 NOM 的性质如成分、官能团和结构等对 DBPs 的形成也有重要影响。一般取自地表水做水源的自来水 THMs 的产生量较高，富含腐殖质的水要比含富里酸的水生成的 DBPs 要多，水中氯化致突变物主要由氯与腐殖酸反应生成。地下水因有机性物质含量低，因而用地下水做水源产生的 DBPs 较地表水少得多。在我国，随着大量人工合成的有机化合物通过工业废水和生活污水等途径排放入水体，使水源遭受不同程度的污染，饮用水水源中普遍检出包括醛类、酮类、单环芳烃、多环芳烃在内的多种有机污染物，其中许多与腐殖质的活性部位有相似的化学结构，也构成了 DBPs 有机前体物的重要来源，进而影响 DBPs 的形成。一般情况下，消毒剂与有机前体物的接触时间越长，DBPs 的生成量也越高，但当达到一定时间后，DBPs 的生成量趋于恒定。在有机前体物含量一定的条件下，消毒剂投放量越大，接触时间越长，生成的 DBPs 越多。

### （二）消毒剂种类和投加方式

消毒剂种类和投加方式对 DBPs 的种类和数量均可产生影响。例如液氯消毒主要产生卤代消毒副产物，而二氧化氯和臭氧消毒主要产生非卤代消毒副产物，氯胺消毒则产生多种含氮消毒副产物。此外，联合使用不同类型的消毒剂对 DBPs 的生成量也会产生影响，例如液氯-二氧化氯、二氧化氯-氯胺或液氯-氯胺的联合消毒能够减少氯化消毒副产物的生成，而液氯-臭氧联合消毒生成的卤代消毒副产物要高于氯胺-臭氧联合消毒。

### （三）消毒剂量与接触时间

当有机前体物的含量一定时，DBPs 的生成量随着消毒剂量的增加而增加。如加氯消毒时，投氯量越大、接触时间越长，生成的 THMs 越多。但当消毒剂量达到某一特定值后，DBPs 的生成量就不再随着消毒剂量的增加而增加。

### （四）温度、pH 值、溴离子值、金属离子

温度对 DBPs 生成的影响较明显。一般随着温度的升高，氯与水体有机物反应速率加快，DBPs 的生成量也增加。研究显示，在相同时间和相同投加氯的条件下，高温条件下生成的 THMs 和 HAAs 均高于低温条件。

pH 值对 DBPs 生成的影响较为复杂。如游离氯消毒和氯胺消毒时 pH 值对 DBPs 的影响不尽相同，在 pH 值同为 6～9 时，采用游离氯消毒，THMs 的生成量随着 pH 值的增大而增加，而三氯乙酸的生成量则随着 pH 值的增大而减少，但对二氯乙酸的生成影响较小。采用氯胺消毒，二氯乙酸的生成量随 pH 值的增加而减少，而三氯乙酸和 THMs 的生成量却极少，可忽略。一般情况下，随着 pH 值的增加，在碱性条件下，许多 DBPs 因水解而减少，如 HAAs 和 HANs，而 THMs 的生成量却增加。

当水体中溴离子浓度较高时，会生成各种溴代三卤甲烷（三溴甲烷、一氯二溴甲烷和二氯一溴甲烷），其含量往往高于三氯甲烷。

由于铜管、铸铁管等管材在饮用水配水系统中大量应用，$Cu^{2+}$、$Fe^{3+}$ 等金属离子广泛存在于饮用水系统中，它们会与水中的 NOM 及消毒剂发生反应，不但会加速消毒剂的分解，而且还会影响 DBPs

的生成和种类分布。如水中 $Cu^{2+}$ 可催化腐殖酸等形成三氯甲烷。在偏酸性环境中，$Fe^{3+}$ 对 THMs 的生成有一定的抑制作用，而在偏碱性条件下，$Fe^{3+}$ 提高了 $Br^-$ 与腐殖酸的反应活性，从而提高了 THMs 的生成总量。

**（五）其他因素**

DBPs 在管网水中的浓度还受其他因素如余氯、驻留时间和光照等因素的影响。通常管网水中的余氯与 DBPs 浓度（例如 THMs 和 HAAs）之间存在正相关。有研究还表明随着驻留时间的延长，THMs 和 HANs 在管网水中的浓度随之增加，而某些 HAAs 如二氯乙酸在管网水中的浓度随之降低。此外，还有研究表明光照可以影响氯化消毒后 THMs 的形成。

# 第二节　饮用水常用消毒方法及其消毒副产物

消毒是去除水中病原微生物、保证饮用水安全的重要措施。目前，饮用水的消毒技术分为物理消毒法和化学消毒法，化学消毒法广泛应用于国内外集中式供水和分散式供水，国际上普遍应用的化学消毒法包括氯、氯胺、二氧化氯和臭氧消毒。饮用水消毒为防止介水传染病的传播发挥了重大作用，但也产生了 DBPs，为人类健康带来潜在的不良影响。饮用水 DBPs 种类繁多，随着消毒剂和消毒技术的不同及水源水化学组成的变化而不尽相同。

## 一、氯化消毒及其消毒副产物

氯化消毒（chlorination disinfection）是用氯或氯制剂对饮用水进行消毒的方法，是一种传统的消毒技术，在饮用水消毒技术中应用历史最长，其以操作使用简单、消毒持续性好、余氯测定容易、氯消毒剂价格不高等优点广泛应用于国内外饮用水行业，是迄今最为经济有效和应用最广泛的消毒工艺。我国大型集中式供水水厂大部分均采用氯化消毒，世界上许多发达国家的自来水厂也大部分采用氯化消毒。

### （一）氯化消毒技术及原理

氯化消毒采用的消毒剂主要有氯气（液氯）和次氯酸钠。氯气是饮用水最常用的氯消毒剂，其主要优点是杀菌能力强，有持续灭菌作用和一定的除藻、除臭、除味能力。氯气消毒技术工艺比较成熟，消毒系统投资和运行费用较低，能大量生产，来源方便，是目前城市公共给水系统中最为经济有效的消毒技术。

氯气常态下为黄绿色气体，具有强烈的刺激性和特殊臭味，可被加压至液化，液化后体积缩小 457 倍，可灌入钢瓶中储存，故又称为"液氯"。常压下氯的液化温度为 $-31℃$，打开钢瓶阀门时，液氯立即气化成有强烈刺激性和令人窒息的气体，溶于水中很快水解成次氯酸（HOCl），次氯酸在水中可离解成次氯酸根（$OCl^-$），其离解速度随 pH 值及温度升高而加快。HOCl 分子小，电荷中性，可与表面带负电荷的细菌接触，穿过细胞壁，渗入细菌体内，同时，它还是一种强氧化剂，能损害细胞膜，使蛋白质、RNA 和 DNA 等物质释出，并影响多种酶系统，使细菌死亡。$OCl^-$ 也具有杀菌作用，但杀菌效率比 HOCl 低约 80 倍。

液氯由于其在运输、储存方面的安全性要求较高，在农村中小型供水工程中采用相对较少，农村水厂主要采用次氯酸钠进行消毒，应用的主要设备是采用电解食盐法的次氯酸钠发生器，次氯酸钠杀菌作用较强，能充分保证其浓度和杀菌性，其原料采购方便、操作简单、设备投资较低、不存在运输及储存问题。

## （二）氯化消毒效果的影响因素

液氯消毒饮用水的效果与水温、pH 值、接触时间、混合程度、水的浊度及所含干扰物质有关。水的 pH 值与水温对液氯消毒效果有明显影响，酸性条件下氯水解生成的 HOCl 浓度高，因而消毒效果强于碱性条件。高温条件下 HOCl 易于透过细胞膜，促进其在微生物细胞内的化学反应，故而消毒效果好于低温条件。当水中含氨或有机氮化合物时，HOCl 与水中的氨氮发生可逆反应形成一氯胺（NH$_2$Cl）和二氯胺（NHCl$_2$）。氯胺是弱氧化剂，有缓慢的杀菌作用，杀菌作用不如 HOCl 强，需要较高浓度和较长接触时间。通常，将 HOCl 和 OCl$^-$ 称为游离氯（free chlorine），氯化消毒故而也常称为游离氯消毒，而将 NH$_2$Cl 和 NHCl$_2$ 称为化合氯。

## （三）氯化消毒副产物种类

在氯化消毒过程中，氯不仅发挥强效杀菌作用，液氯及其水解物 HOCl 会与水中 NOM（如腐殖酸、富里酸、藻类）和无机物（如溴化物）发生取代、加成和氧化反应，生成一系列卤代烃类化合物，形成新的对人体健康有长期潜在危害的 DBPs。

通常将氯化消毒产生的副产物分为两大类：①挥发性卤代有机物，主要有 THMs，包括三氯甲烷、一氯二溴甲烷、二氯一溴甲烷和三溴甲烷；②非挥发性卤代有机物，主要有 HAAs，如一氯乙酸、二氯乙酸、三氯乙酸、一溴乙酸、二溴乙酸、三溴乙酸、一溴一氯乙酸、一溴二氯乙酸、二溴一氯乙酸等；此外还有卤代醛、卤代酚、卤代酮、卤代腈、卤代羟基呋喃酮（如 3-氯-4-二氯甲基-5-羟基-2（5氢）呋喃，简称 MX）等。挥发性 THMs 和非挥发性 HAAs 是氯化消毒饮用水中最常见的两大类 DBPs，二者含量之和占全部氯化消毒副产物的 80% 以上。氯化消毒形成的主要 DBPs 种类见表 1-1。由于液氯消毒可产生有遗传毒性和/或致癌性的 DBPs，如 THMs、HAAs 等，采用可替代氯的消毒剂成为趋势。

表 1-1　氯化消毒形成的主要 DBPs

| DBPs 类别 | 主要化合物 |
| --- | --- |
| 三卤甲烷类（THMs） | 三氯甲烷（TCM）、一氯二溴甲烷（DBCM）、二氯一溴甲烷（BDCM）、三溴甲烷（TBM） |
| 卤代乙酸类（HAAs） | 一氯乙酸（MCAA）、二氯乙酸（DCAA）、三氯乙酸（TCAA）、一溴乙酸（MBAA）、二溴乙酸（DBAA）、三溴乙酸（TBAA）、一溴一氯乙酸（BCAA）、一溴二氯乙酸（BDCAA）、二溴一氯乙酸（DBCAA） |
| 卤代乙腈类（HANs） | 一氯乙腈（CAN）、二氯乙腈（DCAN）、三氯乙腈（TCAN）、一溴乙腈（BAN）、二溴乙腈（DBAN）、三溴乙腈（TBAN）、溴氯乙腈（BCAN） |
| 卤代酮类（HKs） | 二氯丙酮、三氯丙酮、五氯丙酮、六氯丙酮、1，3-二氯丙酮、1，1，1-三氯丙酮、1，1，3-三氯丙酮、1，1，3，3-四氯丙酮、1，1-二溴丙酮、1，1，3，3-四溴丙酮 |
| 卤代硝基甲烷类（HNMs） | 一氯硝基甲烷（CNM）、二氯硝基甲烷（DCNM）、三氯硝基甲烷（TCNM）、一溴硝基甲烷（BNM）、二溴硝基甲烷（DBNM）、三溴硝基甲烷（TMNM）、一溴一氯硝基甲烷（BCNM）、二溴一氯硝基甲烷（DBCNM）、二氯一溴硝基甲烷（BDCNM） |
| 卤代酚类（HPs） | 2-氯酚（2-DCP）、2，4-二氯酚（2，4-DCP）、2，6-二氯酚（2，6-TCP）、3-氯酚（3-TCP）、2，4，6-三氯酚（2，4，6-TCP）和溴酚（BP） |
| 卤代醛类（HAs） | 水合氯醛（CH）、一氯乙醛、二氯乙醛、三氯乙醛、三溴乙醛 |

| DBPs 类别 | 主要化合物 |
| --- | --- |
| 卤代呋喃酮类（HFs） | 3-氯-4-二氯甲基-5-羟基-2（5H）-呋喃酮（MX）、3，4-二氯-5-羟基-2（5H）-呋喃酮（MCA）、3-氯-4-氯溴甲基-5-羟基-2（5H）呋喃酮（BMX-1）、3-氯-4-二溴甲基-5-羟基-2（5H）呋喃酮（BMX-2）、3—溴-4-二溴甲基-5-羟基-2（5H）呋喃酮（BMX-3） |

### （四）氯化消毒副产物生成影响因素

氯化消毒副产物生成的量和类型与许多因素有关，主要有以下方面。

**1. 有机前体物的含量**　氯化消毒副产物的有机前体物主要是一些 NOM，如腐殖酸、富里酸、藻类及其代谢物、蛋白质等。水中 NOM 的浓度和类型对氯化消毒副产物的形成有重要影响，一般以地表水为水源的自来水中 THMs 的产生量较高，富含腐殖质的水要比含富里酸的水产生的副产物要多。在我国，除 NOM 以外，由于水源普遍受到污染，排入水中的污染物也是氯化消毒副产物前体物的重要来源。

**2. 加氯量、溴离子浓度及 pH 值等因素**　当有机前体物的含量一定时，投氯量越大，接触时间越长，生成的 THMs 越多。水源水中溴化物浓度较高时，则会生成各种溴代 THM，含量往往高于三氯甲烷。THMs 的生成还与水的 pH 值有关，随着 pH 值升高，THMs 生成量增大，但 HAAs 生成量降低。

## 二、氯胺消毒及其消毒副产物

### （一）氯胺消毒技术及原理

氯胺消毒（chloramine disinfection）是氯衍生物的消毒方法之一，通过氯和氨反应生成氯胺，在待消毒的水加氯前先加氨或铵，然后再加入氯使之生成化合性氯胺。化合性氯胺依据氯取代氢的多少包括 $NH_2Cl$、$NHCl_2$ 和三氯胺（$NCl_3$）等，其中具有消毒杀菌作用的只有 $NH_2Cl$ 和 $NHCl_2$。氯胺消毒的作用机理与游离氯基本类似，它是通过缓慢释放 HOCl 来破坏细胞的通透性，使核酸变性及阻止胞内蛋白质的合成来杀灭病原微生物。

### （二）氯胺消毒的优缺点

在美国，由于对加氯生成的 DBPs 控制严格，氯胺成为常用的消毒剂，氯胺消毒也是英国、澳大利亚等其他国家常用的饮用水消毒方法。氯胺消毒的优点是：①与液氯消毒（主要产生游离氯）相比，氯胺消毒（主要产生化合氯）能避免或减缓氯与水中有机污染物的某些化学反应，可以大大减少受控 THMs 和 HAAs 的含量。有研究显示，用氯胺消毒的出厂水中 HAAs 的产生量可减少 90%，THMs 的产生量可减少 70%，因此能极大满足饮用水标准的限值要求。②先加氨后加氯，可防止产生氯酚臭，改善水体的味觉和嗅觉。③化合氯较稳定，可在管网系统中保留较长的持续消毒能力，使管网末梢水中的余氯量得到保证，而能有效抑制管网中微生物的生长。

采用氯胺消毒的缺点是：①消毒作用不如 HOCl 强，接触时间长，费用较高。②须加氨而使操作复杂。③对病毒的杀灭效果较差。由于氯胺的消毒能力较低，因此它常被用作次级消毒剂，与其他强氧化性消毒剂（如氯、二氧化氯、臭氧）联合使用进行饮用水消毒。

### （三）氯胺消毒副产物种类

由于氯胺与水中有机化合物的反应活性远低于游离氯，因此在同等条件下氯胺消毒生成的氯化消毒副产物尤其是 THMs 的产量明显低于液氯消毒。然而，新近研究发现氯胺消毒可能产生某些具有更大潜在危害的 N-DBPs。目前，采用氯胺消毒的生活饮用水中已检测出的 N-DBPs 主要有 HANs、HAcAms、HNMs、NMs、CNX（表 1-2）。此外，氯胺消毒过程中还可形成一些无机盐类如亚硝酸盐等。

研究还发现，同样是含溴和含碘较高的水源水经氯胺化处理后，其饮用水遗传毒性较之用液氯处理的饮用水更高，因为氯胺消毒产生的碘代消毒副产物更多，已有诸多研究显示，碘代消毒副产物的遗传毒性高于溴代和氯代消毒副产物。

表 1-2　氯胺消毒形成的主要 N-DBPs

| DBPs 类别 | 主要化合物 |
|---|---|
| 卤代乙腈类（HANs） | 一氯乙腈（CAN）、二氯乙腈（DCAN）、三氯乙腈（TCAN）、一溴乙腈（BAN）、二溴乙腈（DBAN）、三溴乙腈（TBAN）、溴氯乙腈（BCAN） |
| 卤代乙酰胺类（HAcAms） | 一氯乙酰胺（CAcAm）、二氯乙酰胺（DCAcAm）、三氯乙酰胺（TCAcAm）、一溴乙酰胺（BAcAm）、二溴乙酰胺（DBAcAm）、三溴乙酰胺（TBAcAm）、一溴一氯乙酰胺（BCAcAm）、二溴一氯乙酰胺（DBCAcAm）、二氯一溴乙酰胺（BDCAcAm） |
| 卤代硝基甲烷类（HNMs） | 一氯硝基甲烷（CNM）、二氯硝基甲烷（DCNM）、三氯硝基甲烷（TCNM）、一溴硝基甲烷（BNM）、二溴硝基甲烷（DBNM）、三溴硝基甲烷（TMNM）、一溴一氯硝基甲烷（BCNM）、二溴一氯硝基甲烷（DBCNM）、二氯一溴硝基甲烷（BDCNM） |
| 亚硝胺类（NMs） | N-亚硝基二甲胺（NDMA）、N-亚硝基二乙胺（NDEA）、N-亚硝基二丙胺（NDPA）、N-亚硝基二丁胺（NDBA）、N-亚硝基二苯胺（NDPhA）、N-亚硝基甲基乙基胺（NEMA）、N-亚硝基吗啉（NMOR）、N-亚硝基吡咯烷（NPYR）、N-亚硝基哌啶（NPIP） |
| 卤代氰类（CNX） | 氯化氰（CNC）、溴化氰（CNB） |

### （四）氯胺消毒副产物生成影响因素

氯胺消毒产生的 DBPs 主要是 N-DBPs，其生成受水质条件和处理条件等诸多因素的影响。pH 值对 N-DBPs 的生成有着重要影响，pH 值对不同 N-DBPs 生成的影响见表 1-3。对过滤后的天然水体进行氯胺消毒反应后发现，生成的二氯乙腈含量在 pH 值为 5～6 时达到最大值，pH 值继续增加生成的二氯乙腈含量反而减少。另外，随着水温的升高，分子热运动会加快，促使消毒剂与有机物之间的反应速度加快，N-DBPs 的生成量变高。氯胺投加量也是影响 N-DBPs 生成的重要因素，有研究表明，随着氯胺消毒剂投加量的增加，生成的二氯乙腈含量也增加，并和氯胺的投加量呈现出一定的线性关系。

表 1-3　pH 值对不同 N-DBPs 生成的影响

| DBPs 类别 | pH 值的作用 |
|---|---|
| 卤代乙腈类（HANs） | 酸性条件下更为稳定，碱性条件下水解 |
| 卤代乙酰胺类（HAcAms） | 碱性条件下可能水解 |
| 卤代硝基甲烷类（HNMs） | 随着 pH 值增高，三氯硝基甲烷生成增加 |
| 亚硝胺类（NMs） | 在 pH 值 7～8 条件下形成 NDMA |
| 卤代氰类（CNX） | 在酸性和中性条件下生成浓度较高，在游离氯存在时不稳定 |

### 三、二氧化氯消毒及其消毒副产物

#### （一）二氧化氯消毒技术及原理

鉴于氯化消毒会产生致癌性的 THMs，取代氯化消毒的其他消毒方法如二氧化氯消毒（chlorine dioxide disinfection）开始得到广泛应用。二氧化氯（chlorine dioxide，$ClO_2$）又名亚氯酸酐、氯酸酐，在室温下以黄绿色气体形式存在，对光、热敏感，当空气中二氧化氯浓度大于 10% 或水中浓度大于 30% 时易发生爆炸，性质活泼极不稳定，难以用钢瓶压缩贮存，一般多在使用地点现场制备。发生器制备二氧化氯的方法主要有电解法和化学法。在我国，二氧化氯消毒主要用于中小型集中式供水水厂。

二氧化氯作为一种强氧化剂是极有效的饮用水消毒剂，对一切介水传播的病原微生物均有很好的杀灭效果，对细菌、病毒及真菌孢子的杀灭能力均很强。二氧化氯对微生物细胞壁有很强的吸附和穿透能力，可快速渗透到细胞内部，有效氧化细胞内含巯基的酶；可与半胱氨酸、色氨酸和游离脂肪酸反应，快速抑制微生物蛋白质的合成，使膜的渗透性增高；能改变病毒衣壳，导致病毒死亡。

#### （二）二氧化氯消毒的优缺点

二氧化氯对饮用水消毒有其独特的优点：①杀菌能力强。具有高效杀菌和杀病毒能力，杀菌能力优于氯和臭氧。②受温度、pH 值和水中氨氮的影响小。低温和较高温度杀菌效力基本一致；在 pH 值 2～10 范围内均有很高杀菌效率；水中含氨时不与氨反应，其氧化和消毒作用不受影响，有较宽的适用范围。③有较强的氧化作用。对水中残存有机物的氧化作用比氯优越，二氧化氯以氧化反应为主，氯则以亲电取代为主。经氧化的有机物多降解为含氧基团（羧酸）为主的产物，无氯代产物出现，可减少水中 THMs 等氯化 DBPs 的形成，降低水的致突变性。二氧化氯可直接氧化水中的腐殖质等 THMs 的前体物，因而很少产生 THMs 和其他卤代有机副产物。④可除去水中的色和味。不与酚形成氯酚臭；对铁、锰的去除效果较氯强；可用于除臭、去色、除氧化铁、锰等物质，明显改善水体色度和口感。

采用二氧化氯消毒的缺点：①二氧化氯具有爆炸性，不能用钢瓶储存故必须在现场制备，立即使用；②制备含氯低的二氧化氯较复杂，其成本较其他消毒方法高；③二氧化氯的歧化产物对动物可引起溶血性贫血和变性血红蛋白症等中毒反应。

#### （三）二氧化氯消毒副产物种类

二氧化氯在水中与其他化合物反应也可生成副产物，主要有两部分：被其氧化而生成的有机副产物和二氧化氯本身被还原而生成的无机副产物。有机副产物主要包括一些酮、醛或羧基类的物质，其种类和数量与水体的水质情况、pH 值等条件及二氧化氯的投加量密切相关。无机副产物主要有亚氯酸盐（$ClO_2^-$）和氯酸盐（$ClO_3^-$），是主要的二氧化氯消毒副产物，由二氧化氯和水中 NOM、无机物接触时分解产生。此外，二氧化氯消毒虽不产生氯化消毒过程中的有机副产物，但二氧化氯在制备过程通常会含有一定量的氯气副产物，因此二氧化氯在消毒过程中也会产生少量的 THMs 和 HAAs 等有机消毒副产物。

有研究表明，二氧化氯和氯联合消毒能够减少氯化消毒副产物的产生。与单一加氯消毒水样相比，使用不同配比的二氧化氯和氯联合消毒，水中三氯甲烷、二氯乙酸和三氯乙酸分别下降 50%～86%、20%～63% 和 35%～85%，且致突变活性也有所降低。

#### （四）二氧化氯消毒副产物生成影响因素

二氧化氯消毒副产物的形成与二氧化氯的投加量直接相关。根据二氧化氯化学反应式，约 70% 的二氧化氯直接转化为亚氯酸盐和氯酸盐。在水处理条件下，50%～70% 的二氧化氯转化成亚氯酸盐和氯酸盐，残留于水中。对二氧化氯消毒副产物生成影响因素的研究表明，在众多影响因素中（如二氧化氯投加浓度、接触时间、耗氧量和输水距离等），二氧化氯投加浓度是生成亚氯酸盐的主要影响因素，控制二氧化氯投加量能够控制亚氯酸盐副产物的浓度。

## 四、臭氧消毒及其消毒副产物

### （一）臭氧消毒技术及原理

臭氧消毒（ozone disinfection）作为氯化消毒的替代方法，在饮用水处理中被越来越多地应用。臭氧（$O_3$，ozone）是极强的氧化剂，由于性质极不稳定，需在现场用空气或纯氧通过臭氧发生器制取。臭氧在水中不稳定，易分解产生氧化能力极强的新生态氧，新生态氧具有强大的氧化能力，可氧化细菌细胞膜而使其渗透性增加，细菌细胞溶解死亡，可影响病毒的衣壳蛋白，导致病毒死亡，对芽孢有强大杀灭能力。

### （二）臭氧消毒的优缺点

臭氧消毒的优点：比氯和二氧化氯的氧化能力强，杀菌效果好、用量少、接触时间短、pH 值在6～8.5内均有效，且不影响水的感官性状；可将氰化物、酚等有毒有害物质氧化为无害物质；可氧化臭味和致色物质，有除臭、色、铁、锰、酚等多种作用，减少臭味和色度；可氧化溶解性铁、锰，形成不溶性沉淀易于过滤清除；可将生物难分解的大分子有机物氧化分解为易于生物降解的小分子有机物。

缺点：臭氧极不稳定，需要现场配制，而臭氧发生器的电能消耗大，基建设备投资较大，消毒成本较高；水中臭氧不稳定，在室温下，水中臭氧的半衰期约为 30 min，单独采用难保证持续杀菌效果，常需要采用氯、氯胺、二氧化氯辅助消毒剂来维持管网中的持续消毒能力。

### （三）臭氧消毒副产物种类

对生活饮用水采用臭氧消毒，一般不会产生 THMs 和 HAAs 等有机卤代 DBPs，但能生成甲醛、溴酸盐等具有潜在毒性的消毒副产物。当水源水含有较高浓度的有机物时，臭氧消毒可产生一些非卤代产物，如醛类、酮类、羧酸类 DBPs，如甲醛就是水中 NOM（如腐殖质）在臭氧化和氯化过程中氧化的产物。一般情况下生活饮用水中不含溴酸盐，水源水含较高浓度溴化物（>50 mg/L）并经臭氧消毒可生成溴酸盐。当水源水含溴化物时，臭氧处理还会产生致癌性有机副产物，如三溴甲烷、溴乙酸等。臭氧消毒形成的主要消毒副产物见表 1-4。

**表 1-4　臭氧消毒形成的主要消毒副产物**

| 主要无机产物 | 主要有机卤代产物 | 主要非卤代产物 |
| --- | --- | --- |
| 氯酸盐，碘酸盐，溴酸盐，过氧化氢，次溴酸，环氧化物，臭氧化物 | 三溴甲烷，一溴乙酸，二溴乙酸，二溴丙酮，溴化氰 | 醛类，酮酸类，酮类，羧酸类 |

### （四）臭氧消毒副产物生成影响因素

溴酸盐是臭氧消毒副产物中备受关注的副产物之一，臭氧消毒过程中生成的溴酸盐浓度取决于水源水中溴化物的浓度、臭氧投加量、水温及水的酸碱度等。臭氧投加量对于溴酸盐的生成具有关键性作用，研究表明，增加臭氧投加量，溴酸盐的生成量也增加，直到所有的溴离子都被氧化成溴酸盐。温度越低，水中溶解的臭氧越稳定，而温度升高，反应速度加快，会增加溴酸盐的生成量。研究还表明，水中溴酸盐浓度随 pH 值增加而升高。降低臭氧浓度、水温、色度及酸性条件均对溴酸盐的生成有一定的抑制作用。

## 第三节　饮用水消毒副产物种类

### 一、三卤甲烷类

三卤甲烷类（THMs）于1974年首次在氯化消毒的饮用水中被发现，是最早被报道，也是迄今研究最多的一类DBPs。THMs包括4种：三氯甲烷、一氯二溴甲烷（chlorodibromomethane，DBCM）、二氯一溴甲烷（bromodichloromethane，BDCM）和三溴甲烷（bromoform，BCM），其中一氯二溴甲烷、二氯一溴甲烷和三溴甲烷之和称为溴代三卤甲烷类（brominated THMs，Br-THMs），4种三卤甲烷之和称为总三卤甲烷（total THMs，TTHMs）。表1-5呈现了THMs在饮用水中的浓度、遗传毒性、动物致癌性、生殖毒性和发育毒性数据，以及中国、美国和WHO的标准制定情况。

表1-5　THMs在饮用水中的浓度、毒性和标准

| THMs类别 | 饮用水中的浓度 | 遗传毒性 | 动物致癌性 | 生殖毒性 | 发育毒性 | 中国标准 | 美国、WHO标准 |
|---|---|---|---|---|---|---|---|
| 三氯甲烷 | ＊＊＊＊＊ | | ＋ | ＋ | ＋ | ＋ | ＋ |
| 一氯二溴甲烷 | ＊＊＊＊ | ＋ | ＋ | ＋ | ＋ | ＋ | ＋ |
| 二氯一溴甲烷 | ＊＊＊＊ | ＋ | ＋ | ＋ | ＋ | ＋ | ＋ |
| 三溴甲烷 | ＊＊＊＊ | ＋ | ＋ | ＋ | ＋ | ＋ | ＋ |

＊＊＊＊每升几微克至几十微克；＊＊＊＊＊每升几十微克至几百微克。

THMs是目前饮用水中最常见、也是检出含量最高的一类DBPs，是饮用水氯化消毒过程中所形成DBPs的主要组分，THMs与HAAs一起占了总卤代DBPs的25%，占氯化消毒副产物的80%以上，因此在许多情况下，二者可以作为合适的测量指标，用于反映各种氯化DBPs的浓度。1975年美国EPA在全美80个城市进行的一项调查发现，在所有采用氯化消毒的城市饮水中，普遍存在4种THMs。中国疾病预防控制中心、北京市疾病预防控制中心等多家单位对中国多个城市饮用水中DBPs的联合调查也发现，被调查城市的饮用水中均检出有THMs。

THMs在饮用水中的生成主要是水源水中NOM发生氯化作用的结果。THMs形成的速率和程度与氯和水中腐殖酸的浓度、温度、pH值和溴离子浓度呈函数相关。在氯化消毒的饮用水中，三氯甲烷是最常见的THM和主要的消毒副产物。当有溴化物存在时（如海水倒灌），优先生成Br-THMs，三氯甲烷生成的浓度则相应降低。当水源水中含有碘化物时，碘与消毒剂反应还可以生成碘代THMs。

THMs虽产生于氯化消毒过程，但其他消毒方法也可以产生一定量的THMs。不同消毒方法产生的THMs含量存在一定差异，一般而言，氯化消毒＞氯胺消毒＞臭氧消毒＞二氧化氯消毒。氯胺消毒产生较少量的THMs，用臭氧化消毒处理含有较高浓度溴化物的水时，可形成较高浓度的溴代THMs，如三溴甲烷。当二氧化氯消毒剂中掺杂有氯不纯物时可产生较低浓度的THMs。

既往的研究表明，除了三氯甲烷，其余THMs在体内和体外实验中均显示有遗传毒性。毒理学实验发现THMs具有潜在的生殖发育毒性，可引起试验动物精液质量降低、生殖激素水平改变、生长发育迟缓、死胎、先天畸形等。新近的流行病学研究也表明，THMs暴露可导致男性精液质量下降和不良妊娠结局，结果尚需要进一步的研究来佐证。

自从1974年三氯甲烷在饮用水中第一次被发现并被证明能诱导试验动物的肿瘤以后，THMs的致癌性就被广泛研究，其中三氯甲烷和二氯一溴甲烷的致癌性已被众多研究者证实，国际癌症研究机构

(International Agency for Research on Cancer，IARC）已将两者列为对人类可能致癌物（2B）。

鉴于 THMs 在生活饮用水中的广泛存在及对健康的潜在危害，中国、美国和 WHO 均对生活饮用水中 4 种 THM 的含量制定了限值。此外，我国生活饮用水卫生标准同时还规定 4 种 THM 实测浓度与其各自限值的比值之和不超过 1。WHO 同时也规定 4 种 THM 实测浓度与其各自限值的比值之和不超过 1。

## 二、卤代乙酸类

卤代乙酸类（HAAs）于 1982 年首次在氯化消毒饮用水中被发现，是氯化消毒饮用水中检出含量仅次于 THMs 的一类 DBPs。在消毒后的饮用水中已经发现的 HAAs 主要有 9 种（文献报道中常以 $HAA_9$ 表示），包括一氯乙酸（monochloroacetic acid，MCCA）、二氯乙酸（dichloroacetic acid，DCAA）、三氯乙酸（trichloroacetic acid，TCAA）、一溴乙酸（monobromoacetic acid，MBAA）、二溴乙酸（dibromoacetic acid，DBAA）、三溴乙酸（tribromoacetic acid，TBAA）、一溴一氯乙酸（bromochloroacetic acid，BCAA）、一溴二氯乙酸（bromodichloroacetic acid，BDCAA）和二溴一氯乙酸（dibromochloroacetic acid，DBCAA）。$HAA_9$ 中二氯乙酸和三氯乙酸在饮用水中的检出含量和频率最高，此外，氯代 HAAs 的含量远远高于溴代 HAAs。除 $HAA_9$ 外，饮用水中还发现有碘代的 HAAs，如碘乙酸（iodoacetic acid，IAA）和溴碘乙酸（bromoiodoacetic acid，BIAA）。THMs 和 HAAs 是氯化消毒饮用水中最常见的两大类氯化副产物，占氯化消毒副产物的 80% 以上，因而是各国饮用水消毒副产物监测中最常用的检测指标。表 1-6 呈现了主要 HAAs 在饮用水中的浓度、遗传毒性、动物致癌性、生殖和发育毒性数据，以及中国、美国和 WHO 的标准制定情况。

**表 1-6　主要 HAAs 在饮用水中的浓度、毒性和标准**

| HAAs 类别 | 饮用水中的浓度 | 遗传毒性 | 动物致癌性 | 生殖毒性 | 发育毒性 | 中国标准 | 美国、WHO 标准 |
|---|---|---|---|---|---|---|---|
| 一氯乙酸 | ＊＊＊ | ＋ | － | ＋ | 未见报道 | － | ＋ |
| 二氯乙酸 | ＊＊＊＊＊ | ＋ | ＋ | ＋ | ＋ | ＋ | ＋ |
| 三氯乙酸 | ＊＊＊＊＊ | － | ＋ | 未见报道 | ＋ | ＋ | ＋ |
| 一溴乙酸 | ＊＊＊ | ＋ | 未见报道 | ＋ | 未见报道 | － | ＋ |
| 二溴乙酸 | ＊＊＊＊＊ | ＋ | ＋ | ＋ | 未见报道 | － | ＋ |

＊＊＊每升百纳克至几微克；＊＊＊＊＊每升几十微克至几百微克。

采用液氯、氯胺、二氧化氯和臭氧消毒均能产生 HAAs，但不同消毒方式产生的 HAAs 量不同。通常液氯消毒形成的 HAAs 含量最高，其次为氯胺消毒，二氧化氯消毒作为氯化消毒的替代方法，理论上基本不形成 HAAs，但研究发现，二氧化氯消毒仍能生成 HAAs，主要是二氯乙酸、二溴乙酸和一溴一氯乙酸。臭氧消毒可降低 HAAs 的形成，但是当水源水中天然溴或碘化物的浓度较高时，可形成溴代、碘代及混合卤代乙酸。

迄今，关于 HAAs 的遗传毒性已有诸多报道，研究表明，二氯乙酸、三氯乙酸和一溴二氯乙酸无明显或仅有微弱遗传毒性，其他 HAAs 均具有不同程度的遗传毒性潜能，而碘乙酸是遗传毒性最强的一种 HAA，此外，研究还表明溴代 HAAs 的遗传毒性通常要大于氯代 HAAs。某些 HAAs 被证实能诱导试验动物的肿瘤。二氯乙酸已被作为有致癌性的物质列在 WHO《饮用水水质标准》中，并被确定了致癌危险性水平的限值。IARC 将二氯乙酸（DCAA）归类为对人类可能的致癌物（2B）。

我国生活饮用水卫生标准规定了 2 种 HAAs（二氯乙酸和三氯乙酸）的限值。WHO 和美国 EPA

也分别规定了饮用水中 3 种 HAAs（一氯乙酸、二氯乙酸、三氯乙酸）和 5 种 HAAs（一氯乙酸、二氯乙酸、三氯乙酸、一溴乙酸和二溴乙酸）的限值。

### 三、卤代乙醛类

卤代乙醛类（HALs）是仅次于 THMs 和 HAAs，存在于氯化消毒饮用水中的第三大类 DBPs。饮用水中已经确认的 HALs 共有 10 种，可根据卤代元素不同分为四类：①氯代乙醛：一氯乙醛（chloro-acetaldehyde，CAL）、二氯乙醛（dichloroacetaldehyde，DCAL）、三氯乙醛（trichloroacetaldehyde，TCAL）。②溴代乙醛：一溴乙醛（bromoacetaldehyde，BAL）；二溴乙醛（dibromoacetaldehyde，DBAL）、三溴乙醛（tribromoacetaldehyde，TBAL）。③碘代乙醛：碘乙醛（iodoacetaldehyde，IAL）。④混合取代乙醛：一溴一氯乙醛（bromochloroacetaldehyde，BCAL）、一溴二氯乙醛（bromodichloro-acetaldehyde，BDCAL）、二溴一氯乙醛（dibromochloroacetaldehyde，DBCAL）。表 1-7 呈现了主要 HALs 在饮用水中的浓度、遗传毒性、动物致癌性、生殖毒性和发育毒性数据，以及中国标准制定情况。

表 1-7 主要 HALs 在饮用水中的浓度、毒性和标准

| HALs 类别 | 饮用水中的浓度 | 遗传毒性 | 动物致癌性 | 生殖毒性 | 发育毒性 | 中国标准 |
|---|---|---|---|---|---|---|
| 一氯乙醛 | ＊＊＊ | ＋ | — | 未见报道 | 未见报道 | — |
| 二氯乙醛 | ＊＊＊ | ＋ | — | 未见报道 | 未见报道 | — |
| 三氯乙醛（水合氯醛） | ＊＊＊＊ | ＋ | ＋ | ＋ | ＋ | ＋ |
| 一溴一氯乙醛 | ＊＊＊ | ＋ | — | 未见报道 | 未见报道 | — |
| 三溴乙醛 | ＊＊＊ | ＋ | — | 未见报道 | 未见报道 | — |

＊＊＊ 每升几百纳克至几微克；＊＊＊＊ 每升几微克至几十微克。

二氯乙醛是氯化消毒的饮用水中最普遍存在的 HAL，最高浓度为 16 μg/L。三氯乙醛也是饮用水中常见的 HAL，由于常以水合物的形式存在，故又称水合氯醛（chloral hydrate），其在饮用水中的浓度变异较大（5%～60%），有研究发现它在饮用水中的浓度可高达 100 μg/L，但是通常浓度低于 10 μg/L，其浓度在水的输送过程中可能会增高。在美国信息收集法（Information Colleclion Rule，ICR）数据库中，三氯乙醛的中位数和最大浓度分别为 1.7 μg/L 和 46 μg/L。

饮用水中 HALs 的生成取决于水源水的特征，包括天然存在的有机物、溴化物和消毒方式。富含天然有机质（如腐殖质、单宁酸、氨基酸等）的水用液氯或者氯胺消毒可生成三氯乙醛。用液氯或者氯胺消毒之前，采用臭氧前处理，会增加三氯乙醛的生成。水中溴化物浓度增加，加氯消毒后易于生成溴代乙醛。

三氯乙醛被认为是 DBPs 产生的遗传毒性和致癌性的主要来源之一。在多项体外试验中，三氯乙醛均显示出遗传毒性；在两年的动物实验中，三氯乙醛诱导了小鼠肝肿瘤。2014 年 IARC 将三氯乙醛（以水合氯醛形式）的致癌危险性列为 2A 类。2005 年我国首次对三氯乙醛在生活饮用水中的含量规定了限值。

### 四、亚氯酸盐和氯酸盐

亚氯酸盐（chlorite）和氯酸盐（chlorate）是二氧化氯消毒产生的无机副产物，是由强氧化性的二氧化氯与水中的无机物反应，还原降解生成。亚氯酸盐和氯酸盐的形成与二氧化氯的投加量直接相关，

控制二氧化氯投加量能够控制亚氯酸盐副产物的浓度。迄今，关于亚氯酸盐和氯酸盐遗传毒性的试验资料十分有限，已有的研究数据未见亚氯酸盐具有致癌性，氯酸盐在某些体外实验中显示出遗传毒性，并能引起实验大鼠的甲状腺滤泡细胞肿瘤。在其他方面，亚氯酸盐能与血红蛋白起反应，形成高铁血红蛋白。

中国《生活饮用水卫生标准》（GB 5749－2006）规定，饮用水中亚氯酸盐（使用二氧化氯消毒时）和氯酸盐（使用复合二氧化氯消毒时）的含量均不得超过 0.7 mg/L。WHO 和美国 EPA 对饮用水中亚氯酸盐含量的限制值分别为不得超过 0.7 mg/L 和 1 mg/L。

## 五、溴酸盐

溴酸盐（bromate）是饮用水经臭氧消毒所生成的无机 DBPs。二氧化氯和次氯酸盐消毒也可产生溴酸盐。饮用水中溴酸盐的浓度取决于水源水中溴化物的浓度、臭氧剂量、溶解性有机碳浓度及水的 pH 值。饮用水中溴酸盐的浓度水平从每升几微克到几十微克。

体内和体外实验均表明溴酸盐有明显的遗传毒性，并能诱导试验动物（大、小鼠）的肿瘤（肾脏肿瘤、间皮瘤、甲状腺滤泡细胞癌），但对人的致癌作用还不能确定。IARC 将溴酸盐（溴酸钾）归类为对人可能的致癌物（2B）。WHO 推荐的饮用水中溴酸盐的临时指导值为 0.01 mg/L，相对应的致癌风险为 $10^{-5}$。中国《生活饮用水卫生标准》（GB 5749－2006）规定，饮用水中溴酸盐的含量不得超过 0.01 mg/L。美国 EPA 对饮用水中的溴酸盐含量的限值也为 0.01 mg/L。

## 六、卤代乙腈类

卤代乙腈类（HANs）是饮用水中含氮卤代消毒副产物中含量最高的一类。饮用水中已经确认的 HANs 共有 10 种，可根据卤代元素不同分为四类：①氯代乙腈：一氯乙腈（chloroacetonitrile，CAN）、二氯乙腈（dichloroacetonitrile，DCAN）、三氯乙腈（trichloroacetonitrile，TCAN）。②溴代乙腈：一溴乙腈（bromoacetonitrile，BAN）、二溴乙腈（dibromoacetonitrile，DBAN）、三溴乙腈（tribromoacetonitrile，TBAN）。③碘代乙腈：碘乙腈（idoacetonitrile，IAN）。④混合取代乙腈：一溴一氯乙腈（bromochloroacetonitrile，BCAN）、一溴二氯乙腈（bromodichloro-acetonitrile，BDCAN）、二溴一氯乙腈（dibromochloroacetonitrile，DBCAN）。二氯乙腈是饮水中检出的 HANs 中最主要的一种。表 1-8 呈现了主要 HANs 在饮用水中的浓度、遗传毒性、动物致癌性、生殖毒性和发育毒性数据，以及 WHO 的标准制定情况。

表 1-8　主要 HANs 在饮用水中的浓度、毒性和标准

| HANs 类别 | 饮用水中的浓度 | 遗传毒性 | 动物致癌性 | 生殖毒性 | 发育毒性 | WHO 标准 |
|---|---|---|---|---|---|---|
| 一氯乙腈 | ＊＊＊ | ＋ | 未见报道 | 未见报道 | ＋ | － |
| 二氯乙腈 | ＊＊＊ | － | 未见报道 | ＋ | ＋ | ＋ |
| 三氯乙腈 | ＊＊＊ | ＋ | 未见报道 | ＋ | ＋ | － |
| 一溴乙腈 | ＊＊＊ | ＋ | 未见报道 | 未见报道 | 未见报道 | － |
| 二溴乙腈 | ＊＊＊ | ＋ | 一次实验 | 未见报道 | 未见报道 | ＋ |
| 溴氯乙腈 | ＊＊＊ | ＋ | 未见报道 | 未见报道 | 未见报道 | － |

＊＊＊每升几百纳克至几微克。

氯化、氯胺化、二氧化氯和臭氧消毒均可产生 HANs。HANs 的产生与消毒剂的氧化能力有密切

关系，氧化能力高的消毒剂生成的 HANs 相对较少，因而氯胺消毒产生的 HANs 浓度最高。研究还发现，采用液氯和氯胺联合消毒所产生的 HANs 量最高。世界上多个国家和地区的饮用水中均检出 HANs，含量在 ng/L 至 μg/L 水平，我国多个省市水厂出厂水和管网水中也检出 HANs。

HANs 在饮用水中形成的种类与水源水水质、消毒剂种类、pH 值、接触时间、温度等多种因素密切相关，提高温度和/或降低 pH 值会相应增加 HANs 的浓度。水源水中的 NOM（如藻类、富里酸、氨基酸、蛋白质等）、细菌、卤离子等是 HANs 形成的基础，其中氨基酸等含氮有机物是形成 HANs 的重要前体物。工业和农业废水大量排放引起藻类暴发会使水中 DON 严重增加，导致出厂水和管网中可能存在较高浓度的 HANs。另外，HANs 的产生还与气候温度有关，在气候干燥地区，水源水的盐度和溴化物浓度较高，HANs 占总 DBPs 的比例也较高。水源水中溴离子浓度增加，会产生更多的溴代 HANs。HANs 生成影响因素和机制详见本书第七章。我国大部分城市的水源水普遍采用氯化及氯胺化消毒工艺，且我国水体中 DON 含量相对较高，因此与发达国家水质相比饮用水中 HANs 的污染可能更为严重。

至今，对于 HANs 的毒性研究多集中于其遗传毒性，对于其致癌性的研究目前尚未见报道。HANs 在水中的浓度虽然只有 ng/L 至 μg/L 水平，但研究表明，其细胞毒性和遗传毒性较含碳 DBPs（如 THMs 和 HAAs）更强。WHO 已经对饮用水中二氯乙腈和二溴乙腈的含量提出了限量值。随着替代消毒剂使用的日益增加，由此带来的新的消毒副产物，如 HANs 和其他含氮消毒副产物在饮用水中的增加应得到更多的关注。

## 七、卤代硝基甲烷类

卤代硝基甲烷类（HNMs）是饮用水中一类新兴含氮卤代消毒副产物，目前饮用水中已经确认的 HNMs 有 9 种，可根据卤代元素不同分为三类：①氯代硝基甲烷：一氯硝基甲烷（chloronitromethane，CNM）、二氯硝基甲烷（dichloronitromethane，DCNM）、三氯硝基甲烷（trichloronitromethane 或 chloropicrin，TCNM）。②溴代硝基甲烷：一溴硝基甲烷（bromonitromethane，BNM）、二溴硝基甲烷（dibromonitromethane，DBNM）、三溴硝基甲烷（tribromonitromethane 或 bromopicrin，TBNM）。③混合取代硝基甲烷：一溴一氯硝基甲烷（bromochloronitromethane，BCNM）、一溴二氯硝基甲烷（bromodichloronitromethane，BDCNM）、二溴一氯硝基甲烷（dibromochloronitromethane，DBCNM）。表 1-9 呈现了主要 HNMs 在饮用水中的浓度和遗传毒性数据。

表 1-9　主要 HNMs 在饮用水中的浓度和遗传毒性

| HNMs 类别 | 饮用水中的浓度 | 遗传毒性 |
| --- | --- | --- |
| 三氯硝基甲烷 | ＊＊＊＊ | ＋ |
| 二溴硝基甲烷 | ＊＊＊ | ＋ |
| 三溴硝基甲烷 | ＊＊＊ | ＋ |
| 一溴二氯硝基甲烷 | ＊＊＊ | ＋ |
| 二溴一氯硝基甲烷 | ＊＊＊ | ＋ |

＊＊＊每升几百纳克至几微克；＊＊＊＊每升几微克至几十微克。

三氯硝基甲烷是 HNMs 中最常检出且浓度最高的 1 种。HNMs 在美国 12 个自来水厂的平均检出浓度约为 1 μg/L，而在美国 2000－2002 年和 2006－2007 年的两次调查中，三氯硝基甲烷的检出浓度为 0.2～0.5 μg/L，因此研究者常把三氯硝基甲烷作为 HNMs 的代表来研究。

氯化和氯胺化消毒均能产生 HNMs，而且，在氯或氯氨消毒之前使用臭氧预消毒技术更可增加 HNMs 的形成。有研究表明，不同消毒处理过程 HNMs 生成量顺序约为：臭氧氧化-氯化消毒＞臭氧氧化-氯胺消毒＞氯化消毒＞氯胺消毒；采用臭氧氧化-氯化消毒方法对富营养化湖泊的水进行消毒，较中营养化湖泊的水可产生更多的 HNMs。

饮用水中 HNMs 前体物的分布很广泛，硝基甲烷（或某些大分子有机物上的硝基甲烷官能团）、硝基酚、氨基酸、氨基糖、藻类等一些含氮物质均是三氯硝基甲烷的主要前体物。水体 pH 值、亚硝酸根离子浓度、Br 离子浓度都会影响 HNMs 的生成量，硝酸盐的存在会增加三氯硝基甲烷的生成。当水源水中溴化物的浓度较低时，氯和氯胺消毒产生的 HNMs 通常以氯代 HNMs（一氯硝基甲烷、二氯硝基甲烷和三氯硝基甲烷）为主，当水源水中溴化物的浓度较高时，臭氧预消毒技术使 HNMs 的主要形态由氯代转变为溴代，此时 HNMs 以溴代 HNMs（一溴硝基甲烷、二溴硝基甲烷、三溴硝基甲烷、一溴一氯硝基甲烷、一溴二氯硝基甲烷和二溴一氯硝基甲烷）为主。HNMs 的生成影响因素和机制详见本书第七章。

HNMs 在饮用水中的浓度在 ng/L 至 μg/L 水平，HNMs 具有强烈的致突变性，对动物细胞遗传毒性甚至超过了卤代呋喃酮 MX。9 种 HNMs 中的溴代硝基甲烷由于其细胞毒性和遗传毒性比目前各国饮用水标准中的受控 DBPs 都强，对人体健康的危害更大，而被美国 EPA 列入优先要研究的消毒副产物。

## 八、卤代乙酰胺类

卤代乙酰胺类（HAcAms）是饮用水中一类新型含氮卤代消毒副产物，目前饮用水中已确认的 HAcAm 有 13 种，可根据卤代元素不同分为四类：①氯代乙酰胺：一氯乙酰胺（chloroacetamide，CAcAm）、二氯乙酰胺（dichloroacetamide，DCAcAm）、三氯乙酰胺（trichloroacetamide，TCAcAm）。②溴代乙酰胺：一溴乙酰胺（bromoacetamide，BAcAm）、二溴乙酰胺（dibromoacetamide，DBAcAm）、三溴乙酰胺（tribromoacetamide，TBAcAm）。③碘代乙酰胺：一碘乙酰胺（iodoacetamide，IAcAm）、二碘乙酰胺（diiodoacetamide，DIAcAm）。④混合取代乙酰胺：一溴一氯乙酰胺（bromochloroacetamide，BCAcAm）、二溴一氯乙酰胺（dibromochloroacetamide，DBCAcAm）、一溴二氯乙酰胺（bromodichloroacetamide，BDCAcAm）、一氯一碘乙酰胺（chloroiodoacetamide，CIAcAm）、一溴一碘乙酰胺（bromoiodoacetamide，BIAcAm）。表 1-10 呈现了主要 HAcAms 在饮用水中的浓度和遗传毒性数据。

表 1-10　主要 HAcAms 在饮用水中的浓度和遗传毒性

| HAcAms 类别 | 饮用水中的浓度 | 遗传毒性 |
| --- | --- | --- |
| 一氯乙酰胺 | ＊＊＊ | ＋ |
| 二氯乙酰胺 | ＊＊＊ | ＋ |
| 三氯乙酰胺 | ＊＊＊ | ＋ |
| 一溴乙酰胺 | ＊＊＊ | ＋ |
| 二溴乙酰胺 | ＊＊＊ | ＋ |
| 三溴乙酰胺 | ＊＊＊ | ＋ |
| 溴氯乙酰胺 | ＊＊＊ | ＋ |

＊＊＊每升几百纳克至几微克。

饮用水中的 HAcAms 是美国 EPA 在 2000—2002 年组织的一次全国性饮用水 DBPs 污染状况调查中首次检出，在美国一些水厂的出厂水中检测到了一氯乙酰胺、二氯乙酰胺、三氯乙酰胺、一溴乙酰胺和二溴乙酰胺，它们在饮用水中的浓度通常在 μg/L 水平。HAcAms 分子质量小、结构简单、可水解，具有很强的极性和亲水性，可广泛存在于消毒后的出厂水中，主要产生于氯胺消毒的饮用水中，由含氮前体物与氯或氯胺反应生成。在水厂中常被检出的 HAcAms 主要有二氯乙酰胺、三氯乙酰胺和二溴乙酰胺。

HAcAms 的生成机制非常复杂，其产生受温度、pH 值、消毒剂含量等因素的影响，DON 是产生 HAcAms 的总前体物。HAcAms 生成影响因素和机理详见本书第七章。

毒理学研究表明，HAcAms 的细胞毒性和遗传毒性均远高于 HAAs。由于我国部分城市的水源水水质普遍较差，部分地区水源水中有机物和溶解性氮含量较高，且广泛采用氯胺消毒，饮用水中 HAcAms 的危害可能更为严重。

### 九、亚硝胺类

亚硝胺类（NMs）是饮用水中新型 N-DBPs 的代表，目前在饮用水中可检出的 NMs 已经有 9 种，包括 N-亚硝基二甲胺（N-nitrosodimethylamine，NDMA）、N-亚硝基二乙胺（N-nitrosodiethylamine，NDEA）、N-亚硝基二丙胺（N-nitrosodipropylamine，NDPA）、N-亚硝基二丁胺（N-nitrosodibutylamine，NDBA）、N-亚硝基二苯胺（N-nitrosodiphenylamine，NDPhA）、N-亚硝基甲基乙基胺（N-nitrosomethylethylamine，NEMA）、N-亚硝基吡咯烷（N-Nitrosopyrrolidine，NPYR）、N-亚硝基吗啉（N-Nitrosomorpholine，NMOR）、N-亚硝基哌啶（N-Nitrosopiperidine，NPIP）。NDMA 是 NMs 消毒副产物的典型代表，是饮用水中发现最早、研究最为广泛、检出率最高的亚硝胺类 DBPs。表 1-11 呈现了主要 NMs 在饮用水中的浓度、遗传毒性和动物致癌性数据及 WHO 的标准制定情况。

表 1-11　主要 NMs 在饮用水中的浓度、毒性和标准

| NMs 类别 | 饮用水中的浓度 | 遗传毒性 | 动物致癌性 | WHO 标准 |
| --- | --- | --- | --- | --- |
| N-亚硝基二甲胺 | ＊＊ | ＋ | ＋ | ＋ |
| N-亚硝基吡咯烷 | ＊ | ＋ | ＋ | － |
| N-亚硝基吗啉 | ＊ | ＋ | ＋ | － |
| N-亚硝基哌啶 | ＊ | ＋ | ＋ | － |
| N-亚硝基二苯胺 | ＊ | ＋ | ＋ | － |

＊每升几纳克；＊＊每升几十纳克至几百纳克。

NMs 常见于氯化和氯胺化的饮用水中。新近的研究发现，二氧化氯和臭氧消毒也能产生 NMs。影响水中 NMs 生成的因素主要有消毒剂类型和浓度、消毒接触时间、前体物的种类和浓度、pH、温度和浊度等。NDMA 主要产生于氯胺消毒的饮用水中，由水中的氮和一氯胺（$NH_2Cl$）反应生成。含氮物质（如二甲胺、腐殖质等）是 NDMA 生成的前体物。当有含氮前体物存在时，或者自来水厂使用了含氮助凝剂，氯化消毒也能生成 NDMA。研究表明，含氮助凝剂（如二烯丙基二甲基氯化铵，diallyldimethylammonium chloride，DADMAC）的使用很可能使饮用水中的 NDMA 明显增加。由于废水中通常含有二甲胺，因此，废水再利用时采用氯化消毒可产生更多的 NDMA。NDMA 的生成影响因素和机理详见本书第七章。

NDMA 最初是在加拿大安大略省采用氯胺消毒的自来水厂中被发现，现已经在许多国家的饮用水

中检出，NDMA 在氯胺消毒/氯化消毒的饮用水中浓度通常在 ng/L 水平。NDMA 是致癌高风险物质，其终生致癌风险对应的浓度为 0.7 ng/L，远高于三氯甲烷（20 μg/L）等卤代消毒副产物。IARC 将 NDMA 列为人类很可能致癌物（2A），根据 IARC 对致癌物的分类，许多 NMs 都属于可疑致癌物。与发达国家的水源水水质相比，我国部分城市水源水中有机物、氮含量高且广泛采用化合氯消毒，因此饮用水中 NDMA 危害可能更为严重。

### 十、卤代呋喃酮类

卤代呋喃酮类（HFs）是 20 世纪 80 年代芬兰科学家首次在氯化消毒的饮水中检出的一类氯化副产物。HFs 在水中有多种异构体和类似，主要包括 3-氯-4-二氯甲基-5-羟基-2（5 氢）-呋喃酮［3－chloro-4-（dichloromethyl）-5-hydroxy-2（5H）-furanone，MX］、Z-2-氯-3-二氯甲基-4-氧基丁烯酸［（Z）-2-chloro-3-（dichloromethyl）-4-oxobutenoic acid，ZMX］、E-2-氯-3-二氯甲基-4-氧基丁烯酸［（E）-2-chloro-3-（dichloromethyl）-4-oxobutenoic acid，EMX］、3-氯-4-二氯甲基-2（5H）-呋喃酮［3－chloro-4-（dichloromethyl）-2-（5H）-furanone，red-MX］、E-2-氯-3-二氯甲基-丁烯酸［（E）-2-chloro-3-（dichloromethyl）-butenedioic acid，ox-MX］、3，4-二氯-5-羟基-2（5H）-呋喃酮（3，4-dichloro-5-hydroxy-2（5H）-furanone，mucochloric acid，MCA）、3-氯-4-溴氯甲基-5-羟基-2（5H）呋喃酮［3－chloro-4-（bromochloromethyl）-5-hydroxy-2（5H）-furanone，BMX-1］、3-氯-4-二溴甲基-5-羟基-2（5H）呋喃酮［3－chloro-4-（dibromomethyl）-5-hydroxy-2（5H）-furanone，BMX-2］、3-溴-4-二溴甲基-5-羟基-2（5H）呋喃酮［3-bromo-4-（dibromomethyl）-5-hydroxy-2（5H）-furanone，BMX-3］等，其中 MX 在饮用水中存在最为广泛，含量最高，是 HFs 的代表。表 1-12 呈现了主要 HFs 在饮用水中的浓度、遗传毒性和动物致癌性数据。

表 1-12  主要 HFs 在饮用水中的浓度、遗传毒性和动物致癌性

| HFs 类别 | 饮用水中的浓度 | 遗传毒性 | 动物致癌性 |
| --- | --- | --- | --- |
| MX | ＊＊ | ＋ | ＋ |
| EMX | ＊ | ＋ | ＋ |
| ZMX | ＊ | ＋ | ＋ |
| BMX-1 | ＊＊ | ＋ | ＋ |
| BMX-2 | ＊ | ＋ | ＋ |
| BMX-3 | ＊ | ＋ | ＋ |
| BEMX－1 | ＊＊ | ＋ | ＋ |
| BEMX－2 | ＊＊ | ＋ | ＋ |
| BEMX－3 | ＊＊ | ＋ | ＋ |

＊每升几纳克；＊＊每升几十纳克至几百纳克。

MX 于 1984 年首次在氯化漂白的纸浆水中被发现，随后在许多国家经氯化消毒的饮用水中检出有 MX。1988 年，Kronberg 等人通过细菌回复突变试验发现 MX 具有很强的诱变性，其在饮水中的检出浓度虽仅为每升纳克级至亚微克级，但致突变性却占到氯化饮水有机提取物总致突变性的 20％～50％，被认为是迄今为止最强的诱变物之一。鉴于该物质的强诱变性及当时尚无成熟的分析方法来尽早对它的化学结构做出确切的鉴定，故将其名为 "Mutagen X" 或 "MX"，发现 MX 的强诱变性大约 1 年以后，芬兰科学家分析鉴定 MX 为 3-氯-4-（二氯甲基）-5-羟基-2（5 氢）呋喃酮。

MX 在水中主要有开环和闭环两种形式。在饮用水的 pH 值条件下，常以开环的氧化状态存在（ZMX）。此外，MX 在饮用水中的同系物还包括 MX 的几何异构体（EMX）、氧化和还原态的 MX（ox-MX 和 red-MX），以及溴代的同系物（BMXs）。MX 及其同系物共存于饮用水中，不同形态之间随 pH 值变化而相互转化。当水源水的溴化物浓度较高时可生成较高浓度的 BMXs。此外，饮用水中 MX 的形成量还与氯化处理次数、加氯剂量、总有机碳呈正相关，用氯胺消毒可减少 MX 的生成。尽管 MX 的异构体和类似物较多，但这些类似物的总致突变性远不如 MX，仅占 4%。

## 十一、碘代消毒副产物

当原水中含有碘离子时，经氯化、氯胺化、臭氧或二氧化氯消毒后均会产生碘代消毒副产物（iodinated DBPs，iodo-DBPs），已经发现的 iodo-DBPs 有 20 种，在氯化和氯胺化的饮用水中检测出有 15 种，可分为四类：①碘代三卤甲烷类（iodo-THMs）。有 6 种，包括二氯一碘甲烷（dichloroiodomethane，DCIM）、二溴一碘甲烷（dibromoiodomethane，DBIM）、一溴一氯一碘甲烷（bromochloroiodomethane，BCIM）、一氯二碘甲烷（chlorodiiodomethane，CDIM）、一溴二碘甲烷（Bromodiiodomethane，BDIM）和三碘甲烷（iodoform，IF）。②碘代酸类（iodo-acids）。有 5 种，包括碘乙酸（iodoacetic acid，IAA）、溴碘乙酸（bromoiodoacetic acid，BIAA）、（Z）-3-溴-3-碘丙烯酸 [（Z）-3-bromo-3-iodopropenoic acid，Z3B3IPPA]、（E）-3-溴-3-碘丙烯酸 [（E）-3-bromo-3-iodopropenoic acid，E3B3IPPA] 和 2-碘-3-甲基丁烯二酸 [（E）-2-iodo-3-methylbutenedioic acid，E2I3MBDA]。③碘代酰胺类（iodo-amides）（见"八、卤代乙酰胺类"）。④碘代醛类（iodoacetaldehyde）。有 2 种，碘代正丁醛（iodobutanal）和碘代乙醛（iodoacetaldehyde）。表 1-13 呈现了主要 iodo-DBPs 在饮用水中的浓度和遗传毒性数据。

表 1-13　主要 iodo-DBPs 在饮用水中的浓度和遗传毒性

| iodo-DBPs 类别 | 饮用水中的浓度 | 遗传毒性 |
| --- | --- | --- |
| 碘乙酸 | ＊＊＊ | ＋ |
| 一溴一碘乙酸 | ＊＊＊ | ＋ |
| 二氯一碘甲烷 | ＊＊＊ | － |
| 二溴一碘甲烷 | ＊＊＊ | － |
| 三碘甲烷 | ＊＊＊ | ＋ |

＊＊＊每升几百纳克至几微克。

iodo-THMs 是最先被发现的 iodo-DBPs，其中，最常见的 iodo-THMs 是二氯一碘甲烷。与液氯（游离氯）消毒相比，氯胺消毒能够产生更多的 iodo-DBPs。据调查，在美国、加拿大及中国的大部分自来水厂的出水中检测出 iodo-THMs 和 iodo-HAAs，其浓度维持在 ng/L 到 μg/L 之间，且 iodo-THMs 的浓度一般要高于 iodo-HAAs。

iodo-DBPs 的生成是由于水中的碘源（包括碘化物和碘代显影剂）、氧化剂、前体物质（主要是 NOM）之间相互作用的结果。在饮用水的化学消毒过程中，水中的碘离子（$I^-$）被氧化成次碘酸（HOI）、次碘酸盐（$IO_2^-$）和碘酸盐（$IO_3^-$），HOI 可与水中 NOM 发生一系列复杂反应生成 iodo-DBPs，而 $I^-$、$IO_2^-$ 和 $IO_3^-$ 形式的碘则无法进行上述反应生成 iodo-DBPs。在采用液氯消毒的过程中，在 HOCl 的作用下，生成的 HOI 可以继续反应生成后续的 $IO_2^-$ 和 $IO_3^-$，因而生成的 iodo-DBPs 相对较少。在氯胺消毒过程中，由于一氯胺是弱氧化剂，生成的 HOCl 含量很少，HOI 很难继续反应生成 $IO_2^-$ 和

$IO_3^-$ 形式的碘，未被继续转化的 HOI 很容易与水中 NOM 发生反应，从而生成 iodo-DBPs。如果在投加氨之前延长游离氯接触的时间，可减少 iodo-DBPs 的生成。已经在多个国家使用氯胺消毒的水厂中广泛检出有 iodo-THMs。

尽管饮用水中 iodo-DBPs 生成量低于氯代和溴代 DBPs，但其具有更强的细胞毒性和遗传毒性，健康风险更大。有研究指出，如果水源水含有天然存在的铵和较高浓度的钠离子（＞200 mg/L），则十分易于生成 iodo-THMs，因此可将二者（水中存在铵和钠离子＞200 mg/L）视为 iodo-THMs 生成风险增加的标志供水厂筛选消毒剂时参考。此外，iodo-THMs 的嗅觉和味觉阈值很低，饮用水中存在 iodo-THMs 可降低民众的接受度。

我国部分城市水源水水质普遍较差，有机物含量高，在饮用水常规和深度处理中广泛采用氯胺消毒工艺，因此饮用水中碘类消毒副产物的危害可能更为严重。

## 十二、卤代对苯醌类

作为饮用水中的一类新型消毒副产物，卤代对苯醌类（halobenzoquinones，HBQs）于 2010 年首次在氯和氯胺消毒的饮用水中被发现和证实，目前在饮用水中发现的 HBQs 主要有 4 种：二氯对苯醌（2，6-dichloro-1，4-benzoquinone，2，6-DCBQ）、二氯甲基对苯醌（2，6-dichloro-3-methyl-1，4-benzoquinone，DCMBQ）、三氯对苯醌（2，3，6-trichloro-1，4-benzoquinone，TriCBQ）和二溴对苯醌（2，6-dibromo-1，4-benzoquinone，2，6-DBBQ），它们在自来水中的浓度均为 ng/L 水平，其中 2，6-DCBQ 是最先被发现的 HBQ，在自来水中的浓度也最高（最高检出浓度达 275 ng/L），其他 HBQs 在自来水中的浓度仅为零点几纳克/升到几纳克/升水平。

一项针对美国和加拿大 9 家水厂的调查结果表明，采用液氯、次氯酸钠和氯胺消毒的水厂，其自来水中均能检出 HBQs。研究表明，水中天然存在的有机物，如腐殖质，是 HBQs 生成的前体物。此外，苯酚也是 HBQs 生成的重要前体物，可与消毒剂反应生成卤代苯酚和 HBQs。在氯化消毒的游泳池水中，洗剂和防晒霜也是 HBQs 生成的前体物。

定量结构-毒性相关（quantitative structure-toxicity relationships，QSTR）模型预测 HBQs 是潜在的致膀胱癌物质，但至今尚无直接的毒理学证据，更缺乏相关的流行病学调查数据。有限的证据表明，HBQs 的毒性较之受控 DBPs 更强，但还需要更多的研究加以证实。

## 十三、其他消毒副产物

2，3，5 三溴吡咯（2，3，5-tribromopyrrole）作为一种新的 DBPs 于 2003 年首次被报道。它是在以色列一家水厂采用预氯化后继而用二氧化氯-游离氯或者二氧化氯-氯胺联合消毒处理高溴水源水时被发现，在处理的饮用水中浓度为 ng/L 水平，它是在对高溴和高碘条件下二氧化氯消毒副产物生成研究中第一次被发现。在单一氯化消毒的水中未检出有三溴吡咯，因此二氧化氯和氯或者氯胺联合消毒可能是导致其生成的必要条件，同时，腐殖酸也是三溴吡咯生成的重要条件。研究表明，三溴吡咯的细胞毒性是受控二溴乙酸的 8 倍，遗传毒性类似于 MX。

水中的多环芳烃（polycyclic aromatc hydrocarbons，PAHs）主要来自工业性污染，研究表明，饮用水氯化消毒能减少 PAHs 的含量，但同时却产生了氯化的、羟基化的和氧化的副产物，许多氯化的有机物由于亲脂性增加更易通过细胞膜而毒性往往比它们的前体物更强。研究指出，在水溶液中，PAHs 可以和氯（次氯酸盐/次氯酸）和二氧化氯消毒剂反应生成酮和醌。

近年来的研究还表明，消毒剂能与人为排放入水体中的其他污染物如药物、杀虫剂、个人生活用品、雌激素类物质、烷基酚类表面活性剂、藻毒素等发生反应而形成属于各自污染物的消毒副产物

(contaminant DBPs)。尽管目前这些污染物消毒副产物仅仅在控制的实验室研究中被检测到，但随着研究和调查的深入，它们也可能被发现存在于日常的饮用水中。

（鲁文清）

# 参 考 文 献

[1] Cao W C,Zeng Q,Luo Y,et al. Blood biomarkers of late pregnancy exposure to trihalomethanes in drinking water and fetal growth measures and gestational age in a Chinese cohort[J]. Environmental Health Perspectives,2016,124(4)：536-541.

[2] Choi J,Valentine R L. Formation of N-nitrosodimethylamine(NDMA) from reaction of monochloramine：a new disinfection by-product[J]. Water Research,2002,36：817-824.

[3] Chowdhury S,Alhooshani K,Karanfil T. Disinfection byproducts in swimming pool：Occurrences,implications and future needs[J]. Water Research,2014,53：68-109.

[4] Diemert S,Wang W,Andrews RC,et al. Removal of halo-benzoquinone(emerging disinfection by-product) precursor material from three surface waters using coagulation[J]. Water Research,2013,47(5)：1773-1782.

[5] Bei E,Shu Y,Li S,et al. Occurrence of nitrosamines and their precursors in drinking water systems around mainland China[J]. Water Research,2016,98：168-175.

[6] Bond T,Templeton MR,Graham N. Precursors of nitrogenous disinfection by products in drinking water--a critical review and analysis[J]. Journal of hazardous materials,2012,235-236：1-16.

[7] Bond T,Huang J,Templeton MR. et al. Occurrence and control of nitrogenous disinfection by-products in drinking water- a review[J]. Water Research,2011,45：4341-4354.

[8] Ding H,Meng L,Zhang H,et al. Occurrence, profiling and prioritization of halogenated disinfection by-products in drinking water of China[J]. Environmental Science Process Impacts,2013,15：1424-1429.

[9] 樊陈锋,朱志良,刘绍刚. 金属离子对在饮用水氯化过程中形成消毒副产物的影响的研究进展[J]. 化学通报,2011,74(7)：612-616.

[10] Grellier J,Bennett J,Patelarou E,et al. Exposure to disinfection by-products,fetal growth,and prematurity：a systematic review and meta-analysis[J]. Epidemiology,2010,21,300-313.

[11] 高乃云,赵璐,楚文海. 饮用水中典型含氮消毒副产物卤乙腈的质量浓度分布[J]. 同济大学学报,2012,40(2)：251-255.

[12] 何涛,鄂学礼,王红伟,等. 二氧化氯水消毒副产物的生成规律及其影响因素研究[J]. 环境与健康杂志,2008,25(2)：101-103.

[13] Hinckley A F,Bachand A M,Reif J S. Late pregnancy exposures to disinfection by-products and growth-related birth outcomes[J]. Environmental Health Perspectives,2005,113,1808-1813.

[14] Holmbom B,Voss R H,Mortimer R D,et al. Fractionation,isolation and characterization of Ames-mutagenic compounds in kraft chlorination effluents[J]. Environmental Science Technology,1984,18：333-337.

[15] IARC Monographs on the evaluation of carcinogenic risks to humans. http://monographs. iarc. fr/ENG/Classification/latest_classif. php.

[16] Jeong C H,Postigo C,Richardson S D,et al. Occurrence and comparative toxicity of haloacetaldehyde disinfection by-products in drinking water[J]. Environmental Science Technology,2015,49(23)：13749-13759.

[17] Joo S H,Mitch W A. Nitrile,aldehyde,and halonitroalkane formation during chlorinationchloramination of primary amines[J]. Environmental Science Technology,2007,41(4)：1288-1296.

[18] Krasner S W,Weinberg H S,Richardson S D,et al. Occurrence of a new generation of disinfection by-products[J]. Environmental Science Technology,2006,40(23)：7175-7185.

[19] Kronberg L,Holmbom B,Reunanen M,et al. Identification and quantification of the Ames mutagenic compound 3-

chloro-4-(dichloromethyl)-5-hydroxy-2(5H)-furanone and of its geometric isomer(E)-2-chloro-3-(dichloromethyl)-4-oxobutenoic acid in chlorine-treated humic water and drinking water extracts[J]. Environmental Science Technology,1988,22(9):1097-1103.

[20] Lee W,Westerhoff P,Croue J P. Dissolved organic nitrogen as a precursor for chloroform,dichloroacetonitrile,N-nitrosodimethylamine,and trichloronitromethane[J]. Environmental Science Technology,2007,41(15):5485-5490.

[21] 李晃,徐斌,夏圣骥,等.含氮消毒副产物卤代酰胺的生成特性与控制研究进展[J].中国给水排水,2011,27(14):31-34.

[22] 李童,齐辰,谢作帆,等.自来水厂水处理过程中碘代消毒副产物调查[J].环境与健康杂志,2015,32(12):1080-1082.

[23] 林英姿,史妍,周金良.饮用水中消毒副产物的研究现状[J].中国资源综合利用,2015,33(4):49-52.

[24] 刘晓琳,韦霄,屈卫东.饮用水中亚硝胺类消毒副产物的识别、遗传毒性和致癌性研究进展[J].卫生研究,2012,41(1):163-168.

[25] 鲁金凤,王琼.冯瑛,等.典型含氮消毒副产物HNMs的最新研究进展[J].中国给水排水,2015,31(4):28-33.

[26] 周宜开,鲁文清.水污染与健康[M].武汉:湖北科学技术出版社,2016.

[27] 鲁文清,刘爱林.饮用水消毒副产物研究进展[J].癌变·畸变·突变,2007,19(3):181-183.

[28] Muellner M G,Wagner E D,McCalla K,et al. Haloacetonitriles vs regulated haloacetic acids: are nitrogen containing DBPs more toxic? [J]. Environmental Science Technology,2007,41(2):645-651.

[29] Plewa M J,Muellner M G,Richardson S D,et al. Occurrence,synthesis,and mammalian cell cytotoxicity and genotoxicity of haloacetamides:an emerging class of nitrogenous drinking water disinfection by-products[J]. Environmental Science Technology,2008,42(3):955-961.

[30] Postigo C,Richardson S D. Transformation of pharmaceuticals during oxidation/disinfection processes in drinking water treatment. Journal of hazardous materials,2014,279:461-475.

[31] Qin F,Zhao Y Y,Zhao Y,et al. A toxic disinfection by-product,2,6-dichloro-1,4-benzoquinone,identified in drinking water[J]. Angewandte Chemie(International ed. in English),2010,49:790-792.

[32] Rahman M B,Driscoll T,Cowie C,et al. Disinfection by-products in drinking water and colorectal cancer:a meta-analysis[J]. International Journal of Epidemiology,2010,39:733-745.

[33] Richardson S D,Disinfection by-products and other emerging contaminants in drinking water[J]. Trends in Analytical Chemistry,2003,22(10):666-684.

[34] Richardson S D,Plewa M J,Wagner E D,et al. Occurrence,genotoxicity,and carcinogenicity of regulated and emerging disinfection by-products in drinking water:a review and roadmap for research[J]. Mutation Research,2007,636(1-3):178-242.

[35] Richardson S D,Fasano F,Ellington J J,et al. Occurrence and mammalian cell toxicity of iodinated disinfection by-products in drinking water[J]. Environmental Science Technology,2008;42(22):8330-8338.

[36] Richardson S D,DeMarini D M,Kogevinas M,et al. What's in the pool? a comprehensive identification of disinfection by-products and assessment of mutagenicity of chlorinated and brominated swimming pool water[J]. Environmental Health Perspectives,2010,118(11):1523-1530.

[37] Richardson S D,Kimura S Y. Water analysis:Emerging contaminants and current issues[J]. Analytical Chemistry,2016,88(1):546-582.

[38] Richardson S D,Ternes T A. Water analysis:emerging contaminants and current issues[J]. Analytical Chemistry,2018,90(1):398-428.

[39] Smeds A,Vartiainen T,MakiPaakkanen J,et al. Concentrations of Ames mutagenic chlorohydroxyfuranones and related compounds in drinking waters[J]. Environmental Science Technology,1997,31:1033-1039.

[40] Sayess R,Khalil A,Shah M,et al. Comparative Cytotoxicity of six iodinated disinfection byproducts on nontransformed epithelial human colon cells[J]. Environmental Science Technology Letters,2017,4:143-148.

[41] Thompson C,Gillespie S,Goslan E. Drinking water disinfection by-products[M]. The Royal Society of Chemistry,

Cambridge UK,2016.

[42] Villanueva C M,Cantor K P,Cordier S,et al. Disinfection byproducts and bladder cancer:a pooled analysis[J]. Epidemiology,2004,15:357-367.

[43] Villanueva C M,Cantor K P,Grimalt J O,et al. Bladder cancer and exposure to water disinfection by-products through ingestion,bathing,showering,and swimming in pools[J]. American Journal of Epidemiology,2007,165:148-156.

[44] Wagner E D,Plewa M J. CHO cell cytotoxicity and genotoxicity analyses of disinfection by-products:an updated review[J]. Journal of Environmental Sciences-China,2017,58:64-76.

[45] Wang W,Moe B,Li J,et al. Analytical characterization,occurrence,transformation,and removal of the emerging disinfection byproducts halobenzoquinones in water[J]. Trends in Analytical Chemistry,2016,85(Part A):97-110.

[46] Weinberg H S,Krasner S W,Richardson S D,et al. The Occurrence of disinfection by-products(DBPs) of health concern in drinking water:results of a nationwide DBP occurrence study[Z]. EPA/600/R02/068;U. S. EPA:Washington,DC,2002.

[47] World Health Organization. Guidelines for drinking-water quality,Fourth Edition[S]. WHO Geneva,2011.

[48] Woo Y T,Lai D,McLain J L,et al. Dellarco V,Use of mechanism-based structure-activity relationships analysis in carcinogenic potential ranking for drinking water disinfection by-products[J]. Environmental Health Perspectives,2002;110(Suppl 1):75-87.

[49] Wright J M,Schwartz J,Vartiainen T,et al. 3-Chloro-4-(dichloromethyl)-5-hydroxy-2(5H)-furanone(MX) and mutagenic activity in Massachusetts drinking water[J]. Environmental Health Perspectives,110(2):157-164.

[50] Yang Y,Komaki Y,Kimura S Y,et al. Toxic impact of bromide and iodide on drinking water disinfected with chlorine or chloramines[J]. Environmental Science Technology,2014,48(20):12362-12369.

[51] 于洋,韦宵,张志勇.饮用水中卤乙腈的形成和毒性研究进展[J].环境与健康杂志,2014,31(8):741-745.

[52] 张念华,鲁翌,汪亚洲,等.二氧化氯与氯联合控制水中消毒副产物生成量[J].中国公共卫生,2006,22(3):299-301.

[53] Zhao Y,Anichina J,Lu X,et al. Occurrence and formation of chloro- and bromobenzoquinones during drinking water disinfection[J]. Water Research,2012,46:4351-4360.

[54] 赵玉丽,李杏放.饮用水消毒副产物:化学特征与毒性[J].环境化学,2011,30(1):20-33.

[55] Zeng Q,Wang Y X,Xie S H,et al. Drinking-water disinfection by-products and semen quality:a cross-sectional study inChina[J]. Environmental Health Perspectives,2014,122(7):741-746.

[56] 周宜开,杨克敌,金银龙.中华医学百科全书环境卫生学[M].北京:中国协和医科大学出版社,2017.

# 第二章 饮用水消毒副产物污染状况

饮用水消毒是防止介水传染病传播和流行的重要手段，然而，在消毒过程中，消毒剂可与水中含有的有机污染物、天然有机物、溴化物、碘化物等发生反应，产生一定量的消毒副产物（disinfection by products，DBPs）。迄今发现的DBPs有几百种，它们产生于不同的消毒技术和方法，并广泛存在于消毒后的自来水中，对人类健康构成潜在威胁。为保证饮用水安全，各国均采取措施，对一些在水中分布较广且健康风险较高的DBPs在饮用水中的含量规定了限值。本章围绕相关的饮用水水质标准和饮用水DBPs在各国的污染状况做一介绍。

## 第一节 饮用水水质标准现状及发展趋势

### 一、中国饮用水水质指标

生活饮用水包括供人生活的饮水和生活用水，主要由包装饮用水和自来水等组成。包装饮用水产品较多，为了规范管理，我国对每一类产品颁布了相应的标准，如《饮用天然矿泉水卫生标准》（GB8537－2008）用于管理瓶（桶）装矿泉水；《瓶（桶）装饮用水卫生标准》（GB19298－2003）用于管理非矿泉水类饮用水产品，如天然饮用水；《瓶（桶）装纯净水卫生标准》（GB17324－2003）用于管理以自来水为水源水的人工净化水，如纯净水、蒸馏水等。

自来水主要执行《生活饮用水卫生标准》（GB5749－2006），该标准是在1985年版《生活饮用水卫生标准》的基础上进行修订并于2006年底完成。《生活饮用水卫生标准》（GB5749－2006）对生活饮用水水质，集中式供水出厂水中消毒剂限值、出厂水和管网末梢水中消毒剂余量，农村小型集中式供水和分散式供水的水质分别做了相关卫生要求。该标准在前一版标准35项水质指标基础上，增加到106项指标，与此前的《生活饮用水卫生标准（GB5749－85）》所规定的35项水质检测指标相比，2006年颁布的《标准》大幅度增加了有机物、微生物、DBPs等指标。根据各项指标的卫生学意义和实施要求，将106项生活饮用水水质指标分为常规指标和非常规指标。当饮用水中含有其他指标时，该标准最后增加了一个附录，作为生活饮用水水质参考指标，共28项指标。《生活饮用水卫生标准》（GB5749－2006)各项指标的制定依据及其标准要求如下。

#### （一）常规指标

《生活饮用水卫生标准》（GB5749－2006）中常规指标共42项，是反映生活饮用水水质基本状况的水质指标，包括五类，分别为微生物指标、感官性状和一般化学指标、毒理指标、放射性指标、消毒剂常规指标。

**1. 微生物指标** 微生物指标是为了保证水质在流行病学上的安全，即防止介水传染病的发生和传播而设定的指标，共4项，包括总大肠菌群、耐热大肠菌群、大肠埃希氏菌和菌落总数。其中，总大肠菌群是评价饮用水水质的重要指标，其可反映饮用水被致病菌污染的状态。耐热大肠菌群及大肠埃希氏菌均是判断饮用水是否受粪便污染的重要微生物指标。我国标准规定每100 mL水样中不得检出总大肠菌群、不得检出耐热大肠菌群、不得检出大肠埃希氏菌。当水样中总大肠菌群超标时，应进一步检验大肠埃希氏菌或耐热大肠菌群；水样未检出总大肠菌群，不必检验大肠埃希氏菌或耐热大肠菌群。菌落总数是评价饮用水水质微生物净化效果的指标，其增多表明水体受到微生物污染，但不能识别来源，需结合总大肠菌群指标判断污染来源和安全程度。我国标准规定菌落总数不得超过 100 CFU/mL（CFU，colony forming units，菌落形成单位），农村小型集中式供水和分散式供水的水质因条件限制时不得超过 500 CFU/mL。

饮用水消毒是确保微生物安全的重要技术手段。当生活饮用水中菌落总数超标，或检出致病菌，提示该地集中供水处理过程中消毒环节或净水工艺存在问题，需进一步重视及规范处理。

**2. 感官性状和一般化学指标**　生活饮用水必须确保感官性状良好，能被饮用者接受。水质感官性状和一般化学指标共 17 项（表 2-1）。我国标准要求饮用水应呈透明状，不浑浊，无肉眼可见物，无异味异臭及令人不愉快的颜色等，一般化学指标的限值主要是为满足感官性状的要求而制定。值得注意的是，此类指标中，饮用水 pH 值可反映饮用水的酸碱度，其过高时可析出溶解性盐类，从而影响消毒效果。耗氧量反映了有机物污染的总体水平，耗氧量高即有机物含量较多，经加氯消毒将会产生较多 DBPs。

**表 2-1　水质感官性状及一般化学指标限值**

| 指标 | 限值 |
| --- | --- |
| 色度（铂钴色度单位） | 15 |
| 浑浊度（NTU-散射浊度单位） | 1，水源与净水技术条件限制时为 3 |
| 臭和味 | 无异臭、异味 |
| 肉眼可见物 | 无 |
| pH 值（pH 单位） | 不小于 6.5 且不大于 8.5 |
| 铝（mg/L） | 0.2 |
| 铁（mg/L） | 0.3 |
| 锰（mg/L） | 0.1 |
| 铜（mg/L） | 1.0 |
| 锌（mg/L） | 1.0 |
| 氯化物（mg/L） | 250 |
| 硫酸盐（mg/L） | 250 |
| 溶解性总固体（mg/L） | 1000 |
| 总硬度（以 $CaCO_3$ 计，mg/L） | 450 |
| 耗氧量（$COD_{Mn}$ 法，以 $O_2$ 计，mg/L） | 3，水源限制，原水耗氧量＞6 mg/L 时为 5 |
| 挥发酚类（以苯酚计，mg/L） | 0.002 |
| 阴离子合成洗涤剂（mg/L） | 0.3 |

**3. 毒理指标**　毒理指标是为了保证水质对人体健康不产生急性或慢性中毒及潜在的远期危害（致癌、致畸、致突变）而设定的指标，共 15 项（表 2-2）。其中，三氯甲烷作为一种典型的氯消毒副产物，已被国际癌症研究所（International Agency for Research on Cancer，IARC）列为 2B 类致癌物。

当水源水中含有机前体物时，加氯消毒可形成三卤甲烷类（trihalomethanes，THMs）副产物，以三氯甲烷含量最高，我国标准规定生活饮用水中三氯甲烷含量不得超过 0.06 mg/L。溴酸盐亦被 IARC 列为 2B 类致癌物，当水源水中含有溴化物并经臭氧消毒时，可产生溴酸盐。研究表明，溴酸盐在饮水中致癌风险增量为 $10^{-4}$、$10^{-5}$、$10^{-6}$ 时，对应的溴酸盐浓度为 30 μg/L、3 μg/L、0.3 μg/L。标准规定饮用水中溴酸盐的含量不得超过 0.01 mg/L。甲醛已被 IARC 列为 1 类致癌物。饮用水中的甲醛主要是水源水中的腐殖酸在臭氧或氯化消毒过程中形成的，我国标准规定生活饮用水中甲醛含量不得超过 0.9 mg/L。亚氯酸盐已被国际癌症研究所列为 3 类致癌物，使用二氧化氯消毒时可产生亚氯酸盐，我国标准规定生活饮用水中亚氯酸盐含量不得超过 0.7 mg/L。采用二氧化氯消毒饮用水时还可产生氯酸盐，氯酸盐对动物和人的健康影响虽无足够数据，但为保障供水安全，标准规定饮水中氯酸盐含量不得超过 0.7 mg/L。

表 2-2　水质毒理指标及其限值

| 指标 | 限值 |
| --- | --- |
| 砷（mg/L） | 0.01 |
| 镉（mg/L） | 0.005 |
| 铬（六价，mg/L） | 0.05 |
| 铅（mg/L） | 0.01 |
| 汞（mg/L） | 0.001 |
| 硒（mg/L） | 0.01 |
| 氰化物（mg/L） | 0.05 |
| 氟化物（mg/L） | 1.0 |
| 硝酸盐（以 N 计，mg/L） | 10，地下水源限制时为 20 |
| 三氯甲烷（mg/L） | 0.06 |
| 四氯化碳（mg/L） | 0.002 |
| 溴酸盐（使用臭氧时，mg/L） | 0.01 |
| 甲醛（使用臭氧时，mg/L） | 0.9 |
| 亚氯酸盐（使用二氧化氯消毒时，mg/L） | 0.7 |
| 氯酸盐（使用复合二氧化氯消毒时，mg/L） | 0.7 |

**4. 放射性指标**　饮用水中若存在放射性物质时，会对人体产生很大的危害。为避免此类健康危害，我国标准对放射性指标进行了规定，共两项，包括总 α 放射性、总 β 放射性。放射性指标在标准中设定的是指导值，而不是限定值。我国标准规定总 α 放射性不得超过 0.5 Bq/L、总 β 放射性不得超过 1.0 Bq/L。

**5. 消毒剂常规指标**　消毒剂常规指标共 4 项，包括氯气及游离氯制剂、一氯胺、臭氧、二氧化氯。加氯消毒是我国城市供水主要消毒方式。实验证明，含氯制剂与水接触 30 min、游离氯在 0.3 mg/L 以上时，对肠道致病菌、布氏杆菌、钩端螺旋体等均有杀灭作用。为了防止饮水在管道输送时被再次污染，标准要求在饮水出厂时保留一定的消毒剂余量，使之在饮用水出厂时和到达用户取水点之间仍保持一定的消毒能力。我国标准对集中式供水出厂水中消毒剂限值、出厂水和管网末梢水中消毒剂余量均进行了规定。管网内如果出现二次污染，游离氯可被耗尽，故管网末梢水中游离氯余量可作为有无再次污染的指标。

除氯气及游离氯制剂外，一氯胺、臭氧及二氧化氯均为新增指标，体现了2006年的标准在水处理工艺上考虑了不同消毒方式对饮用水安全的影响。消毒剂常规指标及其限值要求见表2-3。

表2-3　饮用水中消毒剂常规指标及要求

| 消毒剂名称 | 与水接触时间 | 出厂水中限值 | 出厂水中余量 | 管网末梢水中余量 |
|---|---|---|---|---|
| 氯气及游离氯制剂（游离氯，mg/L） | 至少30 min | 4 | ≥0.3 | ≥0.05 |
| 一氯胺（总氯，mg/L） | 至少120 min | 3 | ≥0.5 | ≥0.05 |
| 臭氧（$O_3$，mg/L） | 至少12 min | 0.3 | — | 0.02，如加氯，总氯≥0.05 |
| 二氧化氯（$ClO_2$，mg/L） | 至少30 min | 0.8 | ≥0.1 | ≥0.02 |

### （二）非常规指标

除42项常规指标外，《生活饮用水卫生标准》（GB5749－2006）还规定了64项非常规指标。非常规指标是不常见的，检出率比较低的项目，是根据地区、时间或特殊情况需要确定的检验指标。虽然在对饮用水水质评价时，非常规指标具有同等作用，均属于强制执行的项目，但常规和非常规的指标分类，为标准的实施分出了轻重缓急。

非常规指标主要是参照世界卫生组织（World Health Organization，WHO）、欧盟、美国的饮用水标准，结合我国实际情况而制定。分为三组：微生物指标、毒理指标、感官性状和一般化学指标。其中，微生物指标2项（包括贾第鞭毛虫和隐孢子虫）、毒理指标59项（主要包括重金属、氯化DBPs、农药、苯类化合物等）、感官性状和一般化学指标3项（氨氮、硫化物、钠）。

在64项非常规指标中，有毒有害有机物如DBPs、藻毒素、农药等为主要指标。加氯消毒是我国城市供水传统而主流的消毒方式。越来越多的研究表明，面对污染加重过多采用加氯方式，反而会对水质安全有负面影响。因此，2006年的标准在水处理工艺上考虑了安全加氯对供水安全的影响，新增毒理指标增加了对净化水质时产生的二氯乙酸等卤代有机物质、存于水中藻类植物微囊藻毒素等的检测。其中，相关DBPs及有机污染物非常规指标及其限值要求见表2-4。

表2-4　DBPs及有机污染物非常规指标及其限值要求

| 指标 | 限值 |
|---|---|
| 氯化氰（以$CN^-$计，mg/L） | 0.07 |
| 一氯二溴甲烷（mg/L） | 0.1 |
| 二氯一溴甲烷（mg/L） | 0.06 |
| 二氯乙酸（mg/L） | 0.05 |
| 1，2-二氯乙烷（mg/L） | 0.03 |
| 二氯甲烷（mg/L） | 0.02 |
| 三卤甲烷（三氯甲烷、一氯二溴甲烷、二氯一溴甲烷、三溴甲烷的总和） | 该类化合物中各种化合物的实测浓度与其各自限值的比值之和不超过1 |
| 1，1，1-三氯乙烷（mg/L） | 2 |
| 三氯乙酸（mg/L） | 0.1 |
| 三氯乙醛（mg/L） | 0.01 |

续表

| 指标 | 限值 |
|---|---|
| 2，4，6-三氯酚（mg/L） | 0.2 |
| 三溴甲烷（mg/L） | 0.1 |
| 七氯（mg/L） | 0.0004 |
| 1，1-二氯乙烯（mg/L） | 0.03 |
| 1，2-二氯乙烯（mg/L） | 0.05 |
| 1，2-二氯苯（mg/L） | 1 |
| 1，4-二氯苯（mg/L） | 0.3 |
| 三氯乙烯（mg/L） | 0.07 |
| 三氯苯（总量，mg/L） | 0.02 |
| 六氯丁二烯（mg/L） | 0.0006 |
| 丙烯酰胺（mg/L） | 0.0005 |
| 四氯乙烯（mg/L） | 0.04 |
| 甲苯（mg/L） | 0.7 |
| 邻苯二甲酸二（2-乙基己基）酯（mg/L） | 0.008 |
| 环氧氯丙烷（mg/L） | 0.0004 |
| 苯（mg/L） | 0.01 |
| 苯乙烯（mg/L） | 0.02 |
| 苯并（a）芘（mg/L） | 0.00001 |
| 氯乙烯（mg/L） | 0.005 |
| 氯苯（mg/L） | 0.3 |
| 微囊藻毒素-LR（mg/L） | 0.001 |

**（三）参考指标**

《生活饮用水卫生标准》（GB5749－2006）最后增设了一个附录，当饮用水中含有附录中所列指标时，可参考该附录中的指标限值进行评价。附录参考指标共 28 项，其中，微生物指标 2 项，毒理指标 26 项。实际上，附录所列的 28 项指标中，很多物质都是水体中常见的污染物，例如：亚硝酸盐、邻苯二甲酸二乙酯、多氯联苯等，这些指标的远期健康危害效应严重，应同样进行检测和评价。

## 二、中国水质标准体系

为保障饮用水健康，我国的法律（如中华人民共和国刑法、环境保护法、水法、水污染防治法等）、行政法规（城市供水条例、水污染防治法实施细则、突发公共卫生事件应急条例等）、行政规章（饮用水水源保护区污染防治管理规定、生活饮用水卫生监督管理办法、城市供水企业资质管理规定）等对饮用水管理、饮用水水质进行了相应规定，为生活饮用水卫生标准的制定提供了法律保障。

**（一）饮用水水质标准**

**1. 我国生活饮用水水质标准发展历程**

我国最早的饮用水卫生标准可以追溯到 1928 年 10 月上海颁布实施的《上海市饮用水清洁标准》。新中国成立后，我国多次发布和修改饮用水卫生标准。1956 年制定的饮用水水质标准及 1976 年修订的卫生标准分别包括 15 项、23 项水质指标，着重技术要求，但均未列为强制性卫生标准。1985 年卫生部组织专家，吸取 WHO《饮用水质量标准》和发达国家饮用水卫生标准制定的先进经验，结合国情，制定了《生活饮用水卫生标准（GB5749－85）》，水质指标由 23 项增至 35 项，由卫生部以国家强制性卫生标准发布。2006 年，《生活饮用水卫生标准（GB5749－85）》进一步修订为（GB 5749－2006），于 2006 年 12 月 29 日由国家标准委和卫生部联合发布。同时发布的还有 13 项生活饮用水卫生检验方法国家标准。经过修订，标准中的指标数量不仅由 35 项增至 106 项，还对原标准的 8 项指标进行了修订，指标限量也与发达国家的饮用水标准具有可比性。该标准参考了 WHO、欧盟及美、英、法、德等发达国家的水质标准，对水质提出了更高要求。针对水处理中消毒剂使用状况，在提高消毒效果的同时，为有效防范消毒剂的负面影响，新标准增加了对 DBPs 检测项目，并做了严格限制；针对工业废水、农药污染的趋势，增加了对有机污染物和农药的检测项目；并汲取国外的教训，增加了对原虫类病毒体的检测项目。

**2. 我国《生活饮用水卫生标准》（GB5749－2006）的修订内容及特点**

（1）修订原则。生活饮用水作为人们日常饮用和生活用水，应保证水质符合基本要求：人一生饮用对健康没有明显不良影响；水中不得含有病原微生物；水中化学物质和放射性物质不得危害人体健康；水质感官性状良好；应经消毒处理。

（2）主要修订内容

1）增加和修订了部分水质指标的卫生要求。水质指标数量由《生活饮用水卫生标准（GB5749－85）》的 35 项增加至 106 项，其中，常规指标共 42 项，非常规指标共 64 项，主要修订内容如下。

①生物学指标。由 2 项增至 6 项，增加了大肠埃希氏菌、耐热大肠菌群、贾第鞭毛虫和隐孢子虫共 4 项；修订了总大肠菌群 1 项。

②感官性状和一般理化指标。由 15 项增至 20 项，增加了耗氧量、氨氮、硫化物、钠、铝共 5 项；修订了浑浊度 1 项。

③毒理学指标。1985 年版的标准中毒理指标只有 15 项，2006 年版的标准中毒理指标达到 74 项。其中有机化合物指标由 5 项增至 53 项，如甲醛、THMs、二氯甲烷、1，2-二氯乙烷、1，1，1-三氯乙烷、三溴甲烷、一氯二溴甲烷、微囊藻毒素等；无机化合物指标由 10 项增至 21 项，如溴酸盐、亚氯酸盐、氯酸盐、锑、钡等。可以看出，在新增指标中，DBPs 的检测及评价受到重视。此外，农药和工业污染检测指标也有了大量的增加；修订了四氯化碳 1 项。

④放射性指标。修订了总 α 放射性的指导值。

⑤饮用水消毒剂。由 1 项增至 4 项，增加了一氯胺、臭氧、二氧化氯 3 项。

⑥附录。增加了资料性附录，将 28 项在我国有参考意义、但资料尚不足以列入正式标准的指标作为水质参考指标纳入资料性附录，在实际工作中可参考使用，但不具有强制性。当饮用水中含有这些指标时可参考限值进行评价。

2）修订了对水源水的要求、增加了对制水、输水材料和贮水设施的要求。

（3）特点

1）加强了对水质有机物、微生物和水质消毒等方面的要求。

1985 年版的标准中，无机污染物的检测项目居多，有机污染物的指标较少，这与我国水污染致水中有机物大大增加的形势严重不适应。2006 年版的标准中，有机污染物的指标大幅增长，由 5 项增至 53 项，其中，DBPs 指标由原标准的 1 项（三氯甲烷）增至 14 项，增加了一溴二氯甲烷、二溴一氯甲烷、三溴甲烷、总 THMs、二氯乙酸、三氯乙酸、三氯乙醛、甲醛、2，4，6-三氯酚、氯化氰、溴酸盐、亚氯酸盐、氯酸盐等指标；微生物学指标由 2 项增至 6 项，增加了对蓝氏贾第虫、隐孢子虫等一般消毒方法很难全部杀死的微生物的检测。饮用水消毒剂由 1 项增至 4 项。同时，鉴于加氯消毒方式对水质安全的负面影响，2006 年版的标准还在水处理工艺上重新考虑加氯对供水安全的影响，增加了相关的检测项目。2006 年版标准适用于各类集中式供水的生活饮用水，也适用于分散式供水的生活饮用水。

2）统一了城镇和农村饮用水卫生标准，改变了以往同时执行《生活饮用水卫生标准》和《农村实施生活饮用水卫生标准》的局面。

3）基本实现与国际接轨。

2006 年版标准的水质项目和指标值的选择，充分考虑了我国实际情况，并参考了 WHO 的《饮用水水质准则》，欧盟、美国、俄罗斯和日本等国饮用水标准。既力求与国际标准发展趋势一致，又反映我国实际问题。

**（二）饮用水水源水质标准**

目前我国的饮用水水源水质标准主要有《地下水质量标准（GB/T14848－93）》和《地表水环境质量标准》（GB3838－2002）。

（1）《地下水质量标准（GB/T14848－93）》适用于一般地下水，不适用于地下热水、矿水、盐卤水。该标准根据地下水各指标含量特征，将地下水质量划分为五类，其中规定了 39 项指标的限值。达到Ⅲ类以上标准的地下水可适用于集中式生活饮用水水源。

（2）《地表水环境质量标准》（GB3838－2002）于 1983 年首次发布，而后分别在 1988 年、1999 年和 2002 年进行了三次修订。该标准规定了中国领域内江河、湖泊、运河、渠道、水库等具有使用功能的地表水的水质要求，按照水域环境使用功能高低分为五类水质，其中规定了 109 项指标的限值。达到Ⅲ类以上标准的地表水可适用于集中式生活饮用水水源。

## 三、国际水质标准

目前，全球具有国际权威性、代表性的饮用水水质标准主要有三部，分别为 WHO 的《饮用水水质准则》、欧盟的《饮用水水质指令》，以及美国环保局（Environmental Protection Agency，EPA）的《国家饮用水水质标准》。其他国家或地区大多以这三个标准为主要基础或重要参考来制定本国饮用水的卫生标准。如阿根廷饮用水水质标准、巴西饮用水水质标准、菲律宾饮用水水质标准、马来西亚饮用水水质准则、泰国水质标准、印度尼西亚水质标准、越南原水和出厂水质标准和检测频率等，均是以 WHO《饮用水水质准则》为基础的标准；英国供水（水质）规定、法国生活饮用水水质标准（95－368）、德国饮用水水质标准等，均是以欧盟《饮用水水质指令》为基础的标准；而其他一些国家如俄罗斯、日本、澳大利亚、加拿大，同时参考 WHO、欧盟、美国 EPA 标准。

**（一）WHO《饮用水水质准则》**

WHO 制定的《饮用水水质准则》作为世界权威性的水质标准之一，是世界各国制订饮用水国家标准的重要参考，也是各国保障饮用水安全的重要技术参考文献。

**1. WHO《饮用水水质准则》发展历程**

1958 年，WHO 发布了《饮用水国际准则》，在 1983—1984 年和 1993—1997 年期间，WHO 分三

卷出版了《饮用水水质准则》第一版和第二版，用于取代 1958 年出版的 WHO《饮用水国际准则》。1995 年起，WHO 决定以滚动修订的方式来保持内容与时俱进，定期出版附录，附录中包含补充或替换前版的信息及对准则筹备发展中关键议题的专家评论，以此来指导各国制定饮用水标准和提高饮用水质量。1998 年、1999 年和 2002 年出版了该准则第二版的附录部分，内容为化学物和微生物。2004 年，WHO 发布了第三版《饮用水水质准则》。于 2006 年和 2008 年出版了相关附录补充更新。

2011 年，WHO 发布了第四版《饮用水水质准则》，并呼吁世界各国和地区政府转变思路，以预防为主，加强饮用水的质量管理，降低饮用水污染引发的健康风险。第四版《饮用水水质准则》整合了 2004 年出版的第三版及分别于 2006 年和 2008 年出版的第三版第一附录和第二附录，进一步扩展了早期版本明确的概念、方法和信息，提出了保障饮用水微生物安全的系统性方法的重要性，强调重在水源保护的多级屏障理念，并增加了之前版本没有的化学品指标，修正了之前的化学品附录。

**2. WHO《饮用水水质准则》（第四版）简介**

WHO 根据世界环境变化及污染物质对人体健康的影响，2011 年将《饮用水水质准则》更新到了第四版。第四版进一步扩展了早期版本明确的概念、方法和信息，提出了保障饮用水微生物安全的系统性方法的重要性，强调重在水源保护的多级屏障理念，并增加了之前版本没有的化学品指标，修正了之前的化学品附录。"准则"共 12 章，可分为四个部分，第一部分为总体介绍的第 1 章，介绍了"准则"主要考虑的因素，涉水相关部门及机构和消费者对安全饮用水管理所扮演的角色和职责责任；第二部分为安全饮用水概念框架，包括第 2、3、4、5 章，涵盖了总体框架布局介绍，基于健康目标，水安全计划，如何进行监督等；第三部分为特殊情况下如何保障饮用水安全及应用"准则"，涉及气候变化、雨水收集、脱盐淡化、临时供水、卫生保健机构、飞机船舶、紧急状态等；第四部分为支持性资料，即具体的微生物、化学物质、放射性及可接受性等指标的支持性信息具体介绍。

这版准则的制定考虑了很多方面，如微生物危害，这在发展中国家和发达国家均为首要关注的问题。第四版以第三版介绍的通过多种防护方式确保饮用水微生物安全的预防性原则为基础，强调了水源保护的重要性。考虑了气候变化会引起水温和降雨模式的改变，加剧旱灾或洪灾、破坏水质或引起水缺乏，认识到将这些影响作为水管理政策进行管理的重要性。考虑了饮用水中的化学污染物，增加了之前未曾提及的化学品，如用于饮用水中传播媒介控制的杀虫剂；修正了现有的化学品表，加入了新的科学信息等。

这版准则附带了一系列支持性出版物，包括国际同行评议的特殊化学品风险评估及其他为准则的改进提供科学基础解释、为准则实施提供良好实践指导的出版物。

WHO《饮用水水质准则》的主要目标就是为各国建立本国的水质标准奠定基础，通过将水中有害成分消除或降低到最小，确保饮用水的安全。需要注意的是，基于健康的目标（包括准则数值和其他饮用水水质准则中描述的目标）并不是强制性的限值，而是为国家或地区制定饮用水水质数值标准提供科学依据。没有一种方法是可以普遍适用的，在不同的国家和地区，饮用水标准的性质和形式可能各不相同。以本《准则》作为基础来制定各个国家的饮用水标准时，必须考虑环境、社会、文化、经济背景及膳食等情况的差异，并采用风险-效益分析方法（risk-benefit approach）确定本国水质标准的各项参数值。

**（二）欧盟《饮用水水质指令》**

欧共体理事会制定的饮用水水质标准称为《饮用水水质指令》（80/778/EC），1980 年发布，指标比较完整，水质指标参数 66 项，包括微生物、有毒物质、过量的有害物质、理化参数、感官参数和饮用软化水的最低浓度指标。其中，对大多数参数给出了两种不同的标准值，即指导值（guidelines）和最大允许浓度（maximum acceptable concentration，MAC）。该指令成为欧洲各国制定本国水质标准的重要参考。1991 年底，欧盟成员国供水协会对《饮用水水质指令》80/778/EC 实施以来的情况作了总结，认为该指令对 10 年来欧洲饮用水水质的改善起到重要的推动作用，但在执行过程中也暴露出一些缺点：如未能提供合适的法律架构以应对原水水质的变化，以及生产、输送饮用水所遇到的技术困难；此外，该指令在 1975 年开始起草，其中的指导思想和水质参数在当时的情况下是适宜的，但没有将近年来水行业的科技进步纳入其中。因此，1995 年，欧共体对 80/778/EC 进行了修正，于 1998 年 11 月颁布了新指令 98/83/EC。98/83/EC 指令将指标参数由 66 项进行了调整，总量减少至 48 项（瓶装或桶装饮用水为 50 项），其中感官和一般化学指标 15 项，无机物指标 15 项，有机物指标 7 项，农药指标 2 项，消毒剂及其副产物 2 项，微生物指标 2 项，放射性指标 2 项。《饮用水水质指令》（98/83/EC）更强调指标值的科学性和与 WHO《饮用水水质准则》中规定的一致性，增加了透明度，提出应以用户水龙头处的水样满足水质标准为准。

欧盟《饮用水水质指令》的主要特点是指标少，但严格。另外建立了一些综合性指标，如农药。农药的品种很多，且每年都会有所增加。因此其使用了单一农药与农药总量两项指标。单一农药是指农药及其代谢副产物、降解和反应产物，限值为 $0.1 \mu g/L$。农药总量是指所有能检测出和定量的单项农药的总和，限值为 $0.5 \mu g/L$。《饮用水水质指令》（98/83/EC）增加了新的参数，如丙烯酰胺、苯、苯并（α）芘、溴酸盐、1，2-二氯乙烷、环氧氯丙烷、氟化物、THMs、三氯乙烯和四氯乙烯、氯乙烯等。微生物方面，用埃希氏大肠杆菌、肠道球菌 2 项取代 80/778/EC 中的总大肠杆菌群、粪型大肠杆菌等 5 项指标，并强调在用户水龙头处应达到 0 个/100 mL 的指标值。感官参数如铝、铁、锰、色度、浊度、嗅和味在 80/778/EC 中属于强制性指标，而 98/83/EC 取消了这些强制性限制，并把这些项目定义为指示参数，制定了铝、铁、锰的标准值。

2015 年，欧盟再次对 1998 年颁布实施的饮用水水质指令 98/83/EC 的附录 Ⅱ 和附录 Ⅲ 进行了修订，并要求自 2017 年 10 月 27 日起，各成员国的法律、法规、行政规章必须符合指令要求。现行指令主要有微生物指标、化学物质指标和指示指标三类，共 48 项。

### （三）美国《国家饮用水水质标准》

#### 1. 美国饮用水水质标准的制定与发展

美国饮用水水质标准由美国 EPA 负责制定，1914 年颁布的《公共卫生署饮用水水质标准》，只有两个细菌学指标。该标准分别于 1925 年、1942 年、1946 年和 1962 年进行修订和重新发布。1974 年美国国会通过《安全饮用水法》后，美国 EPA 于 1975 年首次发布具有强制性的《饮用水一级规程》，于 1979 年发布了除了健康相关的标准以外的非强制的《饮用水二级规程》，并于 1986 年、1998 年、2004 年、2006 年、2009 年、2012 年进行了修订。饮用水水质标准根据《安全饮用水法》和《1986 年安全饮用水法修正条款》的要求，每隔三年就从最新的《重点污染目录》中选 25 种进行规则制定，每隔三年对以前发布的标准值进行审查，便于水质标准能及时吸收最新的科技成果。

#### 2. 美国饮水水质标准的三个特点

（1）将标准分为国家一级饮用水规程和二级饮用水规程。国家一级饮用水规程（或一级标准，national primary drinking water regulations，NPDWRs）是法定强制性标准，适用于公用给水系统。一级饮用水规程限制了有害公众健康的及已知的或在公用给水系统中出现的有害污染物浓度，将污染物划分为：无机物、有机物、放射性核素及微生物，从而保护饮用水水质。二级饮用水规程（或二级标准，national secondary drinking water regulations，NSDWRs），为非强制性准则，用于控制水中对容貌（如皮肤，牙齿变色）或对感官（如嗅、味、色度）有影响的污染物浓度。各州可选择性采纳作为当地强制性标准。

（2）各项指标均有两个浓度值，即污染物最大浓度目标值（maximum contaminant level goals，MCLGs）和污染物最大浓度值（maximum contaminant levels，MCLs）。MCLGs 为非强制性目标值，它的制定是为了保证足够的安全余量，即在该浓度下，不会对人体产生任何已知的或可能的伤害。MCLGs 的制定不考虑经济因素，不考虑达到该浓度值所需的成本。《1996 年安全饮用水法修正案》要求美国 EPA 为每种具有 MCLGs 的污染物同时制定 MCLs。MCLs 是强制性指标，是供水系统供给用户的水中污染物的最大允许浓度，在制定时要求尽可能地接近 MCLGs，即在制定 MCLs 时要考虑水处理工艺、技术等方面的因素。

（3）标准制定过程中充分考虑公众在环保署、各州和水系统中参与保护饮用水的机会。美国安全饮用水法给予各州在实施饮用水保护方面有足够的灵活性，以利于各州在保持公众的健康水平达到国家要求的同时，又能满足该州公民的特殊要求。联邦政府向各州提供专用资金，各州再用此基金给饮用水系统提供贷款，用来更新他们的设备达到饮用水标准的要求。

**3. 美国饮用水水质标准（2012）**

该标准中强制性的一级饮用水标准指标 97 项，其中有机物指标 62 项、无机物指标 22 项、微生物指标 8 项和放射性指标 5 项；具有非强制性的二级饮用水标准指标 15 项，各州可有选择地采纳作为当地强制性标准。美国标准强调微生物对人体健康的高风险，制定了各国标准不常见的 8 项微生物指标，包括隐孢子虫、贾第鞭毛虫、军团杆菌、分枝杆菌、总大肠杆菌、异养菌总数、浊度和病毒等。美国饮用水水质标准把浊度列入微生物学指标，主要是从控制微生物风险来考虑，而不仅仅是感官性状，反映了它对浑浊度属性认识的改变。美国标准对消毒剂和 DBPs 非常重视，专门设立一个独立细节进行论述，它不仅关注 DBPs，还对消毒剂提出了最大限定或监控要求。

**（四）其他国家饮用水水质标准**

**1. 澳大利亚饮水指南**

《澳大利亚饮水指南》（1996 年版）综合了 WHO、欧盟和美国 EPA 的三大标准，指标中主要包括微生物指标、物理学指标、无机化学物指标、有机 DBPs 指标、其他有机化合物指标、农药、放射性指标，总计 248 项，其中有些项目未列出指标值。在确定指标值时，不仅考虑了所列项目可能对健康、设备管道的影响，还考虑到人们感官上的要求，分别列出了健康指标值和感官指标阈值。

《澳大利亚饮水指南》（2004 年版）对 1996 年版进行修订，包括水质指标 111 项，其中细菌学指标 13 项，原生动物 4 项，有毒藻类 4 项，病毒 5 项，化学性物质（含无机物、有机物、农药、放射性物质）85 项，本指南新增了"饮用水水质管理框架"和一些污染物的情况说明。

澳大利亚饮水指南不是强制性标准，各个州可根据实际情况采纳部分或全部，并经过州立法会确认为州的法规，才能在当地执行。目前，昆士兰等州均没有作为法规执行，但各供水公司均根据该指南，结合当地实际进行生产饮用水和管理工作。

**2. 日本饮用水水质标准**

日本厚生省于 1955 年 7 月首次颁布了日本饮用水水质标准，之后于 1957 年、1959 年对此标准进行了两次修改，于 1985 年颁布了包括微生物学指标、无机物及感官性项目等 26 个指标在内的饮用水水质标准，此标准一直沿用到 1992 年。1992 年 12 月，日本厚生省根据国际和国内的实际情况颁布了新的标准。1993 年对其进行了大规模的修改，修改后的标准包括 46 项水质指标项目，其中有 29 项是与人体健康关联的指标，17 项则是管网水必须具备的基本性状指标，此外，还设了 13 项以保证水的可饮用性为目的的快适项目，以及 26 项为掌握新化学物质的污染状况为目的的监视性项目。

1998 年增加了铀和亚硝酸盐氮两个监测项目，1999 年再增加了苯达松、卡巴呋喃等四种除草剂和二噁英监测项目，2000 年又重新修改了水质标准，主要增加了监视性项目，从 1992 年的 26 项到 2000 年的 35 项，其中包括了两种与代替氯气消毒剂（二氧化氯、亚氯酸离子）有关的项目及 4 种农药等。

2004 年发布的水质标准中，增加了火山等地质状况影响而产生的硼、因使用洗涤剂和化妆品导致的 1，4-二氧杂环乙烷、非离子活性剂，以及工业污染导致的铝；增加了 DBPs 如氯乙酸类、溴酸、甲醛等；以及蓝藻导致（臭味）的土臭素和 2-甲基异冰片等指标。

随后在 2008 年、2009 年、2010 年、2011 年、2013 年、2014 年、2015 年，日本根据最新研究成果不断完善饮用水水质项目，又进行了 7 次修订。日本最新的饮用水水质标准于 2015 年 4 月 1 日正式实施，该标准包括如下三类指标：①根据日本自来水法第 4 条规定必须要达到的标准，即法定水质基准项目，共 51 项；②可能在自来水中检出，水质管理上需要留意的项目，即水质目标管理项目，共 26 项，其中农药类项目共 120 种；③需要检讨的项目有 47 项：这些指标的毒性尚未确定，或在自来水中的浓度不清楚，所以未被确定为水质基准项目或者水质目标管理项目。其中，农药指标给出了 120 种农药的管理目标值，并以农药 $\Sigma$（检测值/目标值）<1 的形式限定。

**3. 俄罗斯饮水水质标准**

俄罗斯的水质标准由卫生部制定，其标准值多数接近国际水平，部分指标值比 WHO 要求的更高（如汞，WHO 的指标值为 0.001 mg/L，俄罗斯要求为 0.0005 mg/L）。现行标准于 2001 年发布，于 2002 年 1 月起实施，正文涵盖指标 52 项，其中感官性状指标 4 项、微生物指标 6 项、综合性指标 7 项、无机指标 22 项、有机物指标 3 项、制水过程中限定指标 8 项、放射性指标 2 项。

俄罗斯的饮水水质标准还有以下两个特点：一是附录内容丰富，且附录中规定的内容必须遵守。附录有 343 项指标限值，包括阳离子 17 项、阴离子 12 项和有机物 314 项。二是根据各种物质的毒性对人体健康的危害程度（毒性、蓄积性及远期效应），标准中对除微生物指标、放射指标、综合指标、感官性状指标之外的无机和有机化合物指标均界定了危险度，划分为四级，一级为非常危险，二级为高危险，三级为危险，四级为轻微危险。

上述各国水质标准具有以下发展趋势：①对微生物指标重要性的认识越来越深刻。②对消毒剂及其副产物人体健康的影响越来越重视。③对指标的规定越来越全面严格。④标准制定过程中关注风险效益投资分析。

## 四、各国生活饮用水中 DBPs 限值规定

鉴于 DBPs 对健康的潜在危害，许多国家和一些国际组织对饮用水中的 DBPs 制定了限量标准。目前，国际上将有标准的 DBPs 称为受控 DBPs（regulated DBPs），而未做限量要求的 DBPs 称为非受控 DBPs（unregulated DBPs）。

### （一）中国、美国、欧盟、日本、WHO 现行饮用水中 DBPs 限值规定

表 2-5 总结了中国、美国、欧盟、日本、WHO 现行饮用水中 DBPs 的限值规定。由表 2-5 可见，中国标准中 DBPs 的指标限值与美国限值接近，日本标准中 DBPs 的相关指标最多且最严格。日本标准中给出了毒性远大于三卤甲烷 THMs 的卤代乙腈类和 N-亚硝基二甲胺（N-nitrosodimethylamine，NDMA）等物质的标准限值，WHO 的准则中也有体现，而美国、中国及欧盟未考虑这两类物质。美国对 THMs 类指标的限定由 2009 年的总 THMs（the total for trihalomethanes）1 项指标改为三氯甲烷、一氯二溴甲烷、二氯一溴甲烷、三溴甲烷 4 项指标，但仍受 1998 年消毒与 DBPs 章程对总量的限制；对卤乙酸（haloacetic acids HAAs）类指标的限定由总 5 项 HAAs（the total for five haloacetic acids）1

项指标变为一氯乙酸、二氯乙酸和三氯乙酸 3 项指标，5 项 HAAs 总量仍受 1998 年消毒与 DBPs 章程限定。欧盟对总 THMs、三氯乙醛和溴酸盐三项 DBPs 进行了限定。此外，总 THMs 的限值出现了两种方式，我国采纳的是 WHO 的限定方式，即 THMs 中各化合物的实测浓度与其各自限值的比值之和不超过 1，而美国、欧盟、日本则对总量进行直接限定。

表 2-5　中国、美国、欧盟、日本、WHO 的饮用水标准中 DBPs 指标的比较（mg/L）

| 项目 | 中国（2006） | 美国（2012） | 欧盟（2015） | 日本（2015） | WHO（第 4 版） |
|---|---|---|---|---|---|
| **THMs 类** | | | | | |
| 三氯甲烷 | 0.06 | 0.08 | — | 0.06 | 0.3 |
| 一溴二氯甲烷 | 0.06 | 0.08 | — | 0.03 | 0.06 |
| 二溴一氯甲烷 | 0.1 | 0.08 | — | 0.1 | 0.1 |
| 三溴甲烷 | 0.1 | 0.08 | — | 0.09 | 0.1 |
| 总 THMs① | ≤1 | 0.08 | 0.1 | 0.1 | <1 |
| **HAAs 类** | | | | | |
| 二氯乙酸 | 0.05 | 0.06 | — | 0.03 | 0.05 |
| 三氯乙酸 | 0.1 | 0.06 | — | 0.03 | 0.2 |
| 一氯乙酸 | — | 0.06 | — | 0.02 | 0.02 |
| 五项 HAAs② | — | 0.06 | — | — | — |
| **卤代乙腈类** | | | | | |
| 二氯乙腈 | — | — | — | 0.01（暂定） | 0.02 |
| 二溴乙腈 | — | — | — | — | 0.07 |
| **其他** | | | | | |
| 三氯乙醛（水合氯醛） | 0.01 | — | 0.01 | 0.02（暂定） | — |
| 甲醛 | 0.9 | — | — | 0.08 | — |
| 2，4，6-三氯酚 | 0.2 | — | — | — | 0.2 |
| 氯化氰 | 0.07 | | | | |
| N-亚硝基二甲胺 | — | | | 0.0001 | 0.0001 |
| 溴酸盐 | 0.01 | 0.01 | 0.01 | 0.01 | 0.01 |
| 亚氯酸盐 | 0.7 | 1.0 | | 0.6 | 0.7 |
| 氯酸盐 | 0.7 | — | — | 0.6 | 0.7 |

注：①中国和 WHO：每一项 THMs 的实测浓度与各自限值的比值之和。其他：四种 THMs 的实测浓度之和。②五种 HAAs（一氯乙酸、二氯乙酸、三氯乙酸、一溴乙酸、二溴乙酸）的实测浓度之和。

### （二）国内外生活饮用水中 DBPs 指标及其限值制定的发展历程

WHO、美国、欧盟等饮用水水质标准代表了当今世界饮用水标准方面的最高水平，虽然三者在制定原则、目的和应用范围上有所不同，但它们具有 21 项共同的控制指标，多属毒性较强物质，都将有机物作为重点控制指标，体现了国际饮用水水质标准的发展趋势之一是加强饮用水中有机物的控制。分析其指标可以发现有机物指标的数目均超过水质指标总数的 2/3 左右，特别是 DBPs 项目的增加，反映了人类对控制有害有毒有机物认识的加深及有关分析检测技术的进步。

**1. 我国关于生活饮用水中 DBPs 指标及其限值的制定历程**

1985 年 8 月，我国首次发布了《生活饮用水卫生标准（GB5749－85）》，在该标准中，规定的有毒有害物质指标偏少，尤其是消毒剂和 DBPs 等毒理学指标，各仅有一项。鉴于我国水体有机物的污染现况及供水企业消毒方式的变化，原标准已经不能满足人们对饮用水的卫生需求。

我国于 2006 年第一次修订并发布了《生活饮用水卫生标准》（GB5749－2006），从检测项目上看，新修订的标准大幅度增加了无机化合物、有机化合物、消毒剂和 DBPs 等毒理学指标，这与国际上水质标准的总体发展趋势相一致，对提高我国饮用水水质标准起到积极的促进作用。《生活饮用水卫生标准》（GB5749－2006）中对饮用水消毒剂的规定在 1985 年原标准的基础上由 1 项（游离余氯）增至 4 项（氯气及游离氯制剂、一氯胺、臭氧、二氧化氯）；DBPs 指标由原标准的 1 项（三氯甲烷）增至 14 项，增加了一溴二氯甲烷、二溴一氯甲烷、三溴甲烷、总 THMs、二氯乙酸、三氯乙酸、三氯乙醛、甲醛、2，4，6-三氯酚、氯化氰、溴酸盐、亚氯酸盐、氯酸盐等指标，与原标准相比，三氯甲烷的限值没有变化，仍为 60 $\mu$g/L。

**2. WHO 关于生活饮用水中 DBPs 指标及其限值的制定历程**

自 1983 年以来，WHO《饮用水水质准则》（以下简称准则）已经发布了四版，在每版之间常将近期研究成果以文件形式作为准则版本的补充文件发布。第一版首次提出了三氯甲烷的标准值，随后在 1998 年发布的第二版与 2004 年发布的第三版中均提出 15 项饮水 DBPs 指标的标准值，包括氯化 DBPs、二氧化氯 DBPs 和臭氧 DBPs。水处理中使用的化学物质及来自与饮用水接触的材料的化学物质都会造成末端饮用水受到污染。WHO 在 2011 年发布的第四版《饮用水水质准则》中，针对饮用水中对健康有明显影响的水处理中使用的或与饮用水接触的化学物质（包含消毒剂、消毒副产物、水处理用化学物质带来的污染物、管道及配件带来的污染物）等，制定了 26 项指标的准则值。

在供水体系中，三氯甲烷是最常见的 DBPs，多年来 WHO 一直关注其研究进展，并不断修订其限值。1983 年准则提出的三氯甲烷标准值为 0.06 mg/L；1998 年改为 0.03 mg/L；而 2004 年准则则改为 0.2 mg/L，并对四种 THMs 分别确定了指导值。在 2006 年准则补充版本中，则将三氯甲烷标准值放宽至 0.3 mg/L，并注明"经过 7.5 年比格犬的试验研究，确定的标准值是安全的"。为了保证 THMs 的安全性，WHO 针对四种 THMs 采取计算方法评价其安全性，即四种化合物的实测浓度与其各自限值的比值之和不超过 1。在第四版《饮用水水质准则》中，WHO 对几种氯代乙酸（一氯乙酸 20 $\mu$g/L；二氯乙酸 50 $\mu$g/L；三氯乙酸 200 $\mu$g/L）的含量进行了规定，但未对总量进行规定。

**3. 其他国家关于生活饮用水中 DBPs 指标及其限值的制定历程**

为了降低 DBPs 在人群中的暴露水平，美国 EPA、WHO、欧盟等都对饮用水中部分危害较大的 DBPs 做出了限制标准，此后许多国家根据他们的限制标准或推荐值对本国饮用水中 DBPs 做出了最大允许量的规定。其中，THMs 是开展研究最早也是最多的一类 DBPs，目前世界上许多国家都对饮用水中总 THMs 的浓度进行了严格的规定；各国已先后将 HAAs 中的几种列入了本国水质监测项目，并根据自己的国情做出了不同程度的规定。

美国 EPA 从 1975 年开始对国内 80 个供水体系中的 DBPs 进行研究，在权衡公共卫生需求和对供水体系进行 DBPs 控制的基础上，于 1979 年首次在安全饮用水法中规定大的饮用水供水体系（＞10 000 人）中 THMs（包括三氯甲烷、一溴二氯甲烷、二溴一氯甲烷和三溴甲烷）总量的限值为 100 $\mu$g/L。随着消毒剂及消毒方式的进一步变化，DBPs 产生的量及种类也多样化，仅规定饮用水中总 THMs 的最大污染浓度已满足不了保证公众健康的需求，因此，于 1994 年在美国 EPA 提出的《消毒剂和消毒副产物法》（D/DBP 法）中，规定了新的适用于所有供水体系的 DBPs 最大污染浓度，包括 THMs、HAAs、溴酸盐及亚氯酸盐，由于当时对饮用水中 DBPs 的定性、定量及其对人体健康影响等方面的研究均处于探索阶段，对饮用水中 DBPs 的控制技术还很不成熟，因此，美国 EPA 提出对饮用水中的 DBPs 控制分为两个阶段逐步实施方案，并于 1998 年 12 月公布实施了第一阶段的控制标准，即规定饮用水中总 THMs 的最高容许浓度从 100 μg/L 降为 80 μg/L，并首次规定了五种 HAAs（HAA₅，一氯乙酸、二氯乙酸、三氯乙酸、一溴乙酸、二溴乙酸）含量之和不超过 60 μg/L，溴酸盐浓度为 10 μg/L，亚氯酸盐浓度为 1000 μg/L。在加强饮用水 DBPs 对人体健康影响研究的基础上，美国 EPA 于 2000 年 6 月提出第二阶段的控制标准，THMs 浓度标准要求进一步降到 40 μg/L，总 HAA₅ 标准降低为 30 μg/L。针对大型水厂（＞100 000 人），第一阶段 DBPs 标准从 2002 年 1 月 1 日起开始强制实施，第二阶段 DBPs 标准则从 2012 年 4 月 1 日起开始强制实施。

美国 EPA 制定了信息收集法（information collection rule，ICR），于 1997 年 7 月至 1998 年 12 月对美国 297 家企业（服务人口＞100 000 人）的 500 座水厂的供水水质进行了强制性普查，目的是为建立饮用水卫生标准提供依据，普查结果被汇编成 ICR 数据库，在一些水质及水质标准研究中得到广泛使用。目前 ICR 数据库仍然是全球范围内数据最全的 DBPs 数据库。但是，美国对 DBPs 标准的制定比较严谨，虽然多种 DBPs 已开展研究，但考虑其安全性与可行性，针对不同的消毒剂，选择检出率相对高、浓度相对高、对健康潜在危害大的化合物作为 DBPs 的控制指标。在美国 EPA 网站公布的最新研究成果"饮水水质标准的饮水中污染物最高允许浓度"中包含 DBPs 指标，DBPs 指标仍然只有 4 项：溴酸盐目标值为 0，最高允许浓度 10 μg/L；亚氯酸盐目标值 800 μg/L，最高允许浓度 1 000 μg/L；总 THM₅ 最高允许浓度 80 μg/L；总 HAA₅ 最高允许浓度 60 μg/L。

除美国外，在加拿大、欧盟、澳大利亚、日本等其他国家，对饮用水中的 DBPs 也进行了广泛的研究，并相应地制定了饮用水中 DBPs 的最高容许浓度标准。加拿大规定总 THMs 的临时最大容许浓度为 100 μg/L，2008 年加拿大卫生部建议 HAA₅ 的总含量低于 80 μg/L。欧盟规定饮用水中总 THMs 浓度限值亦为 100 μg/L。欧洲是使用臭氧作为饮水消毒剂最早的地区，欧盟饮水水质指令现行标准中提出，控制指标溴酸盐限值为 0.01 mg/L。澳大利亚在饮水指南中建议 DBPs 中总 THMs 的最大容许浓度为 250 μg/L，一氯乙酸、二氯乙酸和三氯乙酸的最高容许浓度分别为 150 μg/L、100 μg/L 和 100 μg/L。日本分别制定了三氯甲烷、三溴甲烷、一溴二氯甲烷和二溴一氯甲烷的限值，同时，对二氯乙酸、三氯乙酸和一氯乙酸的限值分别规定为 30 μg/L、30 μg/L 和 20 μg/L，并且还制定了饮水中亚氯酸盐、氯酸盐的指标限值，均为 0.6 mg/L。

基于 NDMA 的毒理学数据和实际水厂普查结果，为保障饮用水安全，确保人体健康，一些国家和地区对饮用水中亚硝胺类的浓度做了严格限制。NDMA 为 N-亚硝胺家族中的一员，1998 年，在加拿大安大略湖首次检测到 NDMA 作为 DBPs 存在于饮用水中。2002 年，加拿大安大略省率先设立了 NDMA 的标准限值为 9 ng/L。随后美国的麻省在 2004 年、加州在 2007 年设立了 NDMA 的标准限值为 10 ng/L，随后又增加了 N-亚硝基二乙胺（N-nitrosodiethylamine，NDEA）和 N-亚硝基二丙胺（N-nitrosodipropylanime，NDPA）的浓度限定，分别为 10 ng/L。2004 年，荷兰对饮用水中的 NDMA 浓度作了暂时的规定为 12 ng/L。2007 年，德国建议饮用水中 NDMA 和 N-亚硝基吗啉（N-nitroso-morpholine，NMOR）的质量浓度限定为 10 ng/L。

# 第二节　中国饮用水消毒副产物污染现状

由于我国地表水的广泛污染，在自来水厂的消毒过程中，消毒剂与水中含有的有机污染物、天然有机物、溴化物、碘化物等发生反应，均可产生一定量的 DBPs。DBPs 的种类繁多，以下按照卤代

DBPs、含氮 DBPs、无机 DBPs 分类，向读者介绍我国饮用水中 DBPs 的污染现状。

## 一、卤代消毒副产物

饮用水消毒采用氯消毒剂时，氯消毒剂溶于水后可产生次氯酸或次氯酸盐，当水体中含有溴离子时，次氯酸可氧化溴离子生成次溴酸或次溴酸盐，次氯酸和次溴酸均可与水中的有机物发生取代、加成或氧化反应，产生卤代 DBPs。截止目前，在饮用水中已检测出的卤代 DBPs 种类多达数百种，主要包括：THMs 类、HAAs 类、卤乙腈（haloacetonitriles，HANs）类、卤代酚类（halophenols，HPs）、卤代酮类（haloketones，HKs）、卤代醛类（halogenated aldehydes，HAs）、卤代硝基甲烷类（halogenated nitromethanes，HNMs）、卤代羟基呋喃酮类（halofuranones，HFs）等，其中，含量最多的是 THMs 类和 HAAs 类，两者可占全部卤代 DBPs 的 80% 以上。

### （一）卤代甲烷类（THMs）

THMs 是饮用水中最先报道的一类 DBPs，通常也是氯化消毒饮用水中检出含量最高的一类 DBPs，主要包括三氯甲烷、一氯二溴甲烷、二氯一溴甲烷和三溴甲烷，其中，二氯一溴甲烷、一氯二溴甲烷、三溴甲烷之和称为溴代 THMs，四种 THMs 之和称为总 THMs。WHO 和美国 EPA 均对饮用水中的 THMs 规定了相应的限值，我国《生活饮用水卫生标准》不仅规定了四种 THMs 浓度的各自限值，而且规定了四种 THMs 实测浓度与各自限值的比值之和不超过 1。

THMs 在饮用水中的生成主要是原水中天然有机物发生氯化作用的结果。THMs 形成的速率和程度的增加与氯和腐殖酸的浓度、温度、pH 值和溴离子浓度呈函数相关。另外，不同消毒剂在饮用水消毒过程中生成的 THMs 含量存在一定差异，通常采用液氯消毒的饮用水中 THMs 的生成量较高，其中，三氯甲烷是最常见的 THMs 和主要的 DBPs，当有溴化物存在时，优先生成溴化 THMs，三氯甲烷生成的浓度相应降低。而采用氯胺、二氧化氯、臭氧消毒的饮用水中 THMs 含量通常较低。THMs 一般不会出现在原水中，通常存在于处理后的水或氯化处理过的水中，浓度一般小于 100 μg/L。根据已有的调查资料显示，我国饮用水中的 THMs 污染状况较轻，其浓度大多低于国家《生活饮用水卫生标准》规定的限值。我国饮用水中氯化 DBPs 的研究调查始于 20 世纪 80 年代初，黄君礼调查了 24 个城市自来水中的三氯甲烷，大部分城市管网水中的三氯甲烷浓度为 15～46.7 μg/L。90 年代大多数 THMs 监测的结果低于卫生标准，个别地区因为原水污染后增大了加氯的量和次数，造成三氯甲烷超标。岳舜琳调查研究了 12 个城市自来水的出厂水质，三氯甲烷的平均浓度为 4.4～28 μg/L，最高可达 111 μg/L。魏建荣等检测了某市不同水源的 15 个水厂出厂水中 DBPs 的水平，结果显示 THMs 的浓度范围在 1.95～21.1 μg/L。香港 1997 年对 19 个地区饮用水进行了 THMs（四个组分）的监测，总 THMs 的含量在 0～104.68 μg/L，并且发现 4 个地区饮用水中总 THMs 超过了 100 μg/L；台湾对 3 个地区 171 份水样的分析结果显示，总 THMs 的含量为 37.61～104.12 μg/L。

2003 年一项针对钱塘江流域 13 个水厂 THMs（三氯甲烷、二氯一溴甲烷、一氯二溴甲烷）的水平调查显示：钱塘江流域 13 个水厂饮用水中检测出的 DBPs 远低于国家饮用水标准，且各流域饮用水厂出水 DBPs 总体水平和 DBPs 种类存在差异；冬季水厂出水 THMs 平均浓度为 3.34 μg/L，THMs 浓度范围为 0.21～15.23 μg/L，其中三氯甲烷是 THMs 最普遍存在的物质；兰江段兰溪市水厂 DBPs 总浓度水平最高，其次为衢江段龙游、富春江段富阳、浦阳江段义桥、钱塘江段南星桥。

2007 年，一项以松花江、海河、淮河、长江、珠江五大水系为代表的全国 6 个典型城市（大庆、北京、天津、郑州、长沙、深圳）40 家自来水厂饮用水中 THMs 污染状况的调查显示，四种 THMs 在各城市饮用水中均有不同程度地检出，THMs 的浓度范围为 0～92.8 μg/L；其中，三氯甲烷占的比重最大，平均可占全部 THMs 含量的 41% 左右；每种 THMs 污染水平均在《生活饮用水卫生标准》GB5749－2006 规定的限值范围内；但其中 2 个水厂涉及 3 个末梢水总 THMs 指标略高于标准限值。另外，该调查还显示，THMs 的产生在我国呈现明显的地带性和季节性差异，北方城市饮用水中 THMs 的浓度要高于南方城市，其中郑州和天津 2 个地区水中 THMs 明显高于其他 4 个地区，夏季 THMs 污染程度明显高于冬季。

2010—2011 年，一项针对全国 31 个城市 70 家自来水厂饮用水中 DBPs 污染状况的调查显示，THMs 是饮用水中检出含量最高的一类 DBPs，总 THMs 的浓度范围为 0.79～107.03 $\mu$g/L，中位数浓度为 10.53 $\mu$g/L，其中，三氯甲烷和二氯一溴甲烷的检出率为 100%，一氯二溴甲烷的检出率为 94%，三溴甲烷的检出率最低为 54%。另外，我国的调查资料还表明，氯化消毒饮用水中 THMs 的污染状况与水质类型有关，以地表水为水源的出厂水中 THMs 含量通常高于以地下水为水源的出厂水。另外，2011 年刘晓琳等对江苏省某水厂水样中 THMs 的研究结果显示，出厂水中 THMs（70.31 $\mu$g/L）以二氯一溴甲烷（34.12 $\mu$g/L）浓度最高，三溴甲烷未检出，各 THMs 浓度虽符合现行国家标准，但总 THMs 浓度未达标。

### （二）卤代乙酸类（HAAs）

HAAs 是氯化消毒饮用水中检出含量仅次于 THMs 的一类 DBPs，主要包括一氯乙酸、二氯乙酸、三氯乙酸、一溴乙酸、二溴乙酸、三溴乙酸、一溴一氯乙酸、一溴二氯乙酸、二溴一氯乙酸。其中，二氯乙酸和三氯乙酸在饮用水中的检出含量和频率最高。目前，我国《生活饮用水卫生标准》仅对二氯乙酸和三氯乙酸的含量做了规定，其限值分别为 0.05 mg/L 和 0.1 mg/L。

在采用液氯、氯胺、二氧化氯和臭氧消毒的饮用水中，通常液氯消毒形成的 HAAs 含量最高，其次为氯胺消毒，而二氧化氯和臭氧消毒基本不形成 HAAs。目前，大多数调查资料显示，我国饮用水中的 HAAs 污染状况较轻，其浓度大多低于国家《生活饮用水卫生标准》限值。清华大学李爽等人 1998—2000 年对西南 L 市和北京五个水厂的出厂水和管网末梢水进行的 HAAs 调查显示，北京 HAAs 含量为 0.716～27.986 $\mu$g/L，L 市为 1.3～21 $\mu$g/L。2002—2003 年，Zhou 等检测了我国某五个城市饮用水中的 HAAs 浓度，其范围在 1.64～14.1 $\mu$g/L。魏建荣等检测了某市不同水源的 15 个水厂出厂水中 DBPs 的水平，结果显示 HAAs 的浓度范围在 2.20～20.9 $\mu$g/L。刘文君等调查研究了北京市 9 个自来水厂的出厂水和管网水的 HAAs，以地下水为水源的出厂水中 HAAs 为 0.7～5.7 $\mu$g/L，以地表水为水源的出厂水和管网水中 HAAs 分别为 7.5～28.0 $\mu$g/L 和 7.9～23.3 $\mu$g/L。刘勇建等 2004 年报道，北京市 9 个自来水厂原水及出厂水中 HAAs 等的污染现状，水厂出厂水 HAAs 的平均浓度为 42.1～149.5 $\mu$g/L，三氯乙酸的浓度范围为 10.1～78 $\mu$g/L，二氯乙酸为 8.0～61.0 $\mu$g/L，其中含氯 HAAs 占总量的 90% 以上。

2003 年一项针对钱塘江流域 13 个水厂 HAAs（一溴乙酸、二氯乙酸、一溴一氯乙酸、三氯乙酸）的水平调查显示，钱塘江流域饮用水中氯化 DBPs 处于相对低含量水平，但 83.3% 的水厂饮用水中 HAAs 含量大于 THMs；冬季水厂出水 HAAs 平均浓度分别是 5.87 $\mu$g/L，HAAs 浓度范围为 0.44～13.72 $\mu$g/L，其中，一溴乙酸和三氯乙酸是 HAAs 中普遍存在的物质。

2003—2004 年，一项针对北方某城市饮用水中 4 种 HAAs（一氯乙酸、二氯乙酸、三氯乙酸、一溴乙酸）的水平调查显示，大部分采样点 HAAs 浓度水平低于目前广泛参考的美国 EPA 所制定的 HAAs 的饮用水标准，更是远低于我们国家所规定的限值。但当水源水为黄河水时，个别采样点 HAAs 的浓度水平高于美国 EPA 所制定的 HAAs 的饮用水标准。常规工艺各采样点水样中均没有检到一氯乙酸和一溴乙酸，只检测到二氯乙酸和三氯乙酸；而各采样点三氯乙酸所占比例较大（52%～

90％）。常规工艺对二氯乙酸有较明显的去处效果，而对三氯乙酸没有明显去除效果，但总体而言其对HAAs仅有10％左右的去除效果。常规工艺预氯化水体中产生的HAAs所占比例较大，说明其对HAAs的产生起主导性作用，采用高锰酸钾预氧化、气浮、过滤、臭氧氧化、活性炭吸附和氯氨消毒的深度处理技术对HAAs的产生有很好的控制效果，其浓度水平可由常规技术的79.31 $\mu$g/L下降为3.92 $\mu$g/L。

2007年开展的全国6个大中城市（大庆、北京、天津、郑州、长沙、深圳）40家自来水厂饮用水中5种HAAs（一氯乙酸、二氯乙酸、三氯乙酸、一溴乙酸、二溴乙酸）污染状况的调查显示，5种HAAs在各城市饮用水中均有不同程度地检出，HAAs的浓度范围为0～40.0 $\mu$g/L，其中，二氯乙酸和三氯乙酸的检出含量最高，浓度范围分别为1.55～8.49 $\mu$g/L和0.47～15.5 $\mu$g/L，两者含量之和可占5种总HAAs浓度的87％以上。另外，HAAs的分布为：长沙＞天津＞深圳＞大庆＞郑州＞北京，其中长沙、天津和深圳3个地区明显高于其他3个地区，6个城市中HAAs的总量亦是夏季明显高于冬季。

2009—2011年，一项针对全国34个城市117家自来水厂饮用水中9种HAAs（一氯乙酸、二氯乙酸、三氯乙酸、一溴乙酸、二溴乙酸、三溴乙酸、一溴一氯乙酸、一溴二氯乙酸、二溴一氯乙酸）污染状况的调查显示，HAAs的总浓度范围为0～36 $\mu$g/L，9种HAAs的总浓度范围为0～39 $\mu$g/L，其中，二氯乙酸和三氯乙酸的检出率和检出含量也是最高，检出率分别为78.6％和81.2％，浓度范围分别为0～27 $\mu$g/L和0～31 $\mu$g/L，均低于我国《生活饮用水卫生标准》规定的限值，饮用水中其他HAAs如一氯乙酸、二溴乙酸、一溴二氯乙酸和二溴一氯乙酸大多未检出，而一溴乙酸和三溴乙酸均未检出。2010—2011年开展的全国31个城市70家自来水厂饮用水中9种HAAs的调查也显示了较为相似的结果。另外，调查资料也显示，水源类型为地下水的出厂水中二氯乙酸和三氯乙酸浓度要低于水源类型为地表水的出厂水。2011年，刘晓琳等对江苏省某水厂水样中HAAs的研究结果显示，预加氯后可形成HAAs类等DBPs，浓度为5.01 $\mu$g/L，后加氯和补加氯后HAAs等迅速增加至43.71 $\mu$g/L，DBPs均以出厂水浓度最高，其中以三氯乙酸（13.45 $\mu$g/L）浓度最高，但HAAs各指标均符合现行国家标准。

### （三）卤代酮类（HKs）

饮用水中的HKs主要由液氯消毒产生，主要包括二氯丙酮、三氯丙酮、五氯丙酮、六氯丙酮、1，3-二氯丙酮、1，1，1-三氯丙酮等。调查资料显示，HKs中的二氯丙酮和三氯丙酮在我国各地区饮用水中均可不同程度的检出，中位数浓度大多低于1 $\mu$g/L。一项针对珠江三角地区3个城市（广州、佛山、珠海）10家自来水厂饮用水中HKs的污染状况调查显示，二氯丙酮和三氯丙酮的中位数浓度分别为0.3 $\mu$g/L和0.8 $\mu$g/L。另一项针对北京市15家自来水厂饮用水中HKs的调查显示，二氯丙酮和三氯丙酮的中位数浓度均低于1 $\mu$g/L，分别为0.72 $\mu$g/L和0.45 $\mu$g/L，但二氯丙酮的最大检出浓度可超过10 $\mu$g/L。2011年，刘晓琳等对江苏省某水厂水样中HKs（二氯丙酮和三氯丙酮）的研究显示，预加氯后可形成卤代酮类DBPs，浓度为0.66 $\mu$g/L，后加氯和补加氯后出厂水样中HKs浓度为2.32 $\mu$g/L。

### （四）卤代羟基呋喃酮类（HFs）

HFs中以3-氯-4-二氯甲基-5-羟基-2（5H）-呋喃酮（3-chloro-4- dichloromethyl-5-hydroxy-2（5H）-furanone，MX）为代表，由芬兰科学家首次在氯化饮用水中检出，被认为是迄今为止最强的诱变物之一。我国一些调查资料也显示，饮用水中MX的每升浓度大多在纳克水平，邹惠仙等对南京、无锡、常州、苏州四个城市管网末梢水检测结果显示，MX的浓度范围为3～60 ng/L；对武汉市一家采用液氯消毒的自来水厂的调查显示，加氯消毒后的出厂水和管网末梢水中MX的浓度分别为14.9 ng/L和12.3 ng/L；

但也有研究报道，在我国某些地区饮用水中，MX的每升检出含量已超过一百纳克。

### （五）卤代醛类（HAs）

HAs主要是由液氯消毒产生的一类DBPs，主要包括水合氯醛、一氯乙醛、二氯乙醛、三氯乙醛、三溴乙醛。据调查，三氯乙醛在我国饮用水中的污染状况大多较轻，其含量一般低于《生活饮用水卫生标准》规定的 $10\ \mu g/L$ 限值。

## 二、含氮消毒副产物

氯胺作为第二大消毒剂，与液氯相比可以明显的降低上述DBPs的含量，尤其是THMs的产生量明显低于氯消毒时的产生量，但是可以导致更大潜在危害的含氮DBPs（N-DBPs）的生成，主要包括卤代乙腈类（HANs）、卤代硝基甲烷类（HNMs）、卤代乙酰胺类（haloacetamides，HAcAms）、亚硝胺类（nitrosamines，NMs）、卤代氰类等。HANs的毒性明显大于同类的氯化DBPs。与THMs对应的HNMs的诱变性远大于THMs，但产生的细胞毒性却至少为THMs的10倍。亚硝胺类物质也是一种致癌物。在美国的市政供水中，约有25%的水厂采用了氯胺消毒，我国目前采用氯胺消毒的水厂较少。

### （一）卤代乙腈类（HANs）

HANs作为氯化消毒饮用水中第三大类DBPs，其检出含量仅次于THMs和HAAs，主要包括一氯乙腈、二氯乙腈、三氯乙腈、一溴乙腈、二溴乙腈、三溴乙腈、溴氯乙腈等，其中，二氯乙腈是饮用水中检出的HANs中最主要的一种。WHO已对饮用水中的二氯乙腈和二溴乙腈规定了限值，而美国EPA和我国《生活饮用水卫生标准》均未对HANs规定限值。

四种常用的饮用水消毒方式（氯、氯胺、二氧化氯、臭氧）均可产生HANs，其中，氯胺消毒形成的HANs含量最高。HANs在不同地区饮用水中的污染状况存在一定差异，当水源水中溴化物浓度较高时，生成的溴代乙腈类含量将显著增加。据目前的调查资料显示，我国饮用水中的HANs含量大多较低，仅在某些地区的饮用水中三氯乙腈的检出含量超过了WHO规定的限值。一项针对北京市15家自来水厂饮用水中4种HANs的调查显示，4种HANs的总浓度范围为 $0\sim7.80\ \mu g/L$ ，中位数浓度为 $2.44\ \mu g/L$ ，其中，二氯乙腈、三氯乙腈、二溴乙腈和溴氯乙腈的最大检出浓度分别为 $3.43\ \mu g/L$ 、 $5.14\ \mu g/L$ 、 $3.80\ \mu g/L$ 和 $4.70\ \mu g/L$ 。2011年，刘晓琳等对江苏省某水厂不同工艺过程及管网水样中HANs的生成水平进行检测，发现预加氯后HANs浓度为 $0.57\ \mu g/L$ ，后加氯和补加氯后出厂水中HANs浓度为 $14.96\ \mu g/L$ 。另一项针对珠江三角地区3个城市（广州、佛山、珠海）10家自来水厂饮用水中4种HANs（二氯乙腈、三氯乙腈、二溴乙腈、溴氯乙腈）的调查显示，4种HANs之和的中位数浓度为 $1.80\ \mu g/L$ ，其中，二氯乙腈、溴氯乙腈和二溴乙腈的最大检出浓度分别为 $5.3\ \mu g/L$ 、 $1.9\ \mu g/L$ 和 $3.5\ \mu g/L$ 。2010—2011年，一项针对全国31个城市70家自来水厂饮用水中7种HANs（一氯乙腈、二氯乙腈、三氯乙腈、一溴乙腈、二溴乙腈、三溴乙腈、碘乙腈）污染状况的调查显示，7种HANs的总浓度范围为 $0\sim39.2\ \mu g/L$ ，中位数浓度为 $1.11\ \mu g/L$ ，其中，一氯乙腈、二氯乙腈、三氯乙腈和一溴乙腈在大部分水样中均可不同程度地检出。

2015—2016年，一项针对我国东北、西南、东南的6个地区性代表城市（福州、厦门、广州、深圳4个沿海城市和成都、哈尔滨2个内陆城市）的原水、出厂水和管网末梢水中4种HANs（二氯乙腈、三氯乙腈、二溴乙腈、溴氯乙腈）的调查显示：六城市管网水中的HANs总浓度以厦门最高（ $9.36\ \mu g/L$ ），而在福州和哈尔滨的管网水中未检测到。在检测的4种HANs中，浓度最高为二氯乙腈（ $5.25\ \mu g/L$ ，厦门），未超过WHO的暂时性指导值（ $20\ \mu g/L$ ）；广州和深圳仅检出溴代HANs（溴氯乙腈、二溴乙腈），而厦门和成都溴代 HANs 占 4 种 HANs 总浓度的比例分别为 36.97％和 45.95％。臭氧-氯化组合消毒的水厂，其出厂水中检出 2 种 HANs（溴氯乙腈、二溴乙腈），浓度最高为溴氯乙腈（0.22 μg/L），而氯化消毒的水厂，出厂水中也检测到溴氯乙腈。枯水期四城市出厂水中检测的 4 种 HANs 浓度，均大于丰水期；在检出的溴代乙腈（溴氯乙腈和二溴乙腈）中，三个沿海城市（深圳、福州、厦门）出厂水中两者的总浓度枯水期（ND～3.46 μg/L）均高于丰水期（ND～1.59 μg/L），且以厦门变化最为明显。

### （二）卤代硝基甲烷类（HNMs）

液氯和氯胺消毒均可产生 HNMs，是由氯与腐殖质、氨基酸及硝基酚反应生成，主要包括：一氯硝基甲烷、二氯硝基甲烷、三氯硝基甲烷、一溴硝基甲烷、二溴硝基甲烷、三溴硝基甲烷、二溴一氯硝基甲烷、一溴二氯硝基甲烷和一氯一溴硝基甲烷等。已有调查资料显示，HNMs 在我国饮用水中的检出含量较低。

一项针对珠江三角地区 3 个城市（广州、佛山、珠海）10 家自来水厂饮用水中三氯硝基甲烷的调查显示，三氯硝基甲烷的最大检出浓度为 1.2 μg/L。2011 年，刘晓琳等对江苏省某水厂水样中 HNMs 的研究结果显示，三氯硝基甲烷在二次加氯后形成，出厂水样中三氯硝基甲烷浓度为 0.96 μg/L。2010—2011 年，一项针对全国 31 个城市 70 家自来水厂饮用水中 4 种 HNMs（一氯硝基甲烷、三氯硝基甲烷、一溴一氯硝基甲烷、三溴硝基甲烷）污染状况的调查显示，一氯硝基甲烷、三氯硝基甲烷的检出率分别为 80％和 7％，而一溴一氯硝基甲烷和三溴硝基甲烷均未检出，4 种 HNMs 之和的中位数浓度和最大浓度分别为 0.05 μg/L 和 0.96 μg/L。

2015—2016 年，一项针对我国东北、西南、东南的 6 个地区性代表城市（福州、厦门、广州、深圳 4 个沿海城市和成都、哈尔滨 2 个内陆城市）的原水、出厂水和管网末梢水中三氯硝基甲烷的调查显示：六城市管网水中的三氯硝基甲烷（范围为未检出～1.21 μg/L）最高浓度出现在厦门（1.21 μg/L），而广州、福州、成都均未检出。臭氧-氯化组合消毒的水厂的原水中，以及氯化消毒的水厂的出厂水中，均可检测到三氯硝基甲烷。枯水期四城市出厂水中检测的三氯硝基甲烷的浓度，均大于丰水期。

### （三）卤代乙酰胺类（HAcAms）

HAcAms 是一种极性很强的有机物，主要由液氯和氯胺消毒产生。2000—2002 年，由美国 EPA 组织的饮用水中 DBPs 分布调查中第一次被检出；当时检出的 HAcAms 主要包括一氯乙酰胺、一溴乙酰胺、二氯乙酰胺、二溴乙酰胺、三氯乙酰胺；其中，二氯乙酰胺和三氯乙酰胺的检出浓度较高（最高检出浓度为 14 μg/L）。然而，由于受分析技术的限制，到目前为止，其他国家还很少有研究开展饮用水中 HAcAms 污染状况的调查，我国针对饮用水中 HAcAms 的调查也未见报道。

### （四）亚硝胺类（NMs）

NMs 作为含氮非受控 DBPs，是一类潜在的人类致癌物，主要是由氯胺消毒产生的一类含氮 DBPs，其中，NDMA 是发现最早、研究最为广泛的一种 NMs，于 1989 年首次在加拿大安大略湖饮用水中检出。随后，N-亚硝基甲基乙基胺（N-nitrosomethylmethylamine，NMEA）、N-亚硝基二乙胺（NDEA）、N-亚硝基二丙胺（NDPA）、N-亚硝基二丁胺（N-nitrosodibutylamine，NDBA）、N-亚硝基吡咯烷（N-nitrosopyrrolidine，NPYR）、N-亚硝基吗啉（N-nitrosomorpholine，NMOR）、N-亚硝基哌啶（N-nilrosopiperidine，NPIP）、N-亚硝基二苯胺（N-nitmsodiphenylamine，NDPhA）等相继在各国饮用水中检出，但含量一般低于 10 ng/L。

一项针对 12 家自来水厂出厂水中 9 种 NMs 污染状况的调查显示，饮用水中共检出 6 种 NMs，分别为 NDMA（4.6～20.5 ng/L）、N-亚硝基二乙胺（1.9～16.3 ng/L）、N-亚硝基二丁胺（0.4～

3.4 ng/L）、N-亚硝基吗啉（1.1～1.7 ng/L）、N-亚硝基二苯胺（3.3 ng/L）和 N-亚硝基甲基乙基胺（1.1 ng/L），前四种是饮用水中最常检出的 4 种 NMs。

清华大学环境学院国家环境模拟与污染控制重点实验室研究显示，从全国 23 个省、44 个大中小城市和城镇、共 155 个点位采集了 164 个水样，包括出厂水、用户龙头水和水源水。测试了当前已知的全部 9 种 NMs，其中 NDMA 的浓度最高。对该 44 个城市供水系统中的 NMs 及其前体物检测显示，出厂水和龙头水中的 NDMA 平均浓度分别为 11 ng/L 和 13 ng/L，水源水中的 NDMA 生成潜能平均为 66 ng/L。另外，该课题组检测的长江三角洲地区的近 10 个供水系统中，出厂水和龙头水中的 NDMA 平均浓度分别为 27 ng/L 和 28.5 ng/L，水源水中的 NDMA 生成潜能为 204 ng/L。那些龙头水中检出高浓度 NDMA 的城市很可能是其水源受到来自工业和生活污水的 NDMA 前体物污染。

2011 年，刘晓琳等对江苏省某水厂水样中 NMs 的研究显示，预加氯后可形成 NMs 副产物，总浓度为 98.09 ng/L，后加氯和补加氯后 NMs 浓度未增加；NDMA、N-亚硝基二丙胺两种 NMs 副产物出厂水样浓度分别为 21.22 ng/L、69.43 ng/L，其浓度远高于美国、加拿大的限值规定；N-亚硝基甲基乙基胺、N-亚硝基二乙胺、N-亚硝基吡咯烷、N-亚硝基吗啉、N-亚硝基哌啶、N-亚硝基二丁胺 6 种 NMs 副产物均未检出。同年，Wang 等检测了中国 12 个水厂的原水及出厂水中的 9 种 NMs 的浓度水平，检测出了 6 种 NMs。其中 NDMA、N-亚硝基二乙胺、N-亚硝基二丁胺和 N-亚硝基吗啉是最常检测到的 NMs，原水中的 6 种 NMs 的浓度分别为 NDMA（6.4～13.9 ng/L）、N-亚硝基甲基乙基胺（1.0～1.2 ng/L）、N-亚硝基二乙胺（1.9～16.3 ng/L）、N-亚硝基二丁胺（1.0～19.9 ng/L）、N-亚硝基吗啉（1.1～2.8 ng/L）和 N-亚硝基二苯胺（0.6～2.9 ng/L）；出厂水中也同时检出了这 6 种 NMs，质量浓度分别为 NDMA（6.4～13.9 ng/L）、N-亚硝基甲基乙基胺（1.1 ng/L）、N-亚硝基二乙胺（1.9～16.3 ng/L）、N-亚硝基二丁胺（0.4～3.4 ng/L）、N-亚硝基吗啉（1.1～1.7 ng/L）和 N-亚硝基二苯胺（3.3 ng/L）。

2015—2016 年，一项针对选择我国东北、西南、东南的 6 个地区性代表城市（福州、厦门、广州、深圳 4 个沿海城市和成都、哈尔滨 2 个内陆城市）的原水、出厂水和管网末梢水中 8 种 NMs（NDMA、N-亚硝基二乙、N-亚硝基二丙胺、N-亚硝基哌啶、N-亚硝基吡咯烷、亚硝基二丁胺、N-亚硝基吗啉、N-亚硝基甲基乙基胺）的调查显示：六城市管网水中 NMs 浓度为 10.65～55.80 ng/L，在 8 种 NMs 中，N-亚硝基哌啶（均值 10.79 ng/L）在六个城市中都有检出，N-亚硝基吡咯烷、亚硝基二丁胺、N-亚硝基吗啉均未检出，NDMA 在深圳（32.76 ng/L）、福州（15.27 ng/L）、厦门（17.13 ng/L）三个城市中检出，其占 NMs 总量的比例分别为 60.07%、27.37%、34.87%。臭氧-氯化组合消毒的水厂，其原水和出厂水中均检出了 3 种 NMs（NDMA、N-亚硝基二乙胺、N-亚硝基哌啶），且出厂水中的浓度均高于原水，其中，NDMA 在原水和出厂水中的浓度均高于美国加利福尼亚州（10 ng/L）和加拿大安大略省的限值（9 ng/L）；而氯化消毒的水厂，其原水中仅检出 N-亚硝基二乙胺，出厂水中除 N-亚硝基二乙胺外，还检测到 N-亚硝基二丙胺（9.70 ng/L），未超过美国加州的限值（10 ng/L）。福州、厦门、广州、深圳 4 个沿海城市枯水期出厂水中 NDMA、N-亚硝基二乙胺、N-亚硝基哌啶的浓度均高于丰水期，且以 N-亚硝基哌啶变化最明显。

### 三、无机消毒副产物

由于氯化消毒会生成对人体有害的 DBPs，而 DBPs 生成量相对较小的替代消毒剂，如二氧化氯和臭氧被认为是最有前途的替代消毒剂。二氧化氯用于饮用水消毒时，很少产生 THMs 和 HAAs 等有机卤化物，但是，可以产生亚氯酸盐和氯酸盐等无机 DBPs。臭氧作为消毒剂不会产生卤代 DBPs，但当水源水含有较高浓度的有机物时，可以氧化水中的有机物产生非卤代 DBPs，如酮类、羧酸、醛类、酚类、溴酸盐（当水源水含有较高浓度溴化物时）等 DBPs。我国《生活饮用水卫生标准》规定的无机 DBPs 主要有亚氯酸盐和溴酸盐。

由于目前我国城市供水主要采用液氯消毒方式，因此，针对饮用水中亚氯酸盐、溴酸盐的污染状况调查很少。一项针对北京市采用液氯消毒的饮用水调查显示，溴酸盐浓度大多为未检出或浓度较低。刘勇建等研究了北京市饮用水厂原水及出厂水中无机 DBPs 溴酸盐等的污染现状，水厂出厂水溴酸盐的浓度较低。对北方某城市采用二氧化氯消毒的饮用水调查显示，亚氯酸盐的浓度均低于 0.05 mg/L；而对南方某城市二氧化氯消毒的饮用水调查发现，亚氯酸盐污染状况较严重，其浓度甚至已超过我国《生活饮用水卫生标准》规定的限值。

# 第三节　国外饮用水消毒副产物污染现状

氯化消毒副产物（DBPs）在加氯消毒的饮用水中普遍存在。1976 年，美国国立癌症研究所首次证实三卤甲烷中的氯仿对啮齿类动物具有致癌性。此后，饮水氯化消毒的安全性问题逐渐受到各国的重视，动物试验及流行病学资料表明一些 DBPs 具有致突变性、致畸性、致癌性。迄今，DBPs 已成为各国公共卫生研究的重要内容。

## 一、欧洲饮用水消毒副产物污染现状

早在 1974 年，Rook 等人从荷兰的城市自来水中检出了三氯甲烷等 THMs 类 DBPs。Kuivinen 利用顶空与气相色谱相结合测定饮用水中 THMs 的方法，测定了瑞典 209 个饮用水样品中 THMs 的浓度，结果表明，仅有 3% 的样品中总 THMs 的浓度超过了 50 $\mu$g/L 的限值，有 16% 的样品超过了 20 $\mu$g/L 的限值。Malliarou 等对英国 3 家水务公司所辖地区每个地区采集约 30 份自来水样品，测得 HAAs 含量均值为 35～95 $\mu$g/L（最大值达 244 $\mu$g/L）。2003 年，Egorov 等测得俄罗斯 Cherepovets 市饮用水中的 THMs 为 70～205 $\mu$g/L，HAAs 为 30～150 $\mu$g/L。另有研究显示，雅典自来水中，三氯甲烷为 8.0～42.5 $\mu$g/L，三氯乙酸、二氯乙酸和一氯乙酸分别为 3.5～18.1 $\mu$g/L、2.3～24.5 $\mu$g/L 和 1.1～61.8 $\mu$g/L。

除 THMs 和 HAAs 外，其余的氯化 DBPs 在水中的浓度多为痕量水平（低于 1 $\mu$g/L），如在芬兰、英国、俄罗斯等国家的自来水中均检出强诱变剂 MX，含量为 2～67 ng/L。1986 年，荷兰 Hemming 等首次在氯化消毒饮用水中检出了 MX，MX 虽然在饮用水中的浓度很低，其每升浓度大多在几纳克到几十纳克之间，但其表现出极强的遗传毒性和细胞毒性。Romero 等用 XAD-2 树脂采集水中 MX，用高分辨率的气相色谱-质谱联用仪（gas chromatography-mass spectrometer，GC-MS）进行测定，结果表明，巴塞罗那市饮用水中 MX 浓度为 0～30 ng/L。2003 年，Egorov 等测得俄罗斯 Cherepovets 市饮用水中的 MX 的浓度为 50～160 ng/L。

在欧洲，水厂采用氯胺消毒时，NDMA 平均浓度明显高于自由氯消毒方式。2008 年，Planas 等分析检测了西班牙的水库水及供水系统中的 NMs 的浓度水平，结果显示最常检测出的 NMs 有 NDMA、N-亚硝基吗啉、N-亚硝基吡咯烷和 N-亚硝基二乙胺。水库水经过氯化消毒反应后生成的 NMs 总质量浓度为 20.9～28.6 ng/L，水库水样中的 NDMA 质量浓度为 13.4 ng/L，要高于水厂水样中的 NDMA 的质量浓度（未检出～11.5 ng/L）。水库水氯化反应后生成的其他 NMs 的质量浓度分别为 N-亚硝基二乙胺（4.1 ng/L）、N-亚硝基吡咯烷（0.2 ng/L）、N-亚硝基哌啶（0.2 ng/L）和 N-亚硝基二丁胺（2.4 ng/L）；出厂水中的 NMs 的质量浓度分别为 N-亚硝基二乙胺（12.9 ng/L）和 N-亚硝基吡咯烷（1.4 ng/L），N-亚硝基吗啉在原水中也有检测出，质量浓度为 2.8 ng/L，出厂水中为 7.9 ng/L。

2010 年，Templeton 和 Chen 在对英国的 6 个配水系统中的 8 种 NMs 做了系统的检测分析，结果仅检测出了 N-亚硝基二丁胺，其最大质量浓度为 6.4 ng/L，而其他 7 种 NMs，包括 NDMA、N-亚硝基甲基乙基胺、N-亚硝基二乙胺、N-亚硝基吡咯烷、N-亚硝基哌啶、N-亚硝基吗啉和 N-亚硝基二丙胺，均未检测出。

## 二、美国饮用水消毒副产物污染现状

美国在各种自来水中检测出包含氯 DBPs 在内的有机化合物多达 600 多种，其中有 20 多种为致癌性有机物。1974 年美国环保局检测了新奥尔良市卡洛尔顿水厂的出厂水，发现检测到的 DBPs 主要有三氯甲烷（133 $\mu$g/L），三溴甲烷（0.57 $\mu$g/L），二溴一氯甲烷（1.1 $\mu$g/L）等物质。随后，Symons 在对美国 80 个城市各种不同水源的原水及经不同流程处理的自来水厂出水有机物调查研究表明，所有加氯消毒的自来水中广泛存在 THMs 类 DBPs。1976—1977 年在对美国全国有机物监测调查中，证实三氯甲烷是饮用水中最广泛的合成有机物，出现的浓度和频率均很高，THMs 最高值达 784 $\mu$g/L。1989 年，Kransner 等人对美国 35 个主要水厂氯化 DBPs 进行了全面调查，发现氯化副产物中 THMs 所占比例最大（浓度为 20～44 $\mu$g/L），HAAs 次之（浓度为 13～20 $\mu$g/L），此外还检测出了 HANs、卤代酮类及氯酚等多种难挥发性的有机卤代物。Kransner 等在美国 EPA 的资助下，于 2000—2002 年对美国 12 家水厂水中 DBPs 的状况进行了调查，结果表明，自来水中 THMs 含量为 4～164 $\mu$g/L，HAAs 为 5～130 $\mu$g/L。Weisel 等在美国新泽西州进行了一项人群氯化 DBPs 暴露评价的研究，他们测得自来水中总 THMs 的平均含量为 33 $\mu$g/L（0.03～260 $\mu$g/L），二氯乙酸为 19 $\mu$g/L（0.33～110 $\mu$g/L），三氯乙酸为 18 $\mu$g/L（0.25～120 $\mu$g/L）。

从美国水厂协会研究基金会报道的有关 DBPs 致癌风险的数据中可以看出，单位致癌风险中 HAAs 类物质（二氯乙酸：2.6/10$^{-6}$、三氯乙酸：5.5/10$^{-6}$）明显大于 THMs 物质（三氯甲烷：0.056/10$^{-6}$、三溴甲烷：0.10/10$^{-6}$、二氯一溴甲烷：0.35/10$^{-6}$）。其中，三氯乙酸的致癌风险几乎是三氯甲烷的 100 倍，是二氯乙酸的两倍多，二氯一溴甲烷的致癌风险约为三氯甲烷的 6 倍多。此外研究还发现，在 DBPs 的总致癌风险中，HAAs 的致癌风险占总 DBPs 致癌风险的 91.9% 以上；而 THMs 的致癌风险只占 8.1% 以下。由此可见，当水中检出 HAAs，且 THMs 浓度不是远高于 HAAs 浓度时，DBPs 的致癌风险主要由 HAAs 致癌风险构成。Singer 等对美国北卡罗来纳州饮用水中 DBPs 的研究表明，由于 DBPs 控制法案的提出，使得传统的消毒方式发生改变，饮用水中 HAAs 浓度比 THMs 浓度高 50% 左右，在最终出水中的浓度也比预期结果要高得多。但 Chen 等指出，与 THMs 相反，HAAs 浓度随水源水在消毒池中停留时间的增加而呈下降趋势。

1989 年和 1998 年美国又相继两次开展了全国范围内饮用水中 DBPs 污染状况的调查，监测的指标除 THMs 外，增加了 HAAs、HANs、HNMs、NMs、卤代乙酰胺类、三卤乙醛等。近年其他一些国家纷纷开展了这方面的调查研究。

HANs 是美国尚未法定的饮用水指标，WHO 公布的饮用水指南中，二溴乙腈规定为 70 $\mu$g/L，二氯乙腈暂行指南规定为 20 $\mu$g/L。用氯、氯胺、二氧化氯消毒处理饮用水，均可产生 HANs。氯胺处理饮用水，其出厂水中 HANs 含量最高，在美国 3 个公共用水中的检出的浓度范围为 0.5～41.0 $\mu$g/L。Simpson 等测得饮用水中 HANs 的浓度为 0.2～36 $\mu$g/L。而 Trehy 等测得佛罗里达州饮用水中 HANs 的最高含量可达 42 $\mu$g/L。在美国 EPA 的调查中发现，当水源水中溴化物水平较高时，可以形成较多种溴代 HANs。

目前对于 HNMs 副产物的研究主要集中在氯代、溴代硝基甲烷上。美国一项针对全国性 HNMs 污染情况的调查显示，各种 HNMs 浓度范围在 0.1～5 $\mu$g/L，并检测出三溴硝基甲烷。

2000—2002 年，由美国 EPA 组织的饮用水 DBPs 分布调查中第一次检出了卤代乙酰胺类，当时检出的卤代乙酰胺类主要包括一氯乙酰胺、一溴乙酰胺、二氯乙酰胺、二溴乙酰胺、三氯乙酰胺，其中，二氯乙酰胺和三氯乙酰胺检出浓度较高（最高检出浓度为 14 $\mu g/L$）。Krasner 等对美国 12 个地区饮用水 DBPs 的结果显示，从个别州出厂水中检出一氯乙酰胺、一溴乙酰胺、二氯乙酰胺、二溴乙酰胺、三氯乙酰胺，在模拟分配系统样品中，个别浓度高达 9.4 $\mu g/L$，在一个饮用水管网样品中高达 7.6 $\mu g/L$。

美国加利福尼亚州健康服务部于 2001 年对 NDMA 的一份调查结果显示，20 座氯胺消毒水厂中有 3 家水厂出水的 NDMA 的质量浓度要大于 10 $ng/L$，超过加利福尼亚州规定的限值（加利福尼亚州对饮用水 NDMA、N-亚硝基二乙胺、N-亚硝基二丙胺的限值均为 10 $ng/L$），对于只采用自由氯消毒的水厂中，其出水中 NDMA 质量浓度均不超过 5 $ng/L$。美国环保局的第二轮非受控污染物监测结果表明，在近两万个样品中，有约 10% 的样品检出 NDMA，最高浓度达 630 $ng/L$。

美国 EPA 在 1996 年制定了信息收集法（ICR），对美国 297 家大型供水企业的 500 座水厂的供水水质进行了强制性普查，该普查结果被汇编成 ICR 数据库，在一些水质及水质标准研究中得到广泛使用。利用美国 ICR 数据库，对美国 500 座大型水厂的水合氯醛浓度进行分析，结果表明，ICR 数据库水厂的所有水样中水合氯醛浓度超过 10 $\mu g/L$ 的比例约为 10%。若采用地下水为水源，水合氯醛浓度一般不超过 10 $\mu g/L$；若采用地表水为水源，水合氯醛浓度超过 10 $\mu g/L$ 的比例为 12.9%，地表水中湖库水和河流水间差别不大。以地表水为水源，自由氯消毒时，水合氯醛浓度超过 10 $\mu g/L$ 的比例为 16.5%；氯胺消毒时，水合氯醛浓度超过 10 $\mu g/L$ 的比例为 6.9%。以地表水为水源且用自由氯消毒时，水温、有机物浓度和采样点位置对水合氯醛的浓度影响很大，水温大于 20℃，水合氯醛浓度超过 10 $\mu g/L$ 的比例高达 30.5%。颗粒活性炭水厂的供水中水合氯醛的浓度明显低于其他水厂，其中采用臭氧—颗粒活性炭工艺的效果最为明显；非颗粒活性炭工艺水厂的供水中，水合氯醛浓度超过 10 $\mu g/L$ 的比例约为 13.2%。

### 三、澳大利亚饮用水消毒副产物污染现状

Simpson 等对澳大利亚 5 个州 16 个采样点饮用水中的 DBPs 研究表明，液氯和氯胺消毒是澳大利亚最常用的两种消毒方式，但氯消毒产生的 DBPs 远高于氯胺的产生量。在氯消毒产生的 DBPs 中，THMs 的浓度最高，为 25～191 $\mu g/L$，占总的卤代 DBPs 的 46% 左右，略高于氯乙酸（42%）。在氯消毒所产生的 THMs 中，三氯甲烷的浓度最高，可达 240 $\mu g/L$。但在氯胺消毒产生的卤代 DBPs 中，氯乙酸约占总量的 54%，是 THMs（24%）的 2 倍以上。加氯消毒主要的副产物是 THMs 和 HAAs 两大类，两者含量之和占全部 DBPs 的 80% 以上。Simpson 等对澳大利亚 7 个城市的调查表明，饮用水中一氯乙酸浓度为 10～244 $\mu g/L$，二氯乙酸浓度为 1～46 $\mu g/L$，三氯乙酸浓度为 <0.02～14 $\mu g/L$，7 个城市中，墨尔本市饮用水中 HAAs 的总浓度最高。对其他 DBPs，如水合氯醛、溴酸盐、卤代醛、卤代酮等，目前开展的研究较少，并且大多也没制定相应的标准。研究表明，澳大利亚饮用水中检出三氯乙醛的浓度为 0.2～19 $\mu g/L$。

致诱变化合物 MX 是液氯消毒产生的一类 DBPs。MX 最先在一家纸厂的牛皮纸浆废水中被检出，饮用水中 MX 的浓度非常低，通常只有 ppt 级，且具有热不稳定性，因此，其检测比较困难。Simpson 等测得澳大利亚饮用水中 MX 浓度为 0～33 $ng/L$。

HANs 在饮用水消毒产生的卤代 DBPs 中含量占比较少，仅有 2% 左右，故其对人体的危害性的研究较少，曾有文献报道 HANs 不具有致癌作用，因此，迄今对饮用水中 HANs 的报道较少。HANs 的产生与气候及温度也相关，在气候干燥地区，源水的盐度和溴化物浓度升高，使得 HANs 的浓度也升高。在澳大利亚，由于许多自来水厂采用氯胺消毒，同时由于气候炎热，Simpson 等测得饮用水中

HANs 的浓度为 0.2~36 µg/L，远远高于 HANs 在饮用水中的常见范围 0.01~3 µg/L。

## 四、加拿大饮用水消毒副产物污染现状

Williams 等人对加拿大 52 个主要城市的水厂出水进行了调查，结果表明，THMs 为 16.8~33.5 µg/L，二氯乙酸为 13.2~21.1 µg/L，三氯乙酸为 27.8~34.0 µg/L。Williams 等对加拿大使用不同消毒剂（氯、氯胺及臭氧）产生的 DBPs 的研究表明，三氯甲烷、二氯乙酸和三氯乙酸是所有水样中的主要 DBPs，且总 HAAs 浓度通常等于或高于总 THMs 浓度，饮用水中三氯甲烷均占 THMs 类物质的 64% 以上。加拿大也在饮用水中检出 HANs、卤代乙酰胺类、卤代丙酮，但是浓度较低，其中，发现二氯乙腈占样品中卤代乙腈的 97%。

1989 年，加拿大安大略省在饮用水中首次检测到 NDMA，确认其是和氯胺消毒剂使用有关的副产物。此后，人们开始关注饮用水中的 NMs，加拿大、美国、西班牙、日本、英国、中国及南非等一些国家和地区均调查了饮用水中 NMs 的浓度水平。NDMA 是饮用水中最常检出的一种亚硝胺类化合物，浓度高达 180 ng/L，相比于其他 NMs，NDMA 的浓度和检出频率都要高出一个数量级。在随后的 20 年中，研究人员发现以 NDMA 为主的 NMs 在世界各地的自来水厂、污水厂中普遍存在，在自来水厂出厂水和管网中的浓度水平从数 ng/L 至数百 ng/L 不等。随着分析检测技术的发展，一些新的 NMs 陆续被检测出来，目前已在饮用水中检测到 9 种 NMs。

1994—1996 年，研究人员从加拿大安大略省的 100 座水厂中抽取了 313 份出厂水水样，结果发现 40 座水厂的出水中 NDMA 质量浓度超过了检测限（1 ng/L），平均达 2.7 ng/L，最高浓度出现在采用预混合聚胺/明矾絮凝剂的出厂水中。在采用预混合聚胺/明矾絮凝剂的水厂的 20 份水样中均检测到了 NDMA，平均浓度高达 12 ng/L，而其余 293 份来自没有使用预混合聚胺/明矾絮凝剂的水厂，水样中 NDMA 的平均质量浓度只有 2 ng/L。

1994—2002 年，安大略省环境部调查了当地 179 座水厂的 NDMA 含量，结果发现绝大多数原水中的 NDMA 低于检测限（1 ng/L）；单独采用自由氯或者氯胺消毒均能产生一定浓度的 NDMA，而且氯胺消毒时生成的 NDMA 平均浓度要明显高于自由氯消毒，采用自由氯和氯胺方式消毒的出厂水中 ND-MA 的最高质量浓度分别为 40 ng/L 和 65 ng/L（均高于安大略省规定饮用水 NDMA 限值 9 ng/L），而且配水管网内的平均质量浓度要明显高于出厂水；另外，使用氯胺消毒的水厂中 NDMA 检出率达 79%，自由氯消毒的水厂中 NDMA 检出率为 36%。

Charrois 等在 2004 年对加拿大阿尔伯达省的一系列水样做了监测分析，该地区水厂采用氯胺或紫外消毒，原水中 NDMA 质量浓度低于检测限，但是出厂水中 NDMA 的质量浓度高达 67 ng/L，配水管网中 NDMA 质量浓度更是高达 160 ng/L；同时首次检测出了 N-亚硝基吡咯烷（2~4 ng/L）和 N-亚硝基吗啉（1 ng/L）。2006 年，Zhao 等在加拿大的水厂中也检测到了 N-亚硝基吡咯烷和 N-亚硝基哌啶的存在，质量浓度分别为 18 ng/L 和 33 ng/L，在配水管网系统中检测到 NDMA、N-亚硝基吡咯烷、N-亚硝基哌啶和 N-亚硝基二苯胺的存在，质量浓度分别为 108 ng/L、70 ng/L、118 ng/L 和 0.85 ng/L。

## 五、其他国家饮用水消毒副产物污染现状

目前，国外大多数国家对 DBPs 的研究主要集中在氯消毒产生的 THMs 和 HAAs 等 DBPs。Tokmak Burcu 等人的研究表明，卡拉奇的饮用水中 THMs 浓度在 25~110 µg/L，其中三氯甲烷含量最高，为最主要的风险因子，三溴甲烷则几乎检测不出。韩国、新西兰等地区的饮用水中三氯甲烷均占 THMs 类物质的 64% 以上。

MX 已在美国、日本、英国、俄罗斯等国家的饮用水中被广泛检出，其每升浓度大多在几纳克到几

十纳克之间。在日本，取自不同城市的 5 个饮用水样品中也检出 MX，其浓度从低于 3 ng/L 到约为 9 ng/L 之间变动。

Asami 等在日本全国范围自来水厂对水源水和出厂水进行 NDMA 调查显示，水源水和出厂水均检出 NDMA，日本水源水和出厂水 NDMA 浓度（冬季）分别为 4.3 ng/L 和 10 ng/L。2009 年，日本首次调查了全国范围内的饮用水水源水和处理后的出厂水中 NDMA 的浓度水平，结果显示，在夏天收集的 31 个原水水样中有 15 个水样中检测到了 NDMA，最大质量浓度为 2.6 ng/L，出厂水中的 NDMA 的质量浓度有略微的下降，最大为 2.2 ng/L；而在冬季收集的 28 个原水水样中有 9 个检测出了 NDMA，最大质量浓度为 4.3 ng/L，出厂水中的质量浓度增加至 10 ng/L。

# 第四节　挑战与展望

自从饮用水中第一次报道存在三氯甲烷以来，DBPs 就成为水环境与健康领域的研究热点。截至目前，国内外学者围绕 DBPs 的生成、污染状况、健康危害、暴露评估及控制措施等各个方面开展了大量的调查研究，使公众对 DBPs 的形成和健康效应有了较为全面的了解。但有关 DBPs 的研究还面临诸多挑战，本章从饮用水 DBPs 卫生标准制定、DBPs 种类鉴定、非受控 DBPs 污染状况监测三方面对 DBPs 未来的研究挑战与展望进行阐述。

## 一、饮用水 DBPs 卫生标准制定

由于我国对饮用水中 DBPs 的研究起步较晚，且研究尚不够系统深入，DBPs 的暴露和效应研究还有许多不足之处，使饮水 DBPs 卫生标准的制定受到一定限制。在饮用水 DBPs 标准的制定上，本章提出几点建议，希望为我国制定、修订卫生标准提供参考。

### （一）指标的数目

从指标数目来看，我国《生活饮用水卫生标准》（GB5749－2006）已超过美国和欧盟，但不能说明我国水质标准的科学性已超过美国和欧盟。例如，欧盟《饮用水水质指令》，虽然数量少，但非常严格。因此，应重点从毒理学、流行病学、经济、水处理技术四个方向出发，通过试验摸索，制定更符合我国国情的水质标准。

### （二）指标的选取

我国饮用水卫生标准在制定时尚缺乏大量的水质调查检测数据，主要参考的是 WHO《饮用水水质准则》（第三版）。因此，在 DBPs 指标的选取上，不能充分反映我国水污染特征。例如，在加拿大、美国部分地区均已检测到 NMs，并提出限量控制要求，但我国水质标准未将 NMs 纳入监管控制指标。国内饮用水 NMs 的监测数据极少，虽然已有的 NMs 检测结果未超过国外标准，但有限的检测结果不能代表全国饮用水中 NMs 含量。鉴于 NMs 可能带来的严重的健康危害，饮用水中 NMs 的监测不容忽视，因此，有必要对全国范围内饮用水中的亚硝胺类 DBPs 进行更为系统的检测分析，建立完善的数据库，为制定相应的标准保障人群健康提供依据。另外，我国南北气候差异大，对饮用水中 DBPs 生成的影响也不尽相同，应加强相关研究，根据实际情况进行监测，结合我国的基础数据并参考国际标准，制定出更符合我国国情的卫生标准。

### （三）非受控的毒性更强的 DBPs

目前需要注意的是，很多非受控 DBPs 不仅缺乏基本的毒理学数据，且基于人群的暴露和健康效应评价资料更是寥寥，限制了饮用水 DBPs 卫生标准的制定。因此，当前应密切监测饮用水中非受控

DBPs的暴露水平，对检出率高、毒性大、遗传毒性强的非受控DBPs应优先纳入标准限值研究计划，从而保证人群健康。

**（四）多种DBPs的联合作用**

目前国内外对DBPs标准的制定仅考虑单一DBP毒理效应，未考虑多种DBPs共存时产生的联合作用，未来标准制定中可参考水中多种DBPs的综合毒性和风险评价。

## 二、饮用水消毒副产物种类的鉴定

饮用水消毒时，由于水源水中有机物种类、量及性质变化较大，因此，产生的DBPs不仅种类繁多且成分复杂。此外，由于化学反应过程复杂，DBPs的生成亦很复杂，与消毒方式和水环境条件等多种因素有关。

液氯消毒被认为是产生卤代DBPs最多的一种消毒方式，目前，饮用水中已鉴定的卤代DBPs达数百种。此外，液氯在消毒过程中，当原水中含有碘离子时，消毒剂还会氧化有机物和碘离子，形成大量的碘代DBPs（iodinated DBPs，iodo-DBPs）。目前，在液氯消毒的饮用水中确认的iodo-DBPs种类还较少，其中，碘代卤酸类仅为5种，碘代乙腈类仅为4种。研究报道，由于分析手段不够完善，饮用水中还有超过50%的卤化DBPs尚未鉴定。

氯胺消毒尽管可以降低氯化DBPs的生成，但研究显示其可以产生大量高毒性的含氮消毒副产物（nitrogenous disinfection by-products，N-DBPs）。目前，饮用水中鉴定的N-DBPs种类还较少，主要为HNMs、HANs、NDMA。其中，HNMs主要报道的还是氯代DBPs和溴代DBPs。HANs中，二氯乙腈是检出最多的一种HANs。此外，氯乙腈、三氯乙腈、溴乙腈、二溴乙腈等亦有检出报道。目前对N-DBPs的形成机制和不同水质条件对N-DBPs形成影响的研究不够深入，仍有很多待解决的问题，且目前的检测手段仍然不能较为准确的检测出原水中的N-DBPs。前体物形成亚硝胺类DBPs的同时还会有其他的副产物形成，目前对于这些其他副产物的研究也相对较少。

由于新的消毒剂如臭氧、二氧化氯及氯胺等的使用，虽然可减少氯化DBPs的产生量，但却增加了DBPs的种类，许多DBPs的具体种类尚不清楚，增加了检测的难度。据研究报道，在现有检测技术条件下，臭氧消毒产生的DBPs中能定性检出的不到40%。另外，随着消毒工艺的不断改进，饮用水消毒过程中多种消毒剂的联合使用所产生的DBPs种类也将更为复杂，而目前有关这方面的研究报道很少。

水体中有机物和无机物成分的多样性及不确定性，饮用水消毒过程中涉及化学反应的复杂性，以及多种消毒剂的联合使用，使饮用水中DBPs种类的鉴定面临着一个个新挑战。到目前为止，尽管饮用水中已经报道的DBPs达600多种，但由于对饮用水中DBPs的分离和检测手段还很不完善，未知的DBPs种类无疑比现在已知的要多。

未知DBPs的鉴定需要依赖更加先进的样品前处理技术和灵敏的分析检测仪器。到目前为止，国内外学者围绕DBPs的种类鉴定做了大量研究工作，已经发展了一些鉴定和检测饮用水中DBPs的样品前处理技术和分析检测方法。DBPs的样品前处理技术主要有顶空和吹扫-捕集气相萃取法、液液萃取法、固相萃取法、固相微萃取法、膜萃取法及衍生技术法。这些样品前处理技术目前主要针对饮用水中的挥发性、半挥发性及部分难挥发性、低分子量和低极性的DBPs。然而，对于饮用水中大量非挥发性、高极性和高分子量的DBPs，目前的样品前处理技术还很难获得有效的分离效果。今后的研究应不断充实、改进与完善现有的各项新技术的功能，扩大应用范围，加强多单元处理方法与技术的应用，继续开发新型适应性广、萃取效率高的处理单元与技术。

DBPs的传统分析检测方法主要有气相色谱法、液相色谱法、毛细管电泳法，以及相应与质谱联用的方法。这些分析检测方法虽然具有分离效率高、分析速度快、适用范围广的特点，但对于那些含量极低及化学结构较为复杂的DBPs，目前的分析方法还存在灵敏度和特异度较差的瓶颈。近年来，一些新的分析技术如电喷雾与高场非对称波形离子淌度分光光度计质谱联用、基质辅助激光解吸离子化质谱，可以提高仪器的检测灵敏度，每升检出限可达纳克级别。但这些分析方法对于高极性和大分子量的DBPs还是不能很好地检测。加利福尼亚南部实验室的科学家使用超滤膜将氯化消毒有机副产物按分子级别划分成小于 500 Da、500～3 000 Da、3 000～10 000 Da 及大于 10 000 Da，结果发现将近 50％的氯化有机副产物的表观分子量大于 500 Da。因此，将来的研究需要发展用于分子量大于 500 Da 的 DBPs 检测方法。

### 三、非受控消毒副产物污染状况的监测

尽管全球目前已检测到 600 多种饮用水 DBPs，但在消毒的饮用水中仍有超过 60％的 DBPs 缺乏精确定性定量，尤其是许多非受控 DBPs。过去几十年，国内外研究者围绕饮用水中受控 DBPs 污染状况做了大量的调查研究，但有关非受控 DBPs 污染状况的调查资料还比较缺乏。相对于受控 DBPs，尽管非受控 DBPs 在饮用水中的含量要低，但大量毒理学研究显示非受控 DBPs 具有更高的毒性。鉴于非受控 DBPs 的高健康风险及人们认识的不断提高，将来的研究需要加强对饮用水中的非受控 DBPs 污染状况进行调查，以便更好地了解人群 DBPs 的外环境暴露水平。

根据已有的调查资料，目前国外发达国家对饮用水中非受控 DBPs 的污染状况调查越来越重视。如美国环保局在 2000—2002 年组织的一次全国性 DBPs 分布的调查中，已经将许多非受控 DBPs 如 HNMs、卤代酮类、卤代羟基呋喃酮类、卤代乙酰胺类、iodo-DBPs 纳入了监测范围。日本也在 2009 年针对饮用水中 HNMs 污染状况进行了全国性的调查。然而由于分析方法等各种原因的限制，到目前为止，我国开展的有关饮用水中非受控 DBPs 污染状况的调查很有限，已有的调查资料也仅局限于个别地区的个别非受控 DBPs，缺乏代表性的全国调查资料。

近年来，我国水体污染状况和自来水处理工艺都发生了很大变化，据调查，我国一些水质型缺水的城市原水水质仅为 V 级，水中的有机物甚至高达 800 余种。鉴于国家新出台的《生活饮用水卫生标准》对氯化 DBPs 的限值越来越严格，一些城市的自来水厂处理工艺也开始采用氯胺、二氧化氯、臭氧等消毒方式来代替传统的液氯消毒。水中有机物污染的加剧及自来水处理工艺的变化必然导致饮用水中的 DBPs 种类和含量发生变化，特别是一些新兴的 DBPs 如卤代乙酰胺类、NMs 等。由于相关监测和研究的缺乏，我国饮用水中非受控 DBPs 的污染状况尚不清楚。因此，今后在我国加强饮用水中非受控 DBPs 污染状况的调查是十分重要和必要的。

由于 DBPs 的产生原因复杂、种类繁多，DBPs 的分离、检测手段还不够完善，对已知的 DBPs 的研究也大多集中在 THMs 和 HAAs 的定性、定量研究方面，对 HANs、MX 等非受控 DBPs 的研究、不同消毒剂产生 DBPs 的机理及量和种类的对比研究等方面的研究较少。因此，应进一步研究快速简便的水样前处理方法和选择性好、灵敏度高且易于推广的检测方法，使分析方法规范化，增强不同方法间的可比性，同时进一步加强人群暴露 DBPs 的程度及指标，以及 DBPs 的健康风险评价等方面的研究，以便采取更好的 DBPs 控制措施，在消除饮用水传播疾病的同时控制 DBPs 的产生。

（杨光红）

# 参 考 文 献

[1]　周宜开,鲁文清.水污染与健康[M].武汉:湖北科学技术出版社,2015.

[2]　中华人民共和国卫生部和中国国家标准化管理委员会.GB/T5749-2006 生活饮用水卫生标准[S].北京:中国标准出版社,2007.

[3]　李宗来,宋兰合.WHO《饮用水水质准则》第四版解读[J].给水排水,2012,38(7):9-13.

[4]　甘日华.WHO 和世界主要国家生活饮用水卫生标准介绍[J].中国卫生监督杂志,2007,14(5):353-356.

[5]　杨晶晶,赵吉,周清,等.国内外生活饮用水水质标准比较和建议[J].中国给水排水,2016,32(17):119-124.

[6]　邓瑛,魏建荣,鄂学礼,等.中国六城市饮用水中氯化消毒副产物分布的研究[J].卫生研究,2008,37(2)207-210.

[7]　孟丽萍,董兆敏,胡建英.全国自来水厂卤乙酸浓度调查、风险评估与标准建议[J].中国环境科学,2012,32(4):721-726.

[8]　魏建荣,王振刚,郭新彪,等.生活饮用水中消毒副产物的分布水平[J].环境与健康杂志,2004,21(1):33-37.

[9]　董蕾,王海燕,蔡宏铨,等.我国六城市饮用水中含氮消毒副产物的现状调查[J].环境与健康杂志,2016,33(3):232-235.

[10]　楼林洁.饮用水中亚硝胺类消毒副产物的形成过程及影响因素[D].杭州:浙江大学环境与资源学院,2012.

[11]　鲁文清,刘爱林.饮用水消毒副产物研究进展[J].癌变·畸变·突变,2007,19(3):181-183.

[12]　董丽丽,黄俊雄.饮用水消毒副产物及其分析技术[J].化学进展,2005,17(2):350-357.

[13]　魏建荣,王振刚.饮用水消毒副产物研究进展[J].卫生研究,2004,33(1):610-613.

[14]　曾强.饮用水消毒副产物暴露与男性精液质量关系的研究[D].武汉:华中科技大学,2014.

[15]　周文珊.氯化 DBPs 暴露与 CYP2E1 和 hOGG1 基因多态对新生儿出生体重影响的研究[D].武汉:华中科技大学公共卫生学院,2010.

[16]　韦霄,郑唯韡,张东,等.饮用水未受控消毒副产物的遗传毒性和致癌性研究进展[J].中华预防医学杂志,2009(10):920-923.

[17]　叶必雄,王五一.饮用水消毒副产物暴露评价研究进展[J].卫生研究,2009,38(4):495-499.

[18]　张惠娟,刘爱林,张杰,等.常规处理工艺对饮水中 MX 浓度和致突变性的影响[J].中国公共卫生,2008,24(7):782-784.

[19]　李国光,何尚浦,施侣元,等.饮用 D 湖自来水的人群癌症危险度的回顾性定群研究[J].同济医科大学学报,1992,21(3):181-183.

[20]　李金燕.水体中卤乙酸的分析方法与水质调查研究[D].西安:西安建筑科技大学,2005.

[21]　葛飞.饮用水中消毒副产物的形成过程及控制技术[D].杭州:浙江大学,2007.

[22]　张建英.饮用水氯化消毒副产物污染控制技术及健康风险评价的研究[D].杭州:浙江大学,2006.

[23]　张晓健,李爽.消毒副产物总致癌风险的首要指标参数-卤乙酸[J].给水排水,2000,26(8):1-6.

[24]　刘勇建,侯小平,牟世芬.饮用水消毒副产物研究状况[J].环境污染治理技术与设备,2001,2(2):31-40.

[25]　杨帆,楚文海,张永吉,等.饮用水有机类消毒副产物毒理学研究方法进展[J].生态毒理学报,2012,7(1):35-43.

[26]　林辉,刘建平.饮水氯化消毒及其副产物的研究进展及展望[J].中国公共卫生,2001,17(11):1042-1043.

[27]　林英姿,刘雪瑶.饮用水中氯化消毒副产物的研究进展[J].中国资源综合利用,2017,35(8):128-130.

[28]　World Health Organization. Guidelines for drinking-water quality[S]. Switzerland:Water Sanitation and Health,2011.

[29]　United States Environmental Protection Agency. The drinkingwster standards and health advisories[S]. Washington DC:United Stated Environment Protection Agency,Office of Water,2009.

[30]　United States Environmental Protection Agency. National Primary Drinking Water Regulations:Stage 2 Disinfectants and Disinfection Byproducts Rule[S]. Washington DC:United Stated Environment Protection Agency,Office of Water,2006.

[31]　Wang Y X,Zeng Q,Wang L,et al. Temporal variability in urinary levels of drinking water disinfection byproducts dichloroacetic acid and trichloroacetic acid among men[J].Environmental Research,2014(135):126-132.

[32] Wang W F,Ren S Y,Zhang H F,et al. Occurrence of nine nitrosamines and secondary amines in source wateranddrinking water. Potential of secondary amines as nitrosamine precursors[J]. Water Research,2011,45（16）：4930-4938.

[33] Singer P C,Obolensky A,Greiner A. DBPs in north-carolina drinking waters[J]. Am Water Works Assoc,1995,87（10）：83-92.

[34] Simpson K L,Hayes K P. Drinking water disinfection by-products：an Australian perspective[J]. Water Research,1998,32(5):1522-1528.

[35] OMOE. Technical support document for Ontario drinking water standards objectives and guideline[R]. Ottawa：Ontario Ministry of the Environment,2003.

[36] Krasner S W,Weinberg H S,Richardson S D,et al. The occurrence of a new generationof disinfection by-products[J]. Environ Sci Techno,2006,40(23):7175-7185.

[37] Mitch W A,Sharp J O,Trussell R R,et al. N-Nitrosodimethylamine(NDMA) as a drinking water contaminant：A review[J]. Environ Eng Sci,2003,20(5):389-404.

[38] Najm I,Trussell R R. NDMA Formation in water and wastewater[J]. Journal American Water Works Association,2001,93(2):92-99.

[39] Williams D T,Lebel G L,Benoit F M. Disinfection by- products in Canadian drinking water[J]. Chemosphere,1997,34(2):299-316.

[40] Templeton M R,Chen Z. NDMA and seven other nitrosamines in selected UK drinking water supply systems[J]. Journal of Water Supply：Research & Technology-AQUA,2010,59(4):277-283.

[41] Asami M,Oya M,Kosaka K. A nationwide survey of NDMA in raw and drinking water in Japan[J]. Sci Total Environ,2009,407:3540-3545.

[42] Zhao Y Y,Boyd J S,Hrudey S E,et al. Characterization of new nitrosamines in drinking water using liquid chromatography tandem mass spectrometry[J]. Environmental Science & Technology,2006,40(24):7636-7641.

[43] Chen W J,Wesel C P. Halogenated DBP concentrations in a distribution system[J]. Am Water Works Assoc,1998,90(4):151-163.

[44] Charrois J W A,Boyd J M,Froese K L,et al. Occurrence of N-nitrosamines in Alberta public drinking-water distribution systems[J]. J Environ Sci,2007,6:103-114.

[45] Planas C,Palacios O,Ventura F,et al. Analysis of nitrosamines in water by automated SPE and isotope dilution GC/HRMS Occurrence in the different steps of a drinking water treatment plant,and in chlorinated samples from a reservoir and a sewage treatment plant effluent[J]. talanta,2008,76(4):906-913.

[46] Weinberg H. Disinfection byproducts in drinking water：The analytical challenge[J]. Analytic-al Biochemistry,1999,71(23):801A-808A.

# 第三章 饮用水消毒副产物的人群暴露评估

自 20 世纪 70 年代美国国立癌症研究所发现三卤甲烷（trihalomethanes，THMs）具有致癌性以来，有关消毒副产物（disinfection by-products，DBPs）暴露对健康可能产生的危害引起了世界各国的广泛关注。过去几十年，大量国内外毒理学研究证据提示 DBPs 具有遗传毒性、致癌性、生殖毒性及发育毒性。人群不仅可经口摄入各种 DBPs，也可经皮肤和呼吸道等途径暴露。当前在人群血液、尿液和呼气等生物样本中均已检测出 DBPs。尽管饮用水中 DBPs 的污染水平大多低于生活饮用水卫生标准规定的限值，但长期低剂量暴露于 DBPs 所带来的潜在健康风险仍不容忽视。目前围绕饮用水 DBPs 暴露与人群健康的研究发现，暴露高水平的 DBPs 与肿瘤、肺功能损害、男性精液质量下降、不良妊娠结局发生风险增加有关。鉴于饮用水 DBPs 暴露的潜在健康风险及人群终生暴露的特点，探讨饮用水 DBPs 暴露对人群健康的影响一直是流行病学研究的一个热点。由于个体 DBPs 暴露途径多样且日常用水活动信息很难准确估计，暴露评估一直是饮用水 DBPs 人群流行病学研究中面临的一个主要挑战。饮用水 DBPs 的暴露评估主要是研究人体接触 DBPs 的强度、频率及持续时间等，为最终的人群健康风险评价提供相应的暴露来源、暴露途径及暴露水平等信息。

## 第一节 暴露来源和途径

### 一、暴露来源

#### （一）饮用水

饮用水中的 DBPs 是普通居民最主要的暴露来源。截至目前，在饮用水中已检测出的 DBPs 超过 700 余种。1988—1989 年，Krasner 等调查了美国 35 个水厂中的 DBPs 污染状况，发现挥发性的 THMs 和非挥发性的卤乙酸（haloacetic acid，HAAs）是含量最多的两类 DBPs，最高季度平均浓度分别为 44 $\mu g/L$ 和 21 $\mu g/L$。最近开展的一项针对我国 31 个城市 70 个自来水厂饮用水中 28 种 DBPs 污染状况的调查结果同样显示，THMs 和 HAAs 是饮用水中检出含量最高的两类 DBPs，中位数浓度分别为 10.53 $\mu g/L$ 和 10.95 $\mu g/L$；21 种 DBPs 的检出率均超过 50%，其中三氯甲烷（trichloromethane，TCM）和一溴二氯甲烷（bromodichloromethane，BDCM）的检出率均为 100%，二氯一溴甲烷（dibromochloromethane，DBCM）、二氯乙酸（dichloroacetic acid，DCAA）、三氯乙酸（trichloroacetic acid，TCAA）、二氯乙腈（dichloroacetonitrile，DCAN）、三氯乙腈（trichloroacetonitrile，TCAN）和氯硝基甲烷（chloronitromethane，CNM）的检出率分别为 94%、91%、83%、86%、77% 和 80%，其他 13 种测定的 DBPs 检出率相对较低。孟丽苹等在 2009—2011 年间对我国 34 个城市 117 个自来水厂饮用水中 9 种 HAAs 污染状况进行了调查，发现二氯乙酸和三氯乙酸的检出率和含量均最高（检出率分别为 79% 和 81%，平均浓度分别为 3.5 $\mu g/L$ 和 3.3 $\mu g/L$）；一溴氯乙酸（monobromochloroacetic acid，BCAA）、一溴二氯乙酸（bromodichloroacetic acid，BDCAA）、二溴乙酸（dibromoacetic acid，DBAA）和二溴一氯乙酸（dibromochloroacetic acid，DBCAA）的检出率较低，分别为 32%、14%、10% 和

5.1%；而一溴乙酸（bromoacetic acid，MBAA）、三溴乙酸（tribromoacetic acid，TBAA）和一氯乙酸（monochloroacetic acid，MCAA）几乎未在任何水样中检出。

### （二）泳池和温泉

泳池和温泉在氯化和溴化消毒过程中不可避免地会产生大量的DBPs，且其构成成分与自来水中DBPs存在差别。这是由于在泳池中，氯或溴除了可与水中有机前体物发生反应，还可与人体尿液、汗液、皮肤细胞等含氮前体物反应生成含氮DBPs，如氯胺（chloramine）、卤乙腈（haloacetonitriles，HANs）、亚硝胺（nitrosamine，TSNA）等。毒理学研究发现亚硝胺等含氮DBPs的细胞毒性和遗传毒性较THMs和HAAs更强。Richardson等在西班牙两家公共游泳池的空气或水体中检测出了100多种DBPs，包括THMs、HAAs、卤代烷、卤代乙腈、卤代烷、卤苯酚及含氮DBPs。最近美国的一项研究调查了使用氯化消毒、溴化消毒和臭氧消毒的泳池和温泉中的DBPs污染状况，发现可检出的DBPs有100多种，包括碘代三卤甲烷、溴吡唑、溴酸盐、卤代烷、卤酮、卤醛、卤代烷二酸酯、溴化二酸酯、醛、酮和有机氯胺等。我国的一项研究检测了上海5家室内游泳池供水水源自来水、游泳水样中的DBPs含量，发现与供水水源自来水相比，泳池水中一氯乙酸、二氯乙酸、三氯乙酸、一溴氯乙酸、二溴乙酸、一溴二氯乙酸、二溴一氯乙酸和三溴乙酸含量显著升高。

### （三）食品

经氯化消毒的自来水广泛应用于生鲜肉类食品加工、农业灌溉、饮料生产中。国外已有很多研究报道了DBPs可在肉类、饮料和蔬菜中检出。例如，Cardador等检测了西班牙当地56个肉类样本及150种饮料中的DBPs含量，发现TCM可在大部分肉类中检出，浓度范围为0.6～5.0 ng/g；发现二氯乙酸和三氯乙酸可在所有的饮料中检出。但目前国内有关食品中DBPs含量的研究十分匮乏。

## 二、暴露途径

### （一）消化道

消化道摄入是非挥发性DBPs（如HAAs）的主要暴露途径，包括直接摄入和间接摄入两种方式。直接摄入是指直接饮用未经额外处理的饮用水。Dufour等在一项纳入53人的研究中发现，未成年人和成年人在连续游泳45 min后通过消化道吞咽泳池水的平均体积分别为37 mL和16 mL。间接摄入是指用饮用水制备热饮（牛奶、茶、咖啡等）或加工食物（奶制品、肉类加工），继而引起的消化道暴露。通过消化道间接摄入的DBPs比例远高于直接摄入。据美国环保局（environmental protection agency，EPA）估算，美国成人经口摄入的DBPs，40%来自茶或咖啡等热饮；我国城市居民习惯用自来水泡茶和做饭。研究发现蔬菜、水果、肉类食品中也含有不同浓度的DBPs。在直接和间接摄入过程中，饮水中的DBPs均存在不同程度的挥发损失，继而减少了消化道暴露剂量。因此在估算消化道摄入量时，需考虑DBPs挥发的损失剂量，以准确评估个体实际暴露剂量。

### （二）呼吸道

普通居民在日常拖地、游泳、洗衣、做饭、淋浴等活动中，一部分饮用水可悬浮于空气介质中形成气溶胶，另一部分挥发性的DBPs（如THMs）则可直接挥发至空气中，二者均可通过呼吸道进入人体，造成人群DBPs暴露。大量人群研究表明，在淋浴和游泳过程中呼吸道是THMs的重要暴露途径。Jo等让6名穿防水服的研究对象待在浴室10 min，发现进入浴室前其呼出气三氯甲烷浓度均未检出（最低检出限0.86 $\mu g/m^3$），待在浴室10 min后其呼出气三氯甲烷浓度范围为2.4～10 $\mu g/m^3$。Marco等在47名健康成人中发现呼出气THMs浓度与泳池水中THMs浓度之间的相关性无统计学意义，但发现研究人群呼出气三氯甲烷、一溴二氯甲烷、二氯一溴甲烷和三溴甲烷浓度与泳池空气中 THMs 浓度存在显著正相关，提示游泳时呼吸道是 THMs 的重要暴露来源。Lee 等采用美国 EPA 水环境健康风险评价模型评估了泳池水经口、呼吸道和皮肤 3 种途径暴露 THMs 的致癌风险，发现呼吸道 THMs 暴露剂量的致癌风险指数（$7.77 \times 10^{-4} \sim 1.36 \times 10^{-3}$）远高于经口和皮肤暴露的致癌风险（$1.99 \times 10^{-8} \sim 1.18 \times 10^{-7}$ 和 $1.13 \times 10^{-7} \sim 3.86 \times 10^{-7}$）。与此研究结果类似，我国最近的一项研究对台湾师范大学泳池水 THMs 和 HAAs 浓度进行了监测，发现经游泳暴露的 THMs 和 HAAs 终身致癌风险主要源自呼吸道暴露，致癌总风险为 $2.48 \times 10^{-6} \sim 1.10 \times 10^{-5}$，其中 THMs 的终身致癌总风险占两者风险总和的 85.8%。

**（三）皮肤接触**

与消化道、呼吸道暴露途径相比，较少研究关注 DBPs 经皮肤接触进入人体的剂量。但越来越多的实验证据表明，部分 DBPs 可穿过人体皮肤角质层，通过皮肤接触渗入机体。Jo 等比较了正常洗澡和身穿防水服待在浴室的人群呼出气三氯甲烷浓度，发现正常洗澡人群和穿防水服人群呼出气三氯甲烷浓度范围分别为 $6 \sim 21 \ \mu g/m^3$ 和 $2.4 \sim 10 \ \mu g/m^3$，提示皮肤接触同样是三氯甲烷暴露的重要来源之一。Leavens 等让 22 名成人经口摄入或经皮肤接触[13]C 标记的一溴二氯甲烷，发现经皮肤渗入体内的一溴二氯甲烷剂量远高于经口摄入剂量。不同种类的 DBPs 皮肤渗透能力存在差异。Xu 等比较了 THMs、HAAs 和卤代酮类的皮肤渗透能力，发现 3 类 DBPs 皮肤渗透能力强弱顺序为 THMs＞卤代酮类＞HAAs，其中溴代 THMs 渗透力显著高于氯代 THMs；Trabaris 等发现水合氯醛的皮肤渗透能力高于卤乙腈。

### 三、影响因素

饮用水中 DBPs 经各种途径进入人体的剂量受多种因素的影响，包括温度、饮用水中 DBPs 成分、DBPs 在不同介质中的传输效率等。不同种类的 DBPs 暴露途径存在差异，同一暴露途径下不同种类的 DBPs 暴露效率亦不相同。DBPs 的挥发损失是影响暴露剂量的重要因素。当水煮沸时，短时间内 THMs 挥发损失量可高达 75%。除了挥发导致的 DBPs 损失，有些非挥发性 DBPs 也会因温度升高、水解作用增强而大量损失。Krasner 等发现经氯化消毒和氯胺消毒的饮用水在煮沸 1 min 后，低挥发性的卤代酮、水合氯醛、卤代乙腈会因发生水解等化学反应去除 90% 以上。在淋浴过程中，水温升高会加速有机前体物与余氯的反应，导致浴室空气 THMs 浓度升高。Xu 等研究了淋浴过程中低挥发性的卤代酮及高挥发性的三氯甲烷经呼吸道和皮肤接触暴露剂量，发现三氯甲烷的挥发比例远高于卤代酮（二者挥发比例分别为 56% 和 10%），但人体呼吸系统对卤代酮的吸收比例远高于三氯甲烷（二者吸收比例分别为 85%～90% 和 70%）；皮肤渗透实验结果显示卤代酮的皮肤渗透能力小于三氯甲烷。DBPs 暴露剂量也与通风状况、淋浴时间、浴室设计等有关。研究发现增加浴室空间、减少淋浴时间、增加通风可以减少人们洗澡过程中 THMs 的暴露剂量。此外，研究发现采用过滤措施能使水中 HAAs 含量降低约 66%。

## 第二节　暴露评估

### 一、DBPs 的外暴露评估

DBPs 的外暴露评估是指通过测定外暴露环境介质中 DBPs 浓度估计个体暴露水平，是饮用水 DBPs

暴露评估中最常用和最直接的方法。DBPs 的外暴露评估方式主要包括 3 种：第一，根据研究人群居住地供水消毒状况进行评估；第二，根据研究人群饮用水 DBPs 监测数据进行评估；第三，根据研究人群饮用水 DBPs 监测数据，并结合个体日常用水习惯进行评估。

### （一）根据研究人群居住地供水消毒状况

早期的流行病学研究大多根据研究人群居住地供水消毒状况评估 DBPs 的外暴露水平，如饮水来源（地下水或地表水）、饮用水颜色（深、浅）、消毒方式（加氯消毒、氯胺消毒或未消毒）等。水源特性与饮用水中生成的 DBPs 含量和种类密切相关。地表水中含有的有机前体物含量通常远高于地下水，目前已有大量研究表明，用地下水作为供水来源的饮用水中 THMs 和 HAAs 含量低于以地表水作为水源的饮用水。最近的研究还发现，饮用地下水的人群尿液中三氯乙酸的浓度要显著低于饮用地表水水源的人群。这些研究均提示水源特性差异可粗略评估人群 DBPs 外暴露水平。一些流行病学研究也根据不同消毒方式评估研究人群 DBPs 外暴露水平。鉴于饮用水在氯化消毒过程中会产生大量 DBPs，以经氯化消毒自来水为饮水来源的人群暴露 DBPs 的水平要显著高于饮用未经消毒水源的人群。此外，不同消毒方式（如加氯消毒、氯胺消毒）也可导致饮用水中 DBPs 含量存在差异。

以围绕饮用水 DBPs 暴露与不良妊娠结局关联的流行病学研究为例，Kanitz 等调查了意大利古利亚区两家医院 676 名孕妇的饮水来源，发现与使用未经消毒水源的孕妇相比饮用氯化消毒自来水的孕妇胎儿头围（≤35 cm）、身长（≤49.5 cm）和体重过低（≤2 500）风险增加；Aschengrau 等在美国马萨诸塞州两家医院的 2 348 名孕妇中发现，与饮用氯胺消毒自来水的孕妇相比，饮用氯化消毒自来水的孕妇胎儿发生早产和畸形的风险增加。饮水颜色越深，水体中有机前体物浓度越高。Magnus 等调查了 141 077 名挪威孕妇饮水来源和特征，发现与饮用颜色浅且未经消毒水源的孕妇相比，饮用颜色深且经氯化消毒自来水的孕妇胎儿畸形率风险显著增加。

根据供水来源方式评估人群的 DBPs 外暴露水平未考虑管网水中 DBPs 浓度时间和空间的变异，且忽略了个体饮水习惯和特征，很难准确估算人群经不同途径实际暴露的 DBPs 剂量，这会导致暴露评估的不准确。目前流行病学研究已经很少采用此种方法评估人群 DBPs 外暴露水平。

### （二）根据研究人群饮用水 DBPs 监测数据

根据研究对象居住地址，结合管网水中日常监测的 DBPs 浓度对个体外暴露评估提供了更为详细和直接的暴露资料。目前，流行病学研究中常用监测的 THMs 或 HAAs 浓度来评估人群 DBPs 的暴露水平。尽管饮用水中已鉴定出 600 多种 DBPs，但大量调查研究显示，饮用水中的 THMs 和 HAAs 与其他种类的 DBPs 存在一定的相关性。饮用水 DBPs 监测数据提供了管网水中 DBPs 的实际浓度，相对于根据居住地供水消毒状况对个体外暴露进行评估更为准确。

以围绕饮用水 DBPs 暴露与不良妊娠结局关联的流行病学研究为例，Bove 等使用管网水中定期监测的 DBPs 数据，估算了美国新泽西州 81 532 名孕妇孕期 THMs 暴露水平，发现孕期暴露高水平的 THMs 与胎儿出生体重下降、小于胎龄、中枢神经系统缺损、心血管畸形风险增加有关；Dodds 等使用管网水中定期监测的 THMs 数据，估算了 49 842 名孕妇孕期 THMs 暴露水平，发现孕期暴露高水平的 THMs 与胎儿神经管缺损、小于胎龄、染色体异常、死胎风险增加有关。

饮用水中的 DBPs 存在显著的时间和空间变异。大量调查研究显示 THMs 或 HAAs 浓度在不同水厂甚至同一水厂的饮用水中都存在显著的空间和时间变异。饮用水中的 DBPs 浓度分布受很多因素影响存在空间变异，如原水中有机前体物的含量、消毒处理工艺、残留消毒剂的量、温度、pH 值等。另外，水压、驻留时间、管网材料的不同及管网中生物膜的形成等也会影响 DBPs 的空间分布。因此，在采用饮用水中监测的 DBPs 作为外暴露标志物时，如果忽略管网水中 DBPs 浓度的时间和空间变异，易导致暴露评估误差。为减少饮用水中 DBPs 浓度因时间和空间变异对暴露评估的影响，流行病学研究通过在研究区域内增加采样点和采样频率来降低误差，进而提高暴露评估的准确性。很多学者监测管网水中 DBPs 浓度时，在水厂周围不同距离安置多个具有代表性的采样点，采样时间频率也由年度监测改为月度甚至每周监测，以捕捉管网水中 DBPs 浓度的时间和空间变异。

**（三）结合研究人群饮用水 DBPs 监测数据及个体日常用水习惯**

尽管考虑饮用水中 DBPs 浓度的时间和空间变异可以提高个体外暴露评估的准确性，但人们日常用水习惯的不同也会影响 DBPs 的暴露水平。最直观的例子，饮水是人体暴露非挥发性 HAAs 的主要途径，因此个体饮自来水量越多，HAAs 暴露剂量越高。目前，已有研究报道个体饮水量与尿液中的 TCAA 浓度存在显著的相关性。洗澡和游泳是挥发性 THMs 的主要暴露来源，已有大量研究发现洗澡和游泳显著增加个体血液 THMs 浓度。

目前，多项研究结合人群饮用水 DBPs 监测数据及个体日常用水特征对个体经不同途径暴露剂量进行估算。以 THMs 为例，经口、淋浴、盆浴和游泳的暴露估计方程如下：

经口 TCM 摄入量＝三氯甲烷浓度（$\mu g/L$）×饮水量（L/d）×0.004 901 96 $\mu g \cdot \mu g^{-1} \cdot L^{-1}$；

经淋浴 TCM 摄入量＝三氯甲烷浓度（$\mu g/L$）×淋浴时间（min/d）×0.001 536 261 $\mu g \cdot \mu g^{-1} \cdot L^{-1}$；

经盆浴 TCM 摄入量＝三氯甲烷浓度（$\mu g/L$）×盆浴时间（min/d）×0.001 320 755 $\mu g \cdot min^{-1} \cdot \mu g^{-1} \cdot L^{-1}$；

经游泳 TCM 摄入量＝三氯甲烷浓度（$\mu g/L$）×游泳时间（min/d）×0.002 541 407 $\mu g \cdot min^{-1} \cdot \mu g^{-1} \cdot L^{-1}$；

经口溴代 THMs 摄入量＝溴代 THMs 浓度（$\mu g/L$）×饮水量（L/d）×0.001 118 48 $\mu g \cdot \mu g^{-1} \cdot L^{-1}$；

经淋浴溴代 THMs 摄入量＝
溴代 THMs 浓度（$\mu g/L$）×淋浴时间（min/d）×0.001 352 065 $\mu g \cdot min^{-1} \cdot \mu g^{-1} \cdot L^{-1}$；

经盆浴溴代 THMs 摄入量＝
溴代 THMs 浓度（$\mu g/L$）×盆浴时间（min/d）×0.001 295 71 $\mu g \cdot min^{-1} \cdot \mu g^{-1} \cdot L^{-1}$；

经游泳溴代 THMs 摄入量＝
溴代 THMs 浓度（$\mu g/L$）×游泳时间（min/d）×0.002 236 7211 $\mu g \cdot min^{-1} \cdot \mu g^{-1} \cdot L^{-1}$。

近年围绕 DBPs 暴露对妊娠结局影响的人群研究大多结合饮用水 DBPs 监测数据及个体日常用水特征对人群暴露进行评估。例如，Wright 等根据管网水 9 种 DBPs（4 种 THMs 和 5 种 HAAs）监测水平及个体用水来源（使用井水作为饮用水来源的孕妇 DBPs 暴露剂量为零）估算了 9 944 名胎儿母亲孕早期 DBPs 暴露水平，发现孕期暴露高水平的 DBPs 与胎儿患法洛四联症、室间隔缺损风险增加有关。Smith 等监测了 12 453 名孕妇管网水 DBPs 浓度，并详细调查了孕妇孕期用水情况（饮用水来源，是否煮沸，饮水量，洗澡、游泳、淋浴时间及频率），对个体暴露剂量进行了相应的调整后发现经多途径暴露高水平的 THMs 与胎儿体重下降有关。

## 二、DBPs 的内暴露评估

DBPs 的内暴露评估主要是基于对个体生物样本中 DBPs 浓度的直接测定。相对于外暴露评估，内暴露评估可以综合反映个体经多种介质、多种途径暴露 DBPs 的总体水平，能够更准确地反映个体实际暴露剂量，因而越来越受到学者的关注。THMs 和 HAAs 是饮用水中含量最高的两类 DBPs，目前流行病学研究中均使用生物样本中这两类物质浓度作为 DBPs 内暴露标志。THMs 内暴露标志主要包括呼出气、尿液和血液中的 THMs，HAAs 内暴露标志主要包括尿液和血液中的二氯乙酸和三氯乙酸。

**（一）THMs 生物标志**

THMs 具有挥发性，普通人群在日常生活中可通过饮水、淋浴、游泳、洗衣、拖地等用水活动经口、皮肤和呼吸途径暴露。经口进入体内的 THMs 在肝脏酶的作用下快速代谢而排出体外；经呼吸道吸入的 THMs 可通过呼气排出体外，也可分布于血液之中；而经皮肤吸收进入体内的 THMs 多分布于血液之中。呼出气、尿液和血液中的 THMs 浓度是目前常用的饮用水 DBPs 内暴露标志。

**1. 呼出气 THMs**

呼出气 THMs 浓度已被广泛用于人群流行病学研究用以评估个体 THMs 内暴露水平。研究表明，游泳和淋浴等用水活动可显著增加呼出气 THMs 浓度，并且淋浴后呼出气体中 THMs 浓度与饮用水中 THMs 浓度呈显著的正相关。呼出气的采集对研究对象不具有侵害性，在流行病学中可以提高研究人群的参与率。但许多研究表明，在日常用水活动之前的呼气中，THMs 往往不能检出。因此，流行病学研究中很难通过检测呼出气中 THMs 浓度来反映个体用水活动之前的基础暴露水平。

Kogevinas 等在一项 49 名无抽烟史的成人中发现，游泳 40 min 呼出气中三氯甲烷（4.5 $\mu g/m^3$）、一溴二氯甲烷（1.78 $\mu g/m^3$）、二溴一氯甲烷（1.2 $\mu g/m^3$）和三溴甲烷（bromoform，TBM）浓度（0.5 $\mu g/m^3$）较游泳前均显著升高（游泳前 4 种 THMs 浓度分别为 0.70 $\mu g/m^3$、0.26 $\mu g/m^3$、0.13 $\mu g/m^3$ 和 0.1 $\mu g/m^3$），游泳后呼出气中一溴二氯甲烷、二溴一氯甲烷和三溴甲烷浓度升高与淋巴细胞微核频率增加有关，游泳后呼出气中三溴甲烷浓度升高与尿致突变性风险增加有关。Font-Ribera 等在同一个人群中发现呼出气 THMs 浓度升高与肺上皮细胞通透性增加有关。

**2. 尿 THMs**

尿液样本的收集对研究对象也不具有侵害性。此外，与呼出气相比尿液中 THMs 浓度可在大部分普通人日常用水活动之前检出，因此是更为敏感的内暴露标志。研究还表明，尿 THMs 浓度与估算的日常用水活动（如洗碗、拖地、冲洗厕所）THMs 暴露剂量之间的存在显著的相关性，但与估算的经口摄入 THMs 剂量之间的关联无统计学意义，提示尿 THMs 浓度仅可用于反映人群日常用水活动中非经口途径暴露的 THMs 水平。目前尚无流行病学研究使用尿 THMs 作为个体内暴露标志探讨 DBPs 暴露对人群健康的影响。

**3. 血 THMs**

血液中 THMs 可以综合反映个体经多途径暴露 THMs 水平。大量研究已经显示日常用水活动如淋浴、盆浴、洗手可显著增加血液中 THMs 水平。血 THMs 浓度可在日常用水活动之前的大部分样本中检出，提示血 THMs 对长期低剂量暴露较为敏感。采集研究对象日常用水活动之前的晨血，并分析其中的 THMs 浓度可以有效评估个体的基础暴露水平。最近的一项研究还显示，饮用水中的 THMs 浓度与基础水平的血 THMs 浓度存在显著正相关。目前血 THMs 已被广泛用于人群研究以综合评估人群经多途径暴露的 THMs 水平。相对于呼出气和尿液样本的收集，血液样本的采集具有侵害性，因此血 THMs 的测定很难在大样本人群调查中得到推广。

美国疾病预防控制中心开展的国家健康与营养调查研究（the national health and nutrition examination survey，NHANES）分析了 6 924 名 12～85 岁普通人群血液中 4 种 THMs 浓度，发现三氯甲烷、一溴二氯甲烷、二溴一氯甲烷和三溴甲烷分别可在 94.4%、79.1%、56.3% 和 48.8% 人的血样中检出，其中位数浓度分别为 12.9 ng/L、1.5 ng/L、0.6 ng/L 和 0.8 ng/L。国内一项以来医院生殖医学中心寻求精液分析的男性为研究对象的调查，三氯甲烷和一溴二氯甲烷均可在超过 80% 的血液样本中检出，而二溴一氯甲烷和三溴甲烷的检出百分率较低，分别为 11.5% 和 21.2%；4 种 THMs 浓度几何均值分别为 50.17 ng/L、1.69 ng/L、0.48 ng/L 和 1.41 ng/L。该研究进一步分析了血液 THMs 浓度与男性精子质量参数之间的关系，发现血液三氯甲烷和总 THMs 浓度升高与降低的精子密度之间存在建议性的剂量-反应关系，血一氯二溴甲烷浓度升高与降低的血清总睾酮之间存在建议性剂量-反应关系。国内另一项针对 1 184 名孕妇血液 THMs 浓度的调查显示，三氯甲烷在血液样本中的检出率为

92.5%，而一溴二氯甲烷、二溴一氯甲烷和三溴甲烷检出率分别为 57.4%、33.5% 和 22.6%，4 种 THMs 浓度几何均值分别为 40.7 ng/L、1.5 ng/L、0.9 ng/L 和 1.6 ng/L。该研究进一步分析了血 THMs 浓度与妊娠结局之间的关系，发现孕妇血液 THMs 含量升高与新生儿出生体重和身长降低有关、与小于胎龄风险增加有关。

### （二）HAAs 生物标志物

HAAs 作为一类非挥发性、皮肤渗透性低的 DBPs，人群在日常生活中主要经口暴露。管网水中 HAAs 包括很多种，其中以二氯乙酸和三氯乙酸含量最高，分别占 HAAs 总量的 40% 和 33%。经口进入体内的 HAAs 代谢很快，其中二氯乙酸的生物半衰期为 2～60 min，TCAA 的生物半衰期为 1.2～6 d。目前，血液和尿液中的二氯乙酸和三氯乙酸是目前常用的 HAAs 内暴露生物标志。

**1. 血三氯乙酸**

血液中的三氯乙酸浓度可以反映机体经多途径慢性暴露剂量，是较为可靠的内暴露标志。三氯乙酸进入机体后可与血液中蛋白结合并保持饱和状态，结合态的三氯乙酸水平与蛋白结合位点数量及血液蛋白含量有关。研究发现人体结合三氯乙酸能力远高于实验动物。游离的三氯乙酸则可经葡醛酸结合反应迅速从尿液中排出体外。Zhang 等在 52 名健康成人中开展的一项研究发现，连续饮用含三氯乙酸的水 12 d 可导致血液三氯乙酸浓度（浓度范围为 26～80 mg/L）显著高于对照人群（平均浓度 6.1 mg/L），血液三氯乙酸水平与经口摄入的饮用水三氯乙酸含量存在显著正相关（$r^2 = 0.80$，$P < 0.001$），提示血三氯乙酸浓度可以准确反映经口摄入的三氯乙酸含量。进一步的研究发现，连续饮用含三氯乙酸的自来水 7 d（管网水监测浓度范围为 45～130 $\mu$g/L），血三氯乙酸浓度即可达到相对稳定的水平，提示血三氯乙酸可以反映个体经口慢性暴露水平。由于血液样本的收集对研究对象具有侵害性，血三氯乙酸的测定很难在大样本人群调查中得到推广。

**2. 尿三氯乙酸**

尿三氯乙酸是饮用水 HAAs 的可靠内暴露标志之一。尿样的收集简单易行，每次采集的样本体积较大，且对研究对象不具有侵害性，因此尿三氯乙酸已成为目前在流行病学研究中评估个体经口暴露饮用水 HAAs 的首选内暴露标志。Zhang 等在 52 名健康成人中发现，经口摄入含三氯乙酸的自来水可导致尿液三氯乙酸浓度（浓度范围分别为 7.5～39 $\mu$g/L）显著高于对照人群（平均浓度 1.5 $\mu$g/L），且尿三氯乙酸水平与经口摄入的饮用水中三氯乙酸含量存在显著正相关（$r^2 = 0.66$，$P < 0.001$），证明尿三氯乙酸浓度可以反映个体经口摄入的三氯乙酸含量。近来的研究还显示尿三氯乙酸浓度和经口摄入的 THMs 含量存在显著的正相关，提示尿三氯乙酸浓度还可较好地反映其他种类的 DBPs 的暴露水平。

目前已有多项流行病学研究用尿三氯乙酸浓度来评估个体经口暴露饮用水 HAAs 水平。美国疾病预防控制中心随机抽取了 NHANES 人群中 402 名 20～59 岁成人尿液样本，发现尿三氯乙酸可在 76% 的人群样本中检出，其最高浓度超过 100 $\mu$g/L。西班牙的一项研究测量了 120 名健康成人晨尿中三氯乙酸浓度，发现可在 89% 的人群样本中检出，浓度几何均值为 16.7 $\mu$mol/L。国内一项针对 398 名孕妇尿三氯乙酸浓度的调查显示，三氯乙酸在尿液样本中的检出率超过 75%，浓度中位数为 6.1 $\mu$g/L。该研究进一步分析了尿三氯乙酸浓度与妊娠结局之间的关系，发现孕妇尿三氯乙酸浓度升高与新生儿出生体重降低有关。国内另一项以来医院生殖医学中心寻求精液分析的 2 009 名男性为研究人群的调查显示，三氯乙酸在尿液样本中的检出率为 98.6%，浓度中位数为 9.58 $\mu$g/L；进一步分析尿三氯乙酸浓度与男性精液质量参数之间的关系，发现尿三氯乙酸浓度升高与精子质量下降有关。影响人群尿三氯乙酸浓度的因素主要包括饮用水中三氯乙酸浓度、个体用水活动情况和生理学特征等。研究表明饮水量与尿液中三氯乙酸浓度存在显著的相关性，同时以地表水为饮用水源的人群尿液中三氯乙酸含量要显著高于以地下水为饮用水源的人群。此外，还有研究表明年龄与尿液中的三氯乙酸浓度存在正相关。本课题组前期的一项研究全面测定了 11 名健康成年男性 3 个月内 8 d 的点尿（$n=529$）、晨尿（$n=88$）及 24 h 尿（$n=88$）三氯乙酸浓度，发现三氯乙酸可在 94% 人的样本中检出，点尿、晨尿和 24 h 尿三氯乙酸浓度几何均值分别为 6.45 μg/L、7.47 μg/L 和 6.58 μg/L，肌酐（creatinine，Cr）校正浓度几何均值分别为 6.80 μg/g、4.92 μg/g 和 6.69 μg/g，排泄率几何均值分别为 0.34 μg/h、0.22 μg/h 和 0.32 μg/h。

**3. 尿二氯乙酸**

二氯乙酸由于其在体内的生物半衰期极短（2～60 min），早期的一些研究认为尿液中二氯乙酸不适宜作为饮用水 HAAs 的内暴露标志。Kim 等测定了 25 名女性晨尿二氯乙酸浓度，发现 48 h 内尿二氯乙酸排泄率与估算的经口摄入二氯乙酸含量之间的相关性无统计学意义，提示尿二氯乙酸不能很好地反映经口暴露二氯乙酸水平。本课题组前期的一项研究全面测定了 11 名健康成年男性 3 个月内 8 d 的点尿（$n=529$）、晨尿（$n=88$）及 24 h 尿（$n=88$）中二氯乙酸浓度，发现二氯乙酸可在 99% 人的样本中检出，点尿、晨尿和 24 h 尿二氯乙酸浓度几何均值分别为 4.42 μg/L、5.10 μg/L 和 4.47 μg/L。该研究进一步比较了点尿、晨尿和 24 h 尿中二氯乙酸和三氯乙酸浓度的变异大小，发现尿中二氯乙酸浓度的个体内变异较三氯乙酸低，同时用单个或者多个尿样（如 2 个或 3 个）预测个体 3 个月平均二氯乙酸水平是否处于高暴露组（实际处于高暴露组的个体用单次或多次尿样被正确地归类到高暴露组的准确性）和特异度（实际处于低暴露组的个体用单次或双次尿样被正确地归类到低暴露组的准确性）也并不低于三氯乙酸，提示尿液二氯乙酸也可用作饮用水 HAAs 的内暴露标志。该研究还发现尿液二氯乙酸和三氯乙酸浓度彼此之间存在显著正相关（$r^2=0.72$，$P<0.01$），提示尿二氯乙酸浓度可以一定程度反映个体三氯乙酸暴露水平。

## 三、DBPs 模型暴露评估

通常认为采用内暴露生物标志可以较为准确地评估个体 DBPs 暴露水平。但由于生物样本收集往往须花费大量人力、物力，且测量生物样本中 DBPs 的成本较为昂贵，采用内暴露标志评估个体 DBPs 暴露水平在实际研究中难以全面推广。相对于内暴露标志，外暴露标志的测定虽然不需要收集个体生物样本，但需要采集水样并分析其中的 DBPs 浓度，同样需要花费一定的人力、物力和财力。相对于外暴露和内暴露评估法，利用水质常规参数及暴露参数建立相应的暴露评估模型成为 DBPs 暴露评估中一种相对低廉的方法。DBPs 的模型暴露评估主要分为两类：①估计管网水中 DBPs 浓度；②估计不同途径 DBPs 暴露剂量。

### （一）估计管网水中 DBPs 浓度

自 20 世纪 70 年代三氯甲烷第一次在饮用水中报道以来，研究者就试图利用与 DBPs 形成密切相关的水质参数建立 DBPs 的预测模型。最初的预测模型仅仅采用一些水质参数的单变量线性回归模型预测饮用水中的 DBPs 浓度。随后的研究开始建立大量水质参数多变量线性回归模型预测饮用水中相应的 DBPs 浓度。到目前为止，国内外学者基于大量的常规水质参数如总有机碳、溶解有机碳、非挥发性有机碳、pH 值、水温、驻留时间、反应时间、加氯量、游离氯、溴离子浓度等，通过多元线性回归模型及多元非线性回归模型等统计方法建立了管网水中 DBPs 浓度预测模型，包括 THMs、HAAs、溴酸盐及亚氯酸盐等。

饮用水 DBPs 预测模型根据常规水质参数的来源通常分为实验模型和现场模型。实验模型的水质参数通常来自实验室模拟的检测资料，而现场模型的水质参数通常来自原水、出厂水及管网水多个不同采样点的 DBPs 浓度监测资料。实验模型由于可以控制水质参数，其可靠性通常高于现场模型。但实验模型中其他一些影响 DBPs 的水质参数的因素如驻留时间、余氯、水压等通常很难获得，而现场模型可以通过分析水样获得这些参数，因而现场模型在预测人群 DBPs 的实际暴露能力往往要高于实验模型。由于 DBPs 模型暴露评估不需要直接测定饮用水中的 DBPs 浓度，因而大大降低了分析时间和检测成本。到目前为止，国内外一些学者已经利用建立的 DBPs 预测模型预测管网水 DBPs 浓度（表 3-1）。

表 3-1　管网水 DBPs 浓度预测模型

| DBPs | 数据来源 | 预测模型 | 参考文献 |
|---|---|---|---|
| 一氯乙酸 | 实验模拟 | $1.634 (TOC)^{0.753} (Br^- + 0.01)^{-0.085} (pH)^{-1.124} (D)^{0.509} (t)^{0.269} (T)^{0.300}$ | Montgomery et al.，1993 |
| 二氯乙酸 | 实验模拟 | $0.605 (TOC)^{0.291} (UV)^{0.726} (Br^- + 0.01)^{-0.568} (D)^{0.48} (t)^{0.239} (T)^{0.665}$ | Montgomery et al.，1993 |
| 三氯乙酸 | 实验模拟 | $87.182 (TOC)^{0.355} (UV)^{0.901} (Br^- + 0.01)^{0.679} (pH)^{1.732} (D)^{0.881} (t)^{0.264}$ | Montgomery et al.，1993 |
| 一溴乙酸 | 实验模拟 | $0.176 (TOC)^{1.664} (UV)^{-0.624} (Br^-)^{0.795} (pH)^{-0.927} (t)^{0.145} (T)^{0.45}$ | Montgomery et al.，1993 |
| 二溴乙酸 | 实验模拟 | $84.945 (TOC)^{-0.62} (UV)^{0.651} (Br^-)^{1.073} (D)^{-0.20} (t)^{0.12} (T)^{0.657}$ | Montgomery et al.，1993 |
| 三氯甲烷 | 现场检测 | $10.8 + 0.04 (Flu) + 1.16 (pH) + 0.12 (T) 634 + 1.91 (Co)$ | Ibarluzea et al.，1994 |
| 总三卤甲烷 | 实验模拟 | $12.7 (TOC)^{0.291} (t)^{0.271} (D)^{-0.072}$ | Chang et al.，1996 |
| 总三卤甲烷 | 实验模拟 | $0.00412 (DOC)^{1.10} (Br)^{0.068} (pH)^{1.20} (D)^{0.152} (t)^{0.260} (T)^{0.61}$ | Amy et al.，1998 |
| 总三卤甲烷 | 实验模拟 | $1.392 (DOC)^{0.753} (pH)^{0.531} (T)^{0.255}$ | Milot et al.，2002 |
| 总三卤甲烷 | 现场检测 | $0.044 (DOC)^{1.030} (pH)^{1.149} (D)^{0.277} (t)^{0.262} (T)^{0.968}$ | Milot et al.，2002 |

注：TOC，总有机碳（mg/L）；UV，波长254nm 处的特别紫外吸收（cm$^{-1}$）；DOC，可溶性有机碳（mg/L）；Flu，荧光（%）；$D$，加氯量（mg/L）；$t$，反应时间（h）；Co，残余氯（mg/L）；$T$，水温（℃）；Br$^-$，溴离子浓度（mg/L）。

近年来，随着人工神经网络预测模型在医学、药学、环境科学等方面的广泛应用，一些研究者也将其应用于饮用水中 DBPs 浓度的预测。与传统的 DBPs 多元回归预测模型相比，人工神经网络预测模型无须建立数学模型，能很好地处理非正态分布和对 DBPs 非线性响应的各种水质参数，具有极强的非线性映射能力和高速寻找优化能力，同时还具有适应性和容错性强等特点。但人工神经网络也存在着一些局限性，如训练时间长、需大量训练数据等。随着地理信息系统和地理统计技术的发展，越来越多的研究利用监测常规水质监测点的 DBPs 的监测数据，基于地理信息系统，并结合管道材质及管网水力模型等建立相应 DBPs 回归模型。

### （二）估计不同途径暴露剂量

国内学者王晨晨等在《饮用水中消毒副产物的室内暴露模拟方法研究进展》一文中对 DBPs 经消化道、呼吸道和皮肤暴露剂量估算模型进行了总结。

### 1. 消化道暴露模型

国外在消化道暴露方面的研究开展较早，模型也相对成熟。对于单位体重日均暴露剂量的估算，目前普遍采用美国 EPA 的《基金风险评价导则》第 A 卷中推荐的暴露剂量估算模型，即

$$CDI = \frac{\rho_w \times IR \times ED}{EW \times AT} \tag{3-1}$$

式中，CDI 为 DBPs 的单位体重日均暴露剂量，mg/(kg·d)；$\rho_w$ 为 DBPs 在饮用水中的质量浓度（mg/L）；IR 为每日饮水量（L/d）；ED 为暴露时间（年）；BW 为个体体重，AT 为平均暴露时间（d）。

饮用水中 DBPs 质量浓度 $\rho_w$ 通过试验确定，一般直接将龙头水中测得的污染物质量浓度 $\rho_w$ 代入式（3-1）进行计算。实际 DBPs 质量浓度的准确估算是消化道暴露模拟中的关键步骤。由于实际暴露过程中 DBPs 存在不同程度的挥发损失，经消化道暴露 DBPs 实际剂量小于 $\rho_w$。简化后的一维挥发模型是目前较科学和准确的估算方法，该模型基于质量平衡原理和双膜理论，对不同温度下 THMs 的挥发损失进行了估算。Kim 等基于这种一维挥发模型，对饮用水中一溴二氯甲烷经消化道直接和间接暴露剂量进行了估算，发现体内一溴二氯甲烷约 27% 是经消化道进入机体。以 $Z_{faucet}$ 表示在饮用水消化道直接摄入过程中 DBPs 的损失比例，$1-Z_{faucet}$ 则为饮用水中 DBPs 的保留比例，消化道摄入饮用水中 DBPs 的直接和间接质量浓度由式（3-2、3-3、3-4）进行估算。

$$Z_{faucet} = 1 - \exp\left(-\frac{K_{OL}A_{faucet}}{Q_{L,faucet}}\right) \tag{3-2}$$

$$\rho_{dir} = \rho_0 \ (1 - Z_{faucet}) \tag{3-3}$$

$$\rho_{tind} = \rho_0 \exp\left(-\frac{K_{OL}A_{ind}}{V_{L,ind}}\right) \tag{3-4}$$

式中，$\rho_{dir}$、$\rho_{tind}$ 分别为直接摄入和间接摄入的 DBPs 质量浓度，单位为 mg/L；$\rho_0$ 为饮用水 DBPs 的初始质量浓度，单位为 mg/L；$K_{OL}$ 为总传质系数，单位为 m/h；$A_{faucet}$ 为水龙头在使用过程中的水气接触面积，单位为 m²；$K_{OL}A_{faucet}$ 为水龙头的总传质系数，单位为 m³/h，是关于用水设备的特性和污染物的理化特性函数；$Q_{L,faucet}$ 为水龙头的流量，单位为 m³/h；$K_{OL}A_{ind}$ 为间接摄入过程中的总传质系数，单位为 m³/h。根据上述对直接和间接摄入质量浓度进行估算，同时考虑人体消化系统的吸收比例 $F_{Aing}$，式（3-1）可修正为：

$$CDI = F_{Aing} \times \frac{\sum \ (\rho_{dir}V_{I,dir} + \rho_{t,ind}V_{I,ind}) \ \times ED}{BW \times AT} \tag{3-5}$$

式中，$V_{I,dir}$、$V_{I,ind}$ 分别为每日的直接和间接饮水量，单位为 L/d。

### 2. 呼吸暴露模型

美国 EPA 在《基金风险评价导则》第 A 卷中推荐的呼吸风险评价方法是基于"呼吸剂量法"原理对呼吸暴露估算值进行推导，由"慢性日均空气摄入量"衡量呼吸暴露水平，采用呼吸速率、体重等参数计算。EPA 于 2009 年在《基金风险评价导则》第 F 卷中提到这种计算方法并不符合"呼吸剂量法"的原理，因而对呼吸暴露模型进行了相应的改进，并推荐采用"暴露质量比"（exposure concentration，EC，mg/m³）作为暴露度量，结合"单位呼吸风险"（inhalation unit risk，IUR，µg/m³）进行风险估算。EC 指有害因子的单位体重日均暴露质量比，其估算模型为：

$$EC = \frac{\rho_a \times ET \times EF \times ED}{AT} \tag{3-6}$$

式中，$\rho_a$ 为空气中 DBPs 的质量浓度，单位为 µg/m³；ET 为每天的暴露时长，单位为 h/d；EF 为暴露频率，即一年中的暴露天数。

DBPs 呼吸暴露模拟中最关键的步骤是对 $\rho_a$ 的估算，这也是饮用水中污染物暴露模拟的研究热点。针对一般家庭对于饮用水中污染物的暴露，较早的一项美国研究建立了 3 组分室内传质模型（a three-compartment indoor mass balance model），将美国住宅室内分为 3 个空间组分（即卫生间、淋浴间和剩余空间），基于质量守恒原理和双膜理论，采用氡的实测传质效率来估算其他污染物的气相质量浓度，并对室内自来水挥发至空气中的挥发性有机物进行了 24 h 的模拟。Little 等则采用两种理想化模型描述饮用水中污染物释放过程：一种是塞流模型（plug flow model，PFM），用于描述连续水流如水龙头、淋浴喷头等；另一种是完全混合流模型（completely mixed flow model，CMFM），用于描述具有稳定表面积的完全混合的水如装满水的浴缸、温泉、游泳池等。Kim 等基于三组分室内传质模型和塞流模型，建立了饮用水中污染物通过呼吸、消化道、皮肤吸收的室内暴露剂量估算模型，并对美国居民通过消化道、呼吸和皮肤暴露于饮用水中一溴二氯甲烷进行了定量化计算，此模型适用于自来水中的所有化学物。但由于 Kim 等在计算呼吸暴露时采用的是"呼吸剂量法"，因此应用时需要根据 EPA 在《基金风险评价导则》第 F 卷中推荐的新模型进行修正。综合上述模型和方法，饮用水中 DBPs 暴露质量浓度估算模型可分为如下两个部分。

1）饮用水中 DBPs 的挥发过程

水中 DBPs 的挥发过程用双膜理论来描述，该理论认为在气液两相界面处存在气膜和液膜两层薄膜，若污染物分子从水中挥发至空气中，则要穿过这两层膜，并假设通过这两层膜的物质通量与通过水气界面的通量相等。对于室内连续水流中 DBPs 的挥发过程，采用 PFM 模型：

$$S_{ik} = K_v \left( \rho_0 - \frac{\rho_i\ (t)}{H} \right) \tag{3-7}$$

$$K_v = Q_L \left[ 1 - \exp\left( -\frac{K_{OL}A}{Q_L} \right) \right] \tag{3-8}$$

$$\frac{1}{K_{OL}A} = \frac{1}{K_L A} + \frac{1}{H K_G A} \tag{3-9}$$

式中，$S_{ik}$ 为空间 $i$ 里第 $k$ 个 DBPs 释放源的释放速率，单位为 mg/s；$V$ 为挥发系数，单位为 L/s；$K_{OL}$ 为总传质系数，单位为 m/s；$K_L$ 为液相传质系数，单位为 m/s；$K_G$ 为气相传质系数，单位为 m/s；$Q_L$ 为水流的体积流速，单位为 $m^3$/s；$A$ 为气体和液体之间的接触面积，单位为 $m^2$；$\rho_i$ 为空间 $i$ 的空气中消毒副产物的质量浓度，单位为 mg/$m^3$；$H$ 为亨利常数。EPA 对饮用水中主要 DPBs 在不同温度下的挥发特性参数进行了总结，可用于估算呼吸暴露质量浓度时进行参考。对于室内完全混合流中 DBPs 的挥发过程，需要考虑其水气接触面的表面积，采用完全混合流模型。

$$S_{ik} = K_{OL}A \left( \rho_w - \frac{\rho_i\ (t)}{H} \right) \tag{3-10}$$

2）室内空气中 DBPs 的运输过程

根据质量守恒原理，某个空间组分的污染物总量变化为此空间内各源头释放的污染物总量加上其他空间组分中的污染物传递进来的污染物总量，再减去此空间释放到其他空间的污染物总量。因此，对于空间 $i$ 里的 DBPs 运输过程，可用公式（3-11）进行描述：

$$V_i \frac{d\rho_i\ (t)}{dt} = \sum S_{ik}\ (t) + \sum q_{ji}\rho_j\ (t) - \sum q_{ij}\rho_i\ (t) \tag{3-11}$$

$$q_i = \frac{Vi}{Ri} \tag{3-12}$$

式中：$Vi$ 为空间 $i$ 的体积，单位为 $m^3$；$\rho_i$ 为在时刻 $t$ 空间 $i$ 内 DBPs 的气相质量浓度，单位为 μg/$m^3$；

$q_{ji}$ 和 $q_{ij}$ 分别为空间 $j$ 运输至空间 $i$ 和空间 $i$ 运输至空间 $j$ 的空气交换速率，单位为 L/min；空间 $i$ 的通风速率 $q_i$ 值可根据式（3-12）进行计算，其中 $R_i$ 为空气在空间 $i$ 内的停留时间。此模型在应用时，需要根据实际的建筑特点和居民用水设施情况，考虑每个空间内存在哪些用水设备、各空间之间的空气对流情况及与室外大气是否存在交换过程。居民在不同室内空间里有不同的停留时间，即暴露时长，在估算暴露质量浓度时，需要将每个空间质量浓度按停留时间 $ET_i$ 进行权重加和。因此，式（3-6）修正为

$$EC = \sum (\rho_i \times ET_i) \frac{EF \times ED}{AT} \tag{3-13}$$

**3. 皮肤暴露数学模型**

角质层是污染物通过皮肤进入人体时的主要屏障，污染物通过皮肤的渗透系数是决定皮肤暴露剂量的重要因素。不同研究基于物化性质（辛醇-水分配系数和分子质量）及其化学性质中的分子结构，建立了皮肤吸收参数的估算公式。美国 EPA 在《基金风险评价导则》第 E 卷中提供了有机物皮肤渗透系数（$K_p$）理论推导方法及饮用水中 200 多种有机物的 $K_p$，并在介绍 DBPs 的暴露估算方法时提供了饮用水中几种常见 DBPs 的 Kp，均可用于皮肤暴露剂量的估算。皮肤暴露水平以"单位体重的日均皮肤吸收剂量"（dermal absorption dose，DAD，mg/kg×d）来表示，其估算公式为：

$$DAD = \frac{DA_{event} \times EV \times ED \times EF \times SA}{BW \times AT} \tag{3-14}$$

式中，$DA_{event}$ 为每次暴露时皮肤的吸收剂量，单位为 mg/cm$^2$；EV 为每天暴露事件发生的频率，单位为 d$^{-1}$；SA 为可接触的皮肤表面积，单位为 cm$^2$。DBPs 属于有机物，其 $DA_{event}$ 的估算分为以下两种情况：

a）$t_{event} \leqslant t^*$ 时，

$$DA_{event} = 2FA_{der} \times K_p \rho_W \frac{6\tau_{event} \times t_{event}}{\pi} \tag{3-15}$$

b）$t_{event} > t^*$ 时，

$$DA_{event} = FA_{der} \times K_p \rho_W \left[ \frac{t_{event}}{1+B} + 2\tau_{event} \left( \frac{1+3B+3B^2}{(1+B)^2} \right) \right] \tag{3-16}$$

式中，$FA_{der}$ 为污染物的皮肤吸收比例，$K_p$ 为皮肤渗透系数，单位为 cm/h；$\tau_{event}$ 为每次暴露事件的滞后时间，单位为 h；$t_{event}$ 为单次暴露时间，单位为 h；$t^*$ 为吸收达到稳态的时间，单位为 h，$t^* = 2.4\tau_{event}$；$B$ 为化学物质经过角质层的渗透系数与经过活性表皮的渗透系数之比。不同化学物质的 $FA_{der}$、$\tau_{event}$、$t^*$、$B$ 取值不同，均取决于其物化特性，可以通过文献搜索获得。饮用水的皮肤暴露也可分为直接暴露和间接暴露两部分，直接暴露是指皮肤直接暴露于龙头水，间接暴露是指皮肤与经过加热或煮沸处理后的饮用水接触，这两种暴露方式中 DBPs 质量浓度 $\rho_W$ 应分别按照式（3-3）和式（3-4）进行估算。

# 第三节　挑战与展望

准确评估个体经不同途径暴露各种 DBPs 水平有助于准确确立饮用水 DBPs 暴露与人群健康效应或结局之间的关系。但由于不同 DBPs 的毒性存在差异，且管网中 DBPs 浓度受多种因素影响而存在显著的时间和空间变异，加上个体 DBPs 暴露途径多样、日常用水活动信息很难准确估计等困难，暴露评估一直是饮用水 DBPs 人群流行病学研究中面临的一个主要挑战。2000 年，来自分析化学、工程学、毒

理学、生物统计学和流行病学领域的专家在加拿大渥太华召开了有关饮用水 DBPs 暴露评估的国际研讨会，专家组从多个方面讨论并提出了提高饮用水 DBPs 暴露评估的建议。

## 一、外暴露评估

管网水中的 DBPs 浓度受水体有机物、温度、管材、余氯水平等因素影响存在显著的时间和空间变异。大量调查研究已经显示 THMs 或 HAAs 浓度即使在同一水厂的饮用水中也存在明显的季节变化（图 3-1）。此外，大量研究还发现管网中的 THMs 浓度随着与水厂距离增加而升高，而某些 HAAs 浓度则会随距离增加而降低。因此，采用管网水中监测的 DBPs 作为外暴露标志时，如果忽略这种时间和空间变异，就有可能带来暴露评估误差。目前国内外监测管网水中 DBPs 浓度的研究大多存在监测频率较低、采样点设定不足、很少测定水质参数等缺陷，因此很难准确评估管网水中 DBPs 浓度的时间和空间变异。

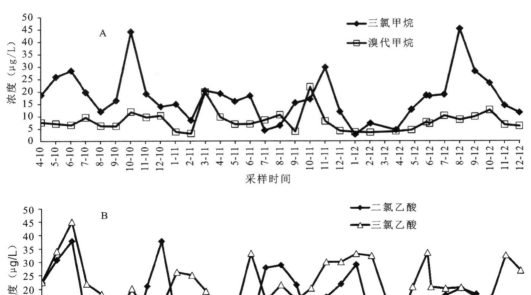

图 3-1 某一水厂区域内饮用水中 DBPs 浓度月均分布

为了提高 DBPs 外暴露评估的准确性，DBPs 暴露评估国际研讨小组建议在监测范围内设定多个有代表性的采样点，且至少要求每月测定一次管网水中 DBPs 浓度。与此同时，在采样过程中需测定水中总有机碳、溴离子、氯离子和余氯浓度，以及水质常规参数如温度和 pH 值等，用以评估水样采集所选时点是否具有代表性。评估管网水中 DBPs 浓度需测定（或记录）的水质指标包括化学指标、物理指标和处理措施等（表 3-2）。

表 3-2　管网水 DBPs 暴露评估需测定（或记录）的指标

| 类别 | 参数 |
|---|---|
| 化学指标 | 总有机碳；紫外线吸光度；溴离子浓度；4 种 THMs（三氯甲烷、一溴二氯甲烷、二溴一氯甲烷、TBM）；9 种 HAAs（一氯乙酸、二氯乙酸酸、三氯乙酸、一溴乙酸、二溴乙酸、三溴乙酸、一溴一氯乙酸酸、二溴一氯乙酸、一溴二氯乙酸）；总有机卤化物；总有机氯；总有机溴；余氯 |
| 物理指标 | 导电率；温度；pH 值 |
| 处理措施 | 消毒剂类型、使用消毒剂剂量和方法；过滤类型；使用促凝剂种类；深度处理工艺（活性炭吸附、滤膜） |
| 其他 | 管网水存储设备、存储时间、流速；各水质指标检测方法；水样采集的时间和地点 |

　　在评估 DBPs 外暴露浓度时，目前的流行病学研究主要测定饮用水中 THMs 或 HAAs 作为人群整体 DBPs 暴露的替代指标。然而，饮用水中的 DBPs 超过 600 余种，仅使用 THMs 或 HAAs 来评估人群整体 DBPs 暴露的健康风险并不准确。研究发现其他种类的 DBPs，如卤代乙腈类和卤代硝基甲烷类也具有遗传和生殖毒性。DBPs 暴露评估国际研讨小组基于已有的毒理学资料，推荐将来的研究还应关注其他种类的 DBPs，包括卤代硝基甲烷类、卤代乙腈类、卤代醛类、卤代乙酰胺类、卤代醋酸酯类、醛类、卤代酮类和卤代呋喃酮类（表 3-3）。此外，建立标准的分析方法，准确测量饮用水中低浓度的 DBPs 对于外暴露评估也非常重要。

表 3-3　未来饮用水 DBPs 暴露评估需关注的 DBPs 种类

| DBPs 类别 | 主要化合物 |
|---|---|
| 三卤甲烷类 | 氯溴碘甲烷、二溴一碘甲烷、二氯一碘甲烷 |
| 卤代乙酸类 | 3，3-二氯丙烯酸 |
| 卤代硝基甲烷类 | 二溴硝基甲烷 |
| 卤代乙腈类 | 氯溴乙腈、二溴乙腈 |
| 卤代醛类 | 二氯乙醛、氯溴乙醛 |
| 卤代乙酰胺类 | 2，2-二氯乙酰胺 |
| 卤代醋酸酯类 | 氯溴甲基醋酸酯 |
| 醛类 | 2-己烯醛、氰化甲醛 |
| 卤代酮类 | 1，3-二氯丙酮、1，1，3-三氯丙酮、1，1，3，3-四氯丙酮、1，1-二溴丙酮、1，1，3，3-四溴丙酮 |
| 卤代呋喃酮类 | 3-氯-4-氯溴甲基-5-羟基-2（5H）呋喃酮、3-氯-4-二溴甲基-5-羟基-2（5H）呋喃酮、3-溴-4-二溴甲基-5-羟基-2（5H）呋喃酮、3-氯-4-二氯甲基-5-羟基-2（5H）呋喃酮 |

　　根据不同研究目的，DBPs 外暴露评估方式亦不相同。例如，围绕 DBPs 暴露与肿瘤发病风险关联的流行病学研究需要追溯个体终身 DBPs 暴露剂量，这在实际研究中往往很难实现。而围绕 DBPs 暴露对生殖健康损害（如不良妊娠结局、精液质量、生殖功能相关激素、精子 DNA 损伤）的人群流行病学研究一般仅关注短时期（如几个月时间）个体 DBPs 暴露水平。DBPs 暴露评估国际研讨小组建议在开

展饮用水 DBPs 暴露对人类生殖健康影响的研究时须详细记录研究对象日常用水习惯（工作和家庭用水）、影响 DBPs 暴露的因素及其他暴露来源（表 3-4）。此外，调查过程中还应重点关注不同窗口期饮用水 DBPs 暴露对人类生殖健康的影响。例如，孕早期是器官形成和发育关键期，胎儿在此期间受外界环境污染的影响更为深远，在探讨孕期饮用水 DBPs 暴露与不良妊娠结局之间的关联时，须深入分析胎儿发育不同阶段饮用水 DBPs 暴露对出生结局的影响是否存在差异。此外，精子的发生是在生精小管内的有序过程，经过干细胞增殖、减数分裂等过程而形成精子细胞，整个过程大约需 74 d。精子细胞之后存储于附睾中 14～16 d，而刚进入附睾的 5～6 d，其在附睾液的浸润作用下获得前向运动的能力发育成熟。但目前尚无人群流行病学研究探讨精子发育关键阶段饮用水 DBPs 暴露对男性生殖健康的影响。

表 3-4　饮用水 DBPs 短期暴露评估需收集的信息

| 类别 | 主要内容 |
| --- | --- |
| 日常用水情况 | 用水活动（洗碗、洗衣、游泳等）；饮用水类型（自来水或瓶装水、地表水或地下水）；水温；浴室空气流通状况；洗澡（或淋浴）时间及频率；每日饮水量 |
| 影响 DBPs 暴露的因素 | 饮用水是否过滤；饮用水是否煮沸；瓶装水使用情况；调查时间；用水时间 |
| 其他 DBPs 暴露来源 | 膳食调查；饮料使用；药物使用；职业暴露；工作及居住环境 |

## 二、内暴露标志

相对于外暴露标志，内暴露标志可以综合反映个体经多途径暴露 DBPs 的整体水平。实用的内暴露标志物需要具备对暴露剂量敏感、样本处理较易、检测花费较小、生物半衰期较长等特点。鉴于大多数 DBPs 在体内的代谢过程并不是很清楚，目前已发展的 DBPs 生物暴露标志物包括呼出气、尿液和血液中的 THMs，以及尿液和血液中的 HAAs。其中基础水平的血液 THMs 和尿液中的三氯乙酸已经被较为广泛地应用于实际流行病学研究中，用以评估个体 DBPs 暴露水平。

DBPs 内暴露标志受个体用水习惯、饮食、日常活动、机体代谢状态等因素影响可能会存在显著的个体内变异。另外，收集和样本分析过程中也很难完全避免外界环境污染对测定结果的影响。尽管 Blount 等的研究发现血液中 THMs 浓度可反映个体较为稳定的暴露水平，但仍会因近期用水活动的影响存在波动。但目前流行病学研究多使用单次测定的浓度去评估个体长期慢性暴露水平，这可能会引起暴露分类错误，进而导致暴露效应关联估计的偏倚。尿液二氯乙酸和三氯乙酸浓度也容易受个体近期用水活动、生理特征等因素的影响。国内最近开展了一项研究，在 3 个月内采集了 11 位健康成人 8 d（分别为第 0 天、1 天、2 天、3 天、4 天、30 天、60 天 和第 90 天）所有的尿液样本（图 3-2）；采用等级相关系数［intraclass correlation coefficients，ICC＝个体间变异/（个体内变异＋个体间变异）］评估个体内和个体间二氯乙酸和三氯乙酸浓度变异大小，采用灵敏度和特异度评估单次或多次尿样预测 3 个月二氯乙酸和三氯乙酸高暴露组（Top 33%）分类的准确性。研究结果显示尿二氯乙酸和三氯乙酸浓度在 3 个月内的变异均较大（ICCs＝0.08～0.37）（表 3-5）。采用单次晨尿和点尿评估研究对象个体 3 个月二氯乙酸和三氯乙酸暴露分类的准确性较低（≤60%）（表 3-6），通过采集研究对象不同时点多次尿样将有助于提高个体二氯乙酸和三氯乙酸暴露评估的准确性。国内另外一项研究在 1 760 名孕妇中发现，孕早、中、晚期血三氯甲烷、一氯二溴甲烷及尿二氯乙酸、三氯乙酸浓度均存在显著的时间变异（ICC＝0. 01～0. 03）。

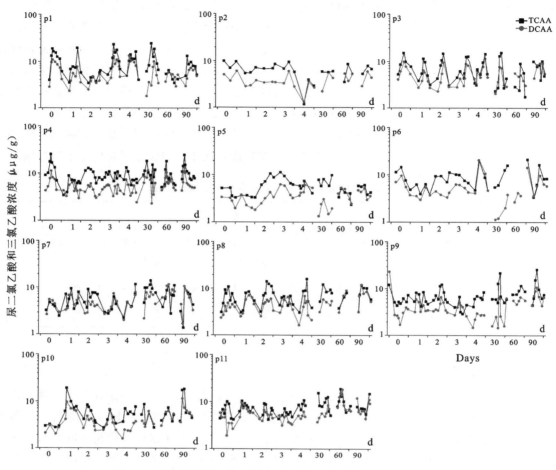

**图 3-2 成年男性尿二氯乙酸和三氯乙酸浓度在 3 个月内的变化**

（图片来源：Wang YX 等. Temporal variability in urinary levels of drinking water disinfection byproducts dichloroacetic acid and trichloroacetic acid among men［CJ］. Environmental research，135，2014，126-132）

**表 3-5 肌酐校正二氯乙酸和三氯乙酸浓度个体内和个体间变异组分**

| 尿样类型 | 二氯乙酸 | 三氯乙酸 |
|---|---|---|
| 天间 | | |
| 24 h 尿（$n=88$） | | |
| ICCs | 0.24 | 0.18 |
| 个体间方差（%） | 0.004（24%） | 0.004（18%） |
| 个体内方差（%） | 0.013（76%） | 0.018（82%） |
| 晨尿（$n=88$） | | |
| ICCs | 0.37 | 0.23 |
| 个体间方差（%） | 0.010（37%） | 0.009（23%） |
| 个体内方差（%） | 0.017（63%） | 0.030（77%） |

续表

| 尿样类型 | 二氯乙酸 | 三氯乙酸 |
|---|---|---|
| 点尿 （$n$＝529） | | |
| ICCs | 0.14 | 0.09 |
| 个体间方差（%） | 0.005（14%） | 0.004（9%） |
| 个体内方差，天间（%） | 0.009（25%） | 0.013（30%） |
| 个体内方差，天内（%） | 0.022（61%） | 0.026（61%） |
| 月间 | | |
| 24 h 尿（$n$＝88） | | |
| ICCs | 0.24 | 0.19 |
| 个体间方差（%） | 0.005（24%） | 0.005（19%） |
| 个体内方差（%） | 0.016（76%） | 0.022（81%） |
| 晨尿（$n$＝88） | | |
| ICCs | 0.10 | 0.17 |
| 个体间方差（%） | 0.004（10%） | 0.006（17%） |
| 个体内方差（%） | 0.038（90%） | 0.030（83%） |
| 点尿（$n$＝529） | | |
| ICCs | 0.08 | 0.11 |
| 个体间方差（%） | 0.004（8%） | 0.006（11%） |
| 个体内方差，天间（%） | 0.017（35%） | 0.012（22%） |
| 个体内方差，天内（%） | 0.028（57%） | 0.037（67%） |

表 3-6　单次或多次尿样预测个体 3 个月平均高暴露（Top 33%）的灵敏度和特异度

| 尿样类型 | 二氯乙酸 | | 三氯乙酸 | |
|---|---|---|---|---|
| | 灵敏度 | 特异度 | 灵敏度 | 特异度 |
| 晨尿 | | | | |
| 单次尿样 | 0.60 | 0.81 | 0.47 | 0.76 |
| 双次尿样（天间） | 0.63 | 0.85 | 0.50 | 0.78 |
| 双次尿样（月间） | 0.60 | 0.85 | 0.57 | 0.81 |
| 三次尿样（天间） | 0.67 | 0.85 | 0.63 | 0.81 |
| 三次尿样（月间） | 0.67 | 0.85 | 0.67 | 0.86 |
| 点尿 | | | | |
| 单次尿样 | 0.47 | 0.79 | 0.50 | 0.78 |
| 双次尿样（天间） | 0.63 | 0.85 | 0.60 | 0.79 |
| 双次尿样（月间） | 0.60 | 0.84 | 0.57 | 0.80 |

续表

| 尿样类型 | 二氯乙酸 | | 三氯乙酸 | |
| --- | --- | --- | --- | --- |
| | 灵敏度 | 特异度 | 灵敏度 | 特异度 |
| 三次尿样（天间） | 0.73 | 0.83 | 0.70 | 0.86 |
| 三次尿样（月间） | 0.77 | 0.86 | 0.70 | 0.80 |

此外，使用 DBPs 内暴露生物标志物可能会高估或低估个体的实际暴露水平。以三氯乙酸为例，一方面暴露饮用水 DBPs 不是尿液中三氯乙酸的唯一来源，其他化学物质如三氯乙烯、四氯乙烯和 1，1，1-三氯乙烷等在人体内也会代谢为三氯乙酸。已有的研究表明普通人群尿液中的三氯乙酸浓度或多或少与三氯乙烯和四氯乙烯暴露有关。另一方面，尿液中三氯乙酸仅仅反映的是经口途径暴露的 DBPs 水平，而不能反映经洗澡和游泳等经皮肤和呼吸途径暴露的 DBPs 水平。此外，使用 DBPs 内暴露生物标志物还需要考虑个体体重指数、遗传、年龄等因素对标志物代谢的影响。有研究发现体重指数较高的人群体内血液中 THMs 浓度相对于体重指数较小者要高，同时发现个体基因型与血液中 THMs 浓度有关，如 CYP2D6 或者 GSTT1 缺失型基因与血液中 TCM 浓度增加存在相关，而 CYP2D6 杂合型基因能抑制血液中 TCM 和 BDCM 浓度的增加。最近的研究还发现年龄与血液中 THMs 浓度呈正相关。

DBPs 暴露评估国际研讨小组建议在今后的饮用水 DBPs 暴露标志物研究中，需要全面了解特定 DBPs 暴露标志物的吸收、分布、代谢和排泄特征，以及暴露途径、暴露频率和代谢前体物浓度对机体暴露水平的影响；全面了解特定 DBPs 暴露标志物生物半衰期及个体代谢差异；建立 DBPs 人类生理毒性模型；全面了解各种 DBPs 毒性大小及作用机制；探索反映长期慢性 DBPs 暴露水平的生物标志物，如 DNA 和蛋白加合物等；探寻能同时反映多种 DBPs 整体暴露水平的暴露标志物；建立 DBPs 暴露标志物样本采集和存储标准化方案；探寻其他可用作 DBPs 暴露评估的生物样本，如唾液、汗液等。

### 三、模型暴露评估

虽然已发展的 DBPs 预测模型在管网水 DBPs 浓度评估中得到了很好的应用，但 DBPs 模型暴露评估还是属于间接的暴露评估方法，其与直接测定生物样本或饮用水中的 DBPs 浓度在评估的精确度上要相对差一些。同时，这些 DBPs 预测模型在应用中存在的一些不确定性也需要考虑和分析。如忽略了 DBPs 浓度在饮用水中存在的时间和空间变异，没有考虑室内饮用水处理、管道材质及管网水力等因素对 DBPs 浓度的影响。

构建不同途径 DBPs 暴露模型时，正确选取暴露参数取值范围是保证暴露模拟结果科学、准确的关键因素。美国、加拿大及欧洲很多国家很早就开展了许多关于暴露参数的调查和研究。其中，美国对这方面研究非常重视，20 世纪 80 年代末美国加州空气资源局就进行了全州的活动模式研究，搜集了美国居民日常活动模式的相关暴露信息；20 世纪 90 年代中期美国 EPA 开展了为期两年的国家人类活动模式调查，是第一次全美范围内的研究，也是目前为止规模最大、最有效的人类活动模式调查；美国 EPA 早在 1989 年已经颁布了《暴露因子手册》，其中总结了大量调研成果，并在 1997 年、2002 年和 2011 年陆续进行了更新。我国在暴露参数方面的调查和研究甚为匮乏，尤其缺少全国范围内的大规模调研，健康风险评价中对于暴露参数的取值一般都直接参考美国 EPA 推荐值。但由于暴露特征的地域差异，已有多项研究表明直接参考国外取值会造成评价结果的很大偏差。因此，应通过实地调研和调查问卷获得取值，才能降低暴露评价中的不确定性，使估算结果趋于准确。目前，我国学者段小丽等对我国居民在日常生活中的一些基本暴露参数进行了大量专题研究，并在《暴露参数的研究方法及其在环境健康风险评价中的应用》一书中进行了系统的总结，还有一些关于国内局部地区的人体饮水量、呼吸速率、体表面积等参数的研究，但仍有很多暴露数据方面的空白需要进一步开展广泛和深入的研究。

DBPs暴露评估国际研讨小组建议在今后的DBPs模型暴露评估中，需要在实际现场研究中反复验证模型的可靠性，找出影响DBPs暴露的关键因素（如环境因素、个人用水活动等），并优化后续问卷调查内容；评估不同来源（饮用水、泳池或温泉；居住地或工作场所）和途径（消化道、呼吸道或皮肤接触）DBPs暴露对个体暴露水平的影响；考虑个体经多种途径暴露DBPs的时间变异，构建反映个体长期慢性暴露水平的模型；建立反映多种DBPs整体暴露水平的模型，考虑不同DBPs在机体内吸收、分布、代谢和排泄的特征；阐明管网水中DBPs浓度与个体实际暴露水平之间的关联；评估模型的灵敏度和不确定性。

（汪一心）

# 参考文献

[1]　H. Ding, L. Meng, H. Zhang, etal, Occurrence, profiling and prioritization of halogenated disinfection by-products in drinking water of China [J]. Environmental Science. Processes impacts,2013,15(7):1424-1429.

[2]　孟丽苹,董兆敏,胡建英.全国自来水厂卤乙酸浓度调查、风险评估与标准建议[J].中国环境科学,2012,32(4):721-726.

[3]　S. D. Richardson,D. M. DeMarini,M. Kogevinas et al. What's in the pool? A comprehensive identification of disinfection by-products and assessment of mutagenicity of chlorinated and brominated swimming pool water [J]. Environmental Health Perspectives,2010,118(11):1523-1530.

[4]　E. J. Daiber,D. M. DeMarini,S. A. Ravuri,et al. Progressive Increase in Disinfection Byproducts and Mutagenicity from Source to Tap to Swimming Pool and Spa Water:Impact of Human Inputs [J]. Environmental Science and Technology,2016,50(13):6652-6662.

[5]　顾平.室内游泳池水中三卤甲烷类和卤乙酸类消毒副产物检测及其状况研究 [D].上海:复旦大学,2013.

[6]　Cardador M J,Gallego M. Haloacetic acids content of fruit juices and soft drinks[J]. Food Chemistry,2015,173(173):685-693.

[7]　A. P. Dufour,O. Evans,T. D. Behymer,etal,Water ingestion during swimming activities in a pool:a pilot study [J]. Journal of Water and Health,2006,4(4):425-430.

[8]　J. Lee,KT. Ha,KD. Zoh. Characteristics of trihalomethane(THM) production and associated health risk assessment in swimming pool waters treated with different disinfection methods [J]. The Science of the Total Environment,2009,407(6):1990-1997.

[9]　曾治乾,林哲墩.室内泳池加氯消毒副产物浓度调查与健康风险评估 [J].海峡预防医学杂志,2016,22(2):58-61.

[10]　T. L. Leavens,B. C. Blount,D. M. DeMarini,et al. Disposition of bromodichloromethane in humans following oral and dermal exposure [J]. Toxicological sciences,2007,99(2):432-445.

[11]　X. Xu,C. P. Weisel. Dermal uptake of chloroform and haloketones during bathing [J]. Journal of Exposure Analysis and Environmental Epidemiology,2005,15(4):289-296.

[12]　M. Trabaris,J. D. Laskin,C. P. Weisel. Percutaneous absorption of haloacetonitriles and chloral hydrate and simulated human exposures [J]. Journal of Applied Toxicology 2012,32(6):387-394.

[13]　S. W. Krasner,J. M. Wright. The effect of boiling water on disinfection by-product exposure [J]. Water Research,2005,39(5):855-864.

[14]　X. Xu,C. P. Weisel. Human respiratory uptake of chloroform and haloketones during showering [J]. Journal of Exposure Analysis and Environmental Epidemiology,2005,15(1):6-16.

[15]　S. Kanitz,Y. Franco,V. Patrone,et al. Association between drinking water disinfection and somatic parameters at birth [J]. Environmental Health Perspectives,1996,104(5):516-520.

[16] A. Aschengrau, S. Zierler, A. Cohen. Quality of community drinking water and the occurrence of late adverse pregnancy outcomes [J]. Archives of Environmental Health, 1993, 48(2): 105-113.

[17] P. Magnus, J. J. Jaakkola, A. Skrondal, et al. Water chlorination and birth defects [J]. Epidemiology, 1999, 10(5): 513-517.

[18] F. J. Bove, M. C. Fulcomer, et al. Public drinking water contamination and birth outcomes [J]. American Journal of Epidemiology, 1995, 141(9): 850-862.

[19] L. Dodds, W. King, C. Woolcott, et al. Trihalomethanes in public water supplies and adverse birth outcomes [J], Epidemiology, 1999, 10(3): 233-237.

[20] J. M. Wright, A. Evans, J. A. Kaufman, et al. Disinfection By-Product Exposures and the Risk of Specific Cardiac Birth Defects [J]. Environmental Health Perspectives, 2017, 125(2): 269-277.

[21] R. B. Smith, S. C. Edwards, N. Best, et al. Birth Weight、Ethnicity and Exposure to Trihalomethanes and Haloacetic Acids in Drinking Water during Pregnancy in the Born in Bradford Cohort [J]. Environmental Health Perspectives, 2016, 124(5): 681-689.

[22] M. Kogevinas, C. M. Villanueva, L. Font-Ribera, et al. Genotoxic effects in swimmers exposed to disinfection by-products in indoor swimming pools [J]. Environmental Health Perspectives, 2010, 118(11): 1531-1537.

[23] L. Font-Ribera, M. Kogevinas, J. P. Zock, et al. Short-term changes in respiratory biomarkers after swimming in a chlorinated pool [J]. Environmental Health Perspectives, 2010, 118(11): 1538-1544.

[24] Q. Zeng, W. C. Cao, B. Zhou, et al. Predictors of Third Trimester BloodTrihalomethanes and Urinary Trichloroacetic Acid Concentrations among Pregnant Women [J]. Environmental Science and Technology, 2016, 50(10): 5278-5285.

[25] W. C. Cao, Q. Zeng, Y. Luo, et al. Blood Biomarkers of Late Pregnancy Exposure toTrihalomethanes in Drinking Water and Fetal Growth Measures and Gestational Age in a Chinese Cohort [J]. Environmental Health Perspectives, 2016, 124(4): 536-541.

[26] A. M. Riederer, R. Dhingra, B. C. Blount, et al. Predictors of blood trihalomethane concentrations in NHANES 1999-2006 [J]. Environmental Health Perspectives, 2014, 122(7): 695-702.

[27] W. Zhang, S. Gabos, D. Schopflocher, et al. Validation of urinary trichloroacetic acid as a biomarker of exposure to drinking water disinfection by-products [J]. Journal of Water and Health, 2009, 7(3): 359-371.

[28] A. M. Calafat, Z. Kuklenyik, S. P. Caudill, et al. Urinary levels of trichloroacetic acid, a disinfection by-product in chlorinated drinking water, in a human reference population [J]. Environmental Health Perspectives, 2003, 111(2): 151-154.

[29] Q. Zeng, Y. X. Wang, S. H. Xie, et al. Drinking-water disinfection by-products and semen quality: a cross-sectional study in China [J]. Environmental Health Perspectives, 2014, 122(7): 741-746.

[30] 王晨晨, 牛志广, 张颖. 饮用水中消毒副产物的室内暴露模拟方法研究进展 [J]. 安全与环境学报, 2015, 15(3): 341-347.

[31] E. Kim, J. C. Little, N. Chiu. Estimating exposure to chemical contaminants in drinking water [J]. Environmental Science and Technology, 2004, 38(6): 1799-1806.

[32] 段小丽. 暴露参数的研究方法及其在环境健康风险评价中的应用 [M]. 北京: 科学出版社, 2012.

[33] Y. X. Wang, Q. Zeng, L. Wang, et al. Temporal variability in urinary levels of drinking water disinfection byproducts dichloroacetic acid and trichloroacetic acid among men [J]. Environmental research, 2014, 135: 126-132.

[34] Y. X. Wang, C. Liu, Y. J. Chen, et al. Profiles, variability and predictors of concentrations of blood trihalomethanes and urinary haloacetic acids along pregnancy among 1760 Chinese women [J]. Environmental research, 2019, 172: 665-674.

# 第四章 饮用水消毒副产物的遗传毒性和致癌性

目前在饮用水中鉴别的消毒副产物（disinfection by-products，DBPs）有 600 多种，更多的 DBPs 还在不断被发现。至今已经测试的 DBPs 大部分具有遗传毒性。美国国家毒理学项目（national toxicology program，NTP）报道：一些饮用水中广泛存在的 DBPs，如三氯甲烷、二氯乙酸、二溴乙酸、一溴二氯乙酸和一溴一氯乙酸，能够引起试验动物多部位癌性肿瘤；另外一些 DBPs，如二溴一氯乙酸和三溴乙酸通过体内代谢转化为致癌物质。国际癌症研究所（international agency for research on cancer，IARC）已经对下列 DBPs 的致癌性证据进行详细评估：氯胺、氯醛、水合氯醛、二氯乙酸、三氯乙酸和 3-氯-4-二氯甲基-5-羟基-2（5氢）呋喃（MX）及一溴一氯乙酸、二溴乙酸和二溴乙腈。迄今，流行病学研究发现人体多器官的癌症发生与氯化饮用水暴露有关，其中氯化饮用水暴露与膀胱癌发生相关的流行病学证据呈现最大的一致性。虽然 DBPs 导致的其他潜在健康危害（如影响生殖、发育功能）正日益被重视，但当前关注最多的还是长期暴露导致的致癌危险。饮用水中 DBPs 容许浓度标准的制定就是基于其致癌能力。氯消毒饮用水中最常见的 DBPs 类型是三卤甲烷（trihalomethanes，THMs）和卤代乙酸（haloacitic acid，HAAs）；溴酸盐、亚氯酸盐分别主要产生于臭氧消毒、二氧化氯消毒的饮用水中。4 种 THMs、5 种 HAAs 及溴酸盐和亚氯酸盐作为必须限制的饮用水污染物已经被纳入到中国 2006 年版《饮用水水质卫生标准》。除了这 11 个被调控的 DBPs 外，其他 DBPs 的遗传毒性和/或致癌性数据极其有限。本章概括性描述了现有 DBPs 的遗传毒性和/或致癌性证据。因为 DBPs 遗传毒性的测试结果受很多因素（特别是测试体系、检测终点）的影响，特定 DBPs 遗传毒性的有无在不同检测系统中的结果可能不一致。本章参考 Richard 等基于证据权重的方法，将在几项研究中利用同一测试体系检测呈现遗传毒性的 DBPs 或者在两个及以上不同测试体系检测中均呈现遗传毒性的 DBPs，判定为具有遗传毒性。

## 第一节 典型饮用水消毒副产物的遗传毒性和致癌性

### 一、受控饮用水 DBPs 的遗传毒性和致癌性

#### （一）THMs

THMs 是人类在氯化饮用水中发现的第一类 DBPs，三氯甲烷、一溴二氯甲烷、二溴一氯甲烷和溴仿是氯化饮用水中最常见的 4 种 THMs，尤其以三氯甲烷为主。

**1. 遗传毒性** 迄今已对 THMs 的遗传毒性开展大量的体内、体外试验研究，详细结果见 IARC 和 Richard 等的综述。

（1）三氯甲烷：三氯甲烷是研究最多的 THMs 之一，在大多数的体内、体外遗传毒性测试系统中呈现阴性结果。普遍认为三氯甲烷缺乏直接的体内、体外遗传毒性证据，是非遗传毒性物质。

（2）一溴二氯甲烷：在标准的 Ames 测试系统中不引起基因突变，但可在另外的测试系统中显示出

遗传毒性，如诱导转基因沙门氏菌株（RSJ100）组氨酸回复突变与人肺上皮细胞 DNA 链断裂。因而认为一溴二氯甲烷属遗传毒性物质。由于一溴二氯甲烷可被谷胱苷肽硫转移酶 T1-1（glutathione S-trans-ferase T1-1，GSTT1-1）活化成具有诱变性的物质，因此一溴二氯甲烷在一些遗传毒性测试系统中显示阴性结果可能与 GSTT1-1 缺乏有关。

（3）二溴一氯甲烷：在一些体外测试（如 RSJ100 沙门氏菌组氨酸回复突变试验、PQ37 菌 SOS 试验）中显示出诱变性和 DNA 损伤潜能，而在标准的 Ames 测试系统中不引起基因突变。来自体内研究的遗传毒性结论模棱两可。有研究观察到二溴一氯甲烷可诱导 *Pleurodeles waltl* 幼虫外周血红细胞染色体断裂，而另外的研究发现二溴一氯甲烷不能引起大鼠肝脏细胞非程序性 DNA 合成。一般认为二溴一氯甲烷属遗传毒性物质。

（4）溴仿：体外、体内的遗传毒性测试结果均不一致。在标准的 Ames 测试系统中多不引起基因突变，而在 RSJ100 沙门氏菌组氨酸回复突变测试时呈现阳性结果。溴仿在小鼠骨髓微核试验中不诱导微核，但可导致 *Pleurodeles waltl* 幼虫外周血红细胞染色体断裂。总体趋向认为溴仿具有遗传毒性。

**2. 致癌性** 三氯甲烷、一溴二氯甲烷、二溴一氯甲烷和溴仿都对啮齿动物有致癌作用。

（1）三氯甲烷：利用啮齿动物进行致癌性检测，三氯甲烷仅在诱导肝、肾细胞毒性的剂量水平引起肝、肾肿瘤。因为缺乏遗传毒性，因而直接的 DNA 反应性、致突变性不被认为是三氯甲烷致癌作用的关键因素。大量研究数据支持三氯甲烷通过细胞毒性作用引发癌症的假设：三氯甲烷引起细胞凋亡、再生细胞增殖的继发性事件从而产生致癌效应。IARC 认为三氯甲烷对人可能致癌，将其致癌危险归为 2B 级（人类致癌性证据不足，对实验动物致癌性证据充分）。美国环境保护署（environmental protec-tion agency，EPA）认为，只要接触三氯甲烷的量低于其导致细胞损伤的阈值，其诱导癌症的风险就低，而饮用水中三氯甲烷的卫生标准远低于其致细胞损伤的阈值。

（2）一溴二氯甲烷：NTP 的致癌性检测结果显示，一溴二氯甲烷诱导大鼠、小鼠肾腺瘤与腺癌、大鼠大肠罕见肿瘤（腺瘤息肉与腺癌）和雌性小鼠肝细胞腺瘤与腺癌。饮用水中常见的 4 种 THMs 中，一溴二氯甲烷似乎是最强烈的啮齿动物致癌物质，在较低的剂量、更多的靶点引起肿瘤。一溴二氯甲烷的直接致突变性与导致再生增生的细胞毒性可能解释一些但不是全部的致癌作用。在用一溴二氯甲烷灌胃 2 年的大鼠中观察到与肾小管细胞癌相一致的肾小管细胞增生效应，但细胞增生与一溴二氯甲烷在小鼠中诱导的肝肿瘤无关。另外，在 NTP 的致癌试验中，没有观察到一溴二氯甲烷致肠道细胞毒性的证据，但出现肠癌的高发生率。因此，一溴二氯甲烷的细胞毒性作用可能会在高剂量水平增强某些啮齿动物组织的肿瘤发生。一溴二氯甲烷通过代谢物直接诱导突变也可能起致癌作用。IARC 认为一溴二氯甲烷对人类可能致癌，将其致癌危险归为 2B 级。

（3）二溴一氯甲烷：NTP 的致癌性检测结果显示，二溴一氯甲烷诱导雌性小鼠肝细胞腺瘤和肝癌（可能对雄性小鼠也有此作用），但不导致大鼠肝脏肿瘤发生。IARC 认为二溴一氯甲烷对人类的致癌性尚无法分类，即为人类可疑化学致癌物，将其致癌危险归为 3 级。

（4）溴仿：NTP 的致癌性检测结果显示，溴仿引起大鼠相对罕见的大肠肿瘤增加，对小鼠无此作用。溴仿的致癌作用机制与一溴二氯甲烷相似。IARC 将其致癌危险归为 3 级。

**（二）HAAs**

氯化消毒饮用水中二卤代乙酸盐和三卤代乙酸盐的浓度普遍高于单卤代乙酸盐，是主要的 HAAs。二氯乙酸和三氯乙酸几乎完全以盐形式存在于饮用水中。

**1. 遗传毒性**

（1）一氯乙酸：在多种类型的遗传毒性检测系统中呈阳性反应。体外试验中，一氯乙酸诱导中国仓鼠卵巢细胞 DNA 损伤，在 SOS/Umu 试验中表现出诱变性，可导致中国仓鼠卵巢细胞次黄嘌呤-鸟嘌呤转磷酸核糖基酶（hypoxanthine-guanine phosphoribosyl transferase，HGPRT）基因突变。体内试验中，一氯乙酸诱导褐鼠骨髓细胞的微核形成、染色体畸变。

（2）二氯乙酸：在 3 种鼠伤寒沙门氏菌株致突变检测试验中呈现阳性反应（5 项 TA100 菌株致突变研究中的 3 项显示诱变性；单次 RSJ100 菌株致突变研究显示诱变性；3 项 TA98 菌株致突变研究中的 2 项显示诱变性）。通过体外中国仓鼠卵巢细胞单细胞凝胶电泳检测，二氯乙酸不能诱导 DNA 损伤。在一项雄性 B6C3F1 小鼠嗜多染红细胞试验中，二氯乙酸诱导微核形成。总体认为二氯乙酸具有遗传毒性。

（3）三氯乙酸：体外 DNA 链断裂诱导试验中，没有观察到三氯乙酸导致的小鼠、大鼠和仓鼠细胞 DNA 损伤，但在基于小鼠淋巴瘤细胞的诱导试验中呈弱阳性反应。一项研究显示，三氯乙酸注射到 Swiss 小鼠引起骨髓细胞微核增加，而另外一项研究将 10 倍高剂量的三氯乙酸注射到 C57BL/6JfBL10/Alpk 小鼠，没有观察到微核形成。因为三氯乙酸在细菌、哺乳动物细胞基因突变及 DNA 损伤一般呈现阴性结果，总体认为三氯乙酸不具有遗传毒性。

（4）溴化卤代乙酸：溴氯乙酸和二溴乙酸。溴氯乙酸、二溴乙酸在标准的 Ames 测试系统中引起基因突变，在体外中国仓鼠卵巢细胞单细胞凝胶电泳检测试验中诱导 DNA 损伤。一般而言，溴代乙酸比对应的氯代乙酸毒性大，且毒性随分子上卤原子取代数的增加而减少；溴代乙酸比氯代乙酸致突变性更强。

**2. 致癌性**

（1）一氯乙酸：在 2 年的致癌性试验中，不管用灌胃还是通过饮用水暴露的方式，都没能检测到一氯乙酸对啮齿动物的致癌效应。

（2）二氯乙酸：在 8 项致癌性研究中，二氯乙酸通过饮用水途径给予雌、雄性小鼠增加其肝细胞癌或腺瘤的发生率，是一种非常强的肝肿瘤诱导物质。在 2 年致癌性试验中，浓度低至 0.5 g/L 的二氯乙酸即可导致约 80% 的试验动物发生肝脏肿瘤。二氯乙酸还能促进经致癌物启动的雌、雄性小鼠肝细胞癌的发生，在体内出现促癌效应。由于体内检测到最小基因毒性效应所必需的二氯乙酸血液水平比其诱导 80% 的肿瘤发生所需的血液水平高 3 个数量级，二氯乙酸的遗传毒性可能在低剂量二氯乙酸诱导啮齿动物肝癌中起的作用很小。虽然致癌剂量的二氯乙酸在靶器官中诱导细胞毒性损伤，会导致增生修复。然而，有证据显示二氯乙酸差异影响正常肝细胞和已经启动肝细胞的复制率，并且二氯乙酸能够作为肿瘤启动子在所有致癌剂量下对细胞复制或细胞凋亡产生影响。因而二氯乙酸可能通过肿瘤促进而不是细胞毒性致肝肿瘤。IARC 将二氯乙酸致癌危险归为 2B 级。

（3）三氯乙酸：致癌性检测试验揭示三氯乙酸诱导小鼠肝细胞癌。此外，三氯乙酸增加 N-甲基-N-亚硝基脲启动的小鼠肝细胞癌的发生，显现出促肿瘤活性。三氯乙酸诱导肿瘤的机制尚不清楚。在诱导肝肿瘤的相同剂量范围内，三氯乙酸诱导雄性 B6C3F1 小鼠肝脏过氧化物酶体增殖。三氯乙酸对 B6C3F1 小鼠肝脏的致瘤作用似乎与其诱导过氧化物酶体和相关蛋白质合成的能力有关。其他机制也可能参与三氯乙酸的诱导作用。除了二氯乙酸之外，还有另外一些三氯乙酸的高反应性代谢物可能产生毒性。现有的证据提示饮用水中低浓度的三氯乙酸对人类的致癌危害风险可以忽略。IARC 将三氯乙酸致癌危险归为 3 级。

（4）溴氯乙酸、二溴乙酸：当前尚缺乏溴氯乙酸致癌性测试的数据。在一项 2 年的致癌性试验中，观察到二溴乙酸诱导大鼠单核细胞白血病、腹腔间皮瘤和小鼠肝细胞腺瘤或癌、肝母细胞瘤及肺泡腺瘤或癌。

### （三）溴酸盐

溴酸盐是臭氧消毒的特征性 DBPs。含有高浓度溴化物（大于 $50\ \mu g/L$）的源水进行臭氧消毒处理可产生大量的溴酸盐副产物。有研究表明，二氧化氯消毒、次氯酸盐消毒也可产生少量溴酸盐。

**1. 遗传毒性**　多个试验研究揭示了溴酸盐的遗传毒性。溴酸盐在标准的 Ames 测试系统中引起基因突变，导致 V79 细胞微核形成、染色体畸变及 HGPRT 基因突变。

**2. 致癌性**　溴酸盐诱导小鼠肾脏肿瘤、大鼠甲状腺滤泡细胞肿瘤和肾肿瘤发生。大量研究工作证明氧化应激在溴酸盐诱导肾肿瘤发生中起重要作用。IARC 将溴酸盐致癌危险归为 2B 级。

### （四）亚氯酸盐

亚氯酸盐是二氧化氯消毒的特征性 DBPs。强氧化性二氧化氯与水中的天然有机物或无机物反应，还原降解生成亚氯酸盐及氯酸盐及氯离子。

**1. 遗传毒性**　当前关于亚氯酸盐的毒性数据很少，也没有对亚氯酸盐的致突变性进行直接测量。

**2. 致癌性**　在 3 个通过饮用水暴露 85 周的毒性试验中，没有观察到亚氯酸盐对试验大鼠、小鼠的致癌性。至今没有针对亚氯酸盐开展 2 年期的致癌性试验。

## 二、非受控饮用水 DBPs 的遗传毒性和致癌性

### （一）卤乙腈（haloacetonitriles，HANs）

饮用水氯化、氯胺化、二氧化氯和臭氧消毒均产生 HANs 副产物，尤以氯胺消毒过程产生的浓度最高。迄今，对 HANs 的毒性研究多集中在遗传毒性，致癌性研究极其有限。

**1. 遗传毒性**　一氯乙腈、二氯乙腈和三氯乙腈的沙门氏菌致突变检测试验普遍呈现阳性反应，而一溴乙腈、二溴乙腈和一溴一氯乙腈的测试结果多呈阴性。5 种 HANs（一氯乙腈、二氯乙腈、三氯乙腈、一溴乙腈、二溴乙腈）可诱导 HeLa S3 细胞 DNA 损伤；溴化乙腈比氯化乙腈更具遗传毒性，并且这些 HANs 的遗传毒性随化合物的卤代原子数增加而加大。7 种 HANs（一氯乙腈、二氯乙腈、三氯乙腈、一溴乙腈、二溴乙腈、一溴一氯乙腈、一碘乙腈）可诱导中国仓鼠卵巢细胞 DNA 损伤，一碘乙腈呈现最高的遗传毒性，且这些 HANs 比受控的饮用水 DBPs（如 HAAs）毒性更强。

**2. 致癌性**　雌性 SEN 小鼠皮肤施用一溴一氯乙腈未见诱导皮肤肿瘤。在一个肿瘤启动/促进研究中，雌性 SEN 小鼠局部皮肤施用一溴一氯乙腈 2 周后继续重复接触 12-O-十四烷酰佛波醚 13-乙酸酯 20 周，最高剂量组（4 800 mg/kg 体重）小鼠的肿瘤数轻微上升。经口给予一溴一氯乙腈（10 mg/kg 体重，每周 3 次，共 8 周）的雌性 A/J 小鼠，观察到肺肿瘤发生率及平均每只小鼠肿瘤数量增加。

### （二）卤代呋喃酮（halofuranones，HFs）

卤代呋喃酮，特别是 MX，是一类遗传毒性被广泛研究的非调控 DBPs。有关 MX 和一些相关卤代呋喃酮的详细遗传毒性、致癌性研究资料见 McDonald 和 Komulainen 及 IARC 的综述。MX 是至今发现的具有特别强致突变能力的氯化 DBPs。虽然饮用水中 MX 的浓度很低（通常为几十纳克），但其对氯消毒饮用水总致突变性的贡献可达 20%～50%。饮用水中 MX 的异构体和类似物较多，大多数已测试的类似物的致突变性不如 MX。

**1. 遗传毒性**　MX 是沙门氏菌碱基置换或移码突变致突变物，是最强的沙门氏菌 TA100 直接诱变剂之一，产生 4 700 个回复突变体/nmol（约 22 个回复突变体/ng）。MX 也是强烈的致哺乳动物细胞遗传损伤的毒素，诱导 DNA 链断裂、非程序性 DNA 合成、姐妹染色单体互换、微核和染色体畸变。

**2. 致癌性**　剂量低至（0.4 mg/kg 体重）·$d^{-1}$ 的 MX 可诱导试验大鼠多个器官发生肿瘤（甲状腺滤泡细胞腺瘤及癌、肝腺瘤和癌、肺腺瘤、淋巴瘤和白血病）。除了与强烈的遗传毒性有关外，MX 的致癌机制还与其启动子活性、氧化应激诱导能力有关。IARC 将 MX 致癌危险归为 2B 级。根据现有的 MX 致癌性数据，McDonald 和 Komulainen 估算 70 kg 体重的人每天饮 2L 水（含 310 ng/L MX），终身患癌的超额风险约为 $40 \times 10^{-6}$。

### （三）卤代硝基甲烷（halonitromethanes，HNMs）

氯、氯胺消毒均能产生 HNMs 副产物，在氯或氯胺消毒之前使用臭氧预消毒技术增加三卤硝基甲烷的形成。HNMs 具有强烈的致突变性。由于 HNMs 的细胞、遗传毒性比调控的 DBPs 都强，被美国 EPA 列为优先控制 DBPs。

**1. 遗传毒性**　HNMs 的遗传毒性已经为一系列试验研究所证实。利用 Ames 测试系统（沙门氏菌 TA100）评估了 9 种 HNMs（一氯硝基甲烷、二氯硝基甲烷、三氯硝基甲烷、一溴硝基甲烷、二溴硝基甲烷、三溴硝基甲烷、二溴一氯硝基甲烷、一溴二氯硝基甲烷和一氯一溴硝基甲烷）的致突变性。HNMs 对 TA100 的诱变能力排序为：二溴硝基甲烷≈一氯一溴硝基甲烷＞三氯硝基甲烷＝一氯硝基甲烷＞一溴硝基甲烷＝二氯硝基甲烷＝一溴二氯硝基甲烷＞二溴一氯硝基甲烷≈三溴硝基甲烷。9 种 HNMs 对中国仓鼠卵巢细胞的遗传毒性也被用单细胞凝胶电泳试验评估，遗传毒性大小排序为：二溴硝基甲烷＞一溴二氯硝基甲烷＞三溴硝基甲烷＞三氯硝基甲烷＞一溴硝基甲烷＞二溴一氯硝基甲烷＞一氯一溴硝基甲烷＞二氯硝基甲烷＞一氯硝基甲烷。这些 HNMs 对沙门氏菌和中国仓鼠卵巢细胞都具有遗传毒性，虽然在两个试验检测系统中体现出来的遗传毒性相对大小不太一致，溴化硝基甲烷和溴氯硝基甲烷的遗传毒性相对氯化硝基甲烷似乎更强。

**2. 致癌性**　虽然 NTP 已经对三氯硝基甲烷进行了大鼠、小鼠致癌性测试，但是这些研究由于存在试验大鼠生存时间短、小鼠致癌性结果不确定及试验用三氯硝基甲烷剂量可能偏低的局限，尚无法明确三氯硝基甲烷是否致癌。

### （四）碘代 DBPs 和非受控卤代乙酸、卤代甲烷

氯胺消毒比氯化消毒更容易形成碘代 DBPs，碘代酸（iodo-acids，IAs）和碘代 THMs 是迄今发现的主要碘代 DBPs。氯胺消毒实际操作为先投入氯再投入氨，增加氯和氨投入时间的间隔，可有效降低 IAs、碘代 THMs 的浓度。

**1. 遗传毒性**

（1）IAs 和碘代 THMs。当前对碘乙酸（iodoacetic acid，IAA）的毒性研究较多，其细胞毒性、遗传毒性比 HAAs 和溴酸盐强。IAA 是强烈的沙门氏菌 TA100 诱变剂（1 449 个回复突变体/$\mu$mol）。已确认的 7 种具有遗传毒性的碘代 DBPs 的毒性大小排序为：碘代乙酸≫二碘代乙酸＞一氯二碘代甲烷＞一溴一碘代乙酸＞2-碘-3-甲基丁烯二酸＞3-溴-3-碘代肉桂酸＞3-溴-2-碘代肉桂酸。碘代 DBPs 相比其溴代同系物、氯代同系物似乎具有更强的毒性潜能。定量结构-活性关系预测碘代 THMs 可致癌，但到目前为止，还没有对其进行毒性研究，可能与缺乏商业标准品有关（最近才仅有碘仿的标准品可以购买）。初步研究结果表明碘仿的细胞毒性强，但对哺乳动物细胞无遗传毒性。体外试验显示碘仿对细菌具有诱变性，却不能导致叙利亚地鼠胚胎细胞染色体畸变。

（2）非受控的卤代乙酸、卤代甲烷。三溴乙酸在沙门氏菌诱变试验中的检测结果不一致。在一项蚕蝶微核试验研究中为阴性，但在另一项研究中是中国仓鼠卵巢细胞 DNA 损伤（应用单细胞凝胶电泳试验检测）的相对较弱的诱导剂。3 个非受控的卤代甲烷（二氯甲烷、溴氯甲烷和二溴甲烷）在多个遗传毒性测试系统中呈现阳性结果。

**2. 致癌性**　目前尚缺乏上述 IAs、碘代 THMs 及非受控卤代乙酸、卤代甲烷的致癌性试验研究。

### （五）N-亚硝胺（N-nitrosamines，NMs）

许多 NMs 类物质属于可疑致癌物。NMs 类副产物较常见于氯化消毒和氯胺消毒的饮用水中；含氮凝结剂的使用通常增加其形成。饮用水中 N-亚硝基二甲胺（N-nitrosodimethylamine，NDMA）的检出率相对较高，氯胺消毒过程产生的 NDMA 最多。2009 年美国 EPA 发布的第三系列饮用水污染物候选名单包括 5 种 NMs 类副产物：NDMA、N-亚硝基吡咯烷、N-亚硝基二乙基胺、N-亚硝基二丁基胺和 N-亚硝基二丙基胺。

**1. 遗传毒性**　NDMA 在广泛的体外测试体系（存在 S9 活化酶）、体内检测系统中诱导基因突变、染色体畸变及 DNA 损伤，显示出遗传毒性。此外，有研究表明，NDMA 可以在携带人 P450 基因的沙门氏菌中转化为诱变剂。N-亚硝基吡咯烷、N-亚硝基吗啉、N-亚硝基哌啶在多个遗传毒性测试系统中呈现阳性结果。

**2. 致癌性**　几乎所有已进行致癌性测试的 NMs（各种途径暴露、多个试验物种）显示致癌作用。NMs 致肿瘤形成的主要部位是食管和肝脏，其他器官如膀胱、脑和肺也是靶标。多个 NMs 的混合暴露可能产生致肿瘤的叠加效应。一项 N-亚硝基二乙基胺或 N-亚硝基二甲基胺的致癌性研究结果显示饮用水中低至 0.01 ppm 的暴露浓度可导致 25% 的动物发生肝肿瘤，提示 NMs 的致癌作用可能不存在阈值。IARC 将 NDMA 的致癌危险归为 2A 级（人类致癌性证据有限，实验动物致癌性证据充分），将 N-亚硝基吡咯烷、N-亚硝基吗啉、N-亚硝基哌啶的致癌危险归为 2B 级。Van Maanen 等开展了一项饮用水 NMs 暴露与人类遗传损伤关系的研究。他们发现，饮用井水（含 25 mg 硝酸盐/L）的个体的外周血淋巴细胞 *HGPRT* 基因相比饮用自来水（含 0.2mg 或 17.5 mg 硝酸盐/L）的个体具有较高的突变频率。用气相色谱-质谱分析 22 名个体的尿液，18 名个体的尿液中发现 N-亚硝基吡咯烷酮。这项研究显示，饮用水中高含量的硝酸盐可能在体内形成致癌性 NMs，从而对人体造成致突变危险。根据 EPA 综合风险信息系统数据库提供的 NDMA 致癌斜率因子 [51 mg/(kg·d)] 估算，普通成人饮用含 7 ng/L NDMA 的水，终身患癌的超额风险为 $10^{-5}$。

### （六）卤代对苯醌（halobenzoquinones，HBQs）

HBQs 是 2009 年后在氯或氯胺消毒饮用水中陆续发现的一类新型 DBPs。饮用水中常见的 HBQs 有 4 种：二氯对苯醌、二氯甲基苯醌、三氯对苯醌和二溴对苯醌，其中二氯对苯醌最易形成、浓度也最高。

**1. 遗传毒性**　当前有关 HBQs 直接的遗传毒性数据很少；一个体内试验研究显示二氯对苯醌暴露导致秀丽隐杆线虫 DNA 损伤。另有研究表明 HBQs 可与寡聚脱氧核苷酸形成加合物，加合物作用力大小顺序依次为：二溴对苯醌＞二氯对苯醌＞二氯甲基苯醌＞三氯对苯醌。苯醌是致癌物质苯、多环芳烃的反应中间体，具有很强的氧化-还原活性，能与 DNA 反应；苯环上的卤素取代能加快氧化-还原反应的速度，导致毒性更强。这些特性提示 HBQs 具有潜在的遗传毒性。

**2. 致癌性**　化合物定量结构毒性关系研究显示，HBQs 是一类潜在的致膀胱癌物质，但是至今还没有致癌性的直接试验证据。

# 第二节　人群饮用水消毒副产物暴露的致癌风险

## 一、流行病学研究设计和流行病学因果关联

开展饮用水 DBPs 健康风险评估，可采取流行病学实验研究和流行病学观察研究。流行病学实验研究将研究人群随机分为实验组和对照组，由研究者对实验组施予处理措施（就像在毒理学研究中一样），然后随访比较实验组、对照组特定的健康相关结果。由于涉及医学伦理道德，迄今已开展的 DBPs 健康风险相关的流行病学实验研究非常有限。一项流行病学实验研究评估了饮用水氯酸盐消耗的健康效应。在 6 d 的人体安全性耐受剂量研究中，每天给予 10 个男性志愿者 0.01～ 2.4 mg 氯酸盐/L 的溶液 1 000 mL（最高剂量相当于 0.034 mL/kg 体重/d），没有观察到不良反应。在这个急性实验之后，进行了另一个测试研究。每天提供 500 mL 含 5 mg 氯酸盐/L 的水给 10 个受试志愿者共 12 周（平均剂量为 0.036 mL/kg 体重/d）；在研究过程中及在氯酸盐给予终止后第 8 周，对受试者进行一系列临床生理参数检测及常规体检，没有观察到不良效应。

DBPs 暴露健康风险的流行病学研究多为观察研究。生态学研究和分析性研究是两种基本的观察研究，它们的区别在于前者揭示的暴露与疾病之间的统计学关联，仅为建立因果关系提供线索，后者可以评估暴露与疾病之间的因果关联并估计暴露致疾病风险改变的程度。生态学研究在群体水平上研究某种暴露因素与疾病之间的关系，以群体为观察和分析单位，通过描述不同人群中某因素的暴露情况、疾病发生或死亡频率，分析该暴露因素与疾病之间的关系。因为生态学研究可应用常规资料或现成资料（如数据库）来实施，节省时间、人力和物力，可以很快得到结果，提供病因未明疾病的病因线索，这是其最显著的优点。此外，对个体暴露剂量无法测量的情况，是唯一可供选择的方法。生态学研究主要的缺点是生态学谬误，它是由于生态研究中有关暴露和疾病的信息仅来自不同情况个体集合而成的群体，以及存在混杂因素等原因造成研究结果与真实情况不符，故生态学研究结果不能够作为因果关系的有力证据。分析性研究是对假设的病因进一步在选择的人群中，通过获得每个研究对象疾病状况、污染物暴露和混杂特征的信息，来验证病因假设。分析性研究主要包括病例对照研究和队列研究。病例-对照研究选取一组患某病的人（病例），再选取另一组没有患某病的人（对照），收集两个组中某一或某几个因素存在的情况，再以统计学方法来确定某一因素是否和该疾病有关及其关联的程度如何。队列研究则是选取一组暴露于某种因素的人和另一组不暴露于于该因素的人，经过一段时间后以统计学方法比较两组人患某病的情况，以确定某因素是否和某病有关。一般来说，队列研究比病例-对照研究的结论可靠，但耗时长，需要更多资源。

通过流行病学研究得到的关联可能指示因果关系的存在。只是在推测因果关系之前，必须先评估流行病学研究设计是否合理、研究规模是否足够、系统偏差是否影响观察到的关联。此外，流行病学关联应与先前的假设一致，在多个地理区域的研究结果可重复，具备适当的强度，有毒理学和药理学证据资料支持。总的来说，流行病学研究涉及病因推断有以下几个基本的判定标准：关联的时间关系（病因必发生在疾病之前）、关联的合理性（生物学上有合理的解释）、关联的可重复性（关联可在不同人群、不同地区和不同时间重复观察到）、关联的强度（强度越大，为因果关系的可能性越大）、剂量反应关系（疾病的发生频率随暴露剂量变化而变化）、终止效应（可疑病因暴露减少，引起疾病发生率下降）、暴露与疾病的分布一致性（暴露与疾病在各人群亚组间呈现共同变动关系）。

## 二、饮用水 DBPs 和癌症的流行病学研究

自 1974 年以来,许多流行病学研究试图评估 DBPs 长期暴露与癌症发生之间的关系。研究范围涵盖具有不同类型水源、水质及具有不同 DBPs 类型、浓度的众多地理区域,设计有生态学研究、病例对照研究和队列研究。这些研究获取的 DBPs 暴露、混杂因素信息质量差别很大,结果的可靠性大不相同。许多病例对照研究应用采访或其他方法收集疾病危险因素、混杂因子和住宅居住史的信息,以确定 DBPs 长期暴露状况。也有一些研究估计了个体氯化消毒自来水消耗量;其他研究只从死亡证明书中获得有限的危险因素暴露、混杂因素信息。因为饮用未经氯化消毒的水的人群相对较少,大多数癌症流行病学研究将氯化消毒地表水供应的人群和使用未经氯化消毒的地下水的人群之间的疾病发病率或死亡率进行比较。由于地表水可能被来自工业、农业和生活污水的化合物污染,地下水还可能被无机物(如砷和硝酸盐)污染,饮用水中的化学成分(包括 DBPs)在地表水与地下水之间、在来源于不同地理区域的地表水之间都存在差异。因而,是否考虑 DBPs 外的水污染物暴露及是否考虑饮用水中特定 DBPs 暴露(即使是使用相同的消毒剂,水源的质量也可能影响饮用水中 DBPs 的浓度和类型)对流行病学研究结果的客观性有很大影响。

### (一)生态学研究

早期的流行病学研究着重分析基于群体的有关饮用水暴露、癌症发生的数据。通常从公开的人口普查、人口统计或公共记录数据库中得到用于统计分析的变量,对具有不同水源和消毒实践的地区获得的癌症死亡率进行比较。在某些情况下,暴露变量包括估计一个地理区域内饮用氯化地表水及饮用未氯化地下水的人口比例。在几项生态学研究中,研究人员从研究区域采集有限数量的水样品,测量 THMs 或三氯甲烷水平,以此估计人群 DBPs 暴露水平,研究癌症死亡率与 DBPs 暴露的关系。

Flaten TP 开展了基于挪威全国癌症登记记录的生态学研究,分别以市、县为分析单元。研究发现不论男性还是女性的结肠癌、直肠癌发病均与使用氯化饮用水有关;即使调整潜在的混杂变量后,以县为分析单元,两者的关联依然显著;使用氯化饮用水导致结肠、直肠癌发生率增加 20%～40%。涵盖美国不同地区(路易斯安那州、俄亥俄州、密苏里州、肯塔基州、纽约州、马萨诸塞州和爱荷华州)的生态学研究报告显示,使用氯化地表水的地区癌症死亡率增加。研究还曾报道胆汁、膀胱、食管、肾、乳腺、肝、胰腺、前列腺、胃、膀胱、结肠和直肠的癌症发生与氯化地表水使用有统计学关联。当然,美国国家科学院指出了这些研究的局限性,建议深入开展分析性研究,以进一步评估氯化饮用水暴露和癌症发生的可能关联。建议膀胱癌、胃癌、结肠癌和直肠癌是研究的重点,因为在生态学研究中他们经常与氯化饮用水暴露相关。此外,中国台湾的一项研究报告显示,使用氯化饮用水和直肠癌、肺癌、膀胱癌和肾癌的发生有关联。也有一些不一致的生态学研究结果。美国新泽西州的一项研究发现 DBPs 暴露与膀胱癌或直肠癌之间没有关联;北卡罗来纳州的生态学研究也未发现 THMs 暴露与乳腺癌风险相关。另外,挪威的一项生态学研究报告指出,氯化饮用水供应与供应区域内男性、女性结肠和直肠癌之间的关联微弱。西班牙瓦伦西亚省发现氯化地表水供应与膀胱或胃癌之间没有关联。

生态学研究为探究癌症病因(氯化饮用水或 DBPs 暴露)、控制潜在混杂因素进一步进行分析性研究提供了线索。

### (二)分析性研究

氯化饮用水或 DBPs 暴露和癌症发生关系的分析性研究中,队列研究很少,绝大部分是病例对照研究。病例对照研究包括传统的基于面访的研究及仅从死亡证明或其他现成来源获得信息的研究。病例

对照研究为明确癌症病因（氯化饮用水或 DBPs 暴露）的分析性研究提供了病因假设。

**1. 没有面访或居住史资料的病例对照研究**

有些病例对照研究，不是从当面访谈中获得信息，而是收集常规记录在死亡证明书上的信息或从职业、种族、年龄和性别等重要统计资料中提取信息。这些病例对照研究通常首先确定感兴趣的癌症死亡病例，然后利用相同地理区域的非癌症死亡病例作为对照组，因此很多时候关于重要的潜在混杂因素（如饮食和吸烟）的信息无法得到或不能评估。在这些研究中，使用单一地址（死亡地址或常住地址）或地址组合（出生地点和死亡地点）确定居住地点。依据这个居住地获取公开的饮用水水源和水处理方式信息，以分类水源（地表水、地下水）和饮用水类型（氯化、未氯化）。

Alavanja 等分析了美国纽约州 1968—1970 年间死于泌尿系统癌症和胃肠癌的 3 446 例病例。对照组为同期间年龄、种族、性别、出生地和居住地匹配的非癌症死亡者。研究发现居住在使用氯化地表水社区的男性结肠癌、膀胱癌死亡风险明显增加［比值比（odds ratio，OR）值均为 2.0］；女性胃癌死亡风险增加（OR＝2.2）。使用氯化地表水社区的男性还存在其他器官癌症死亡风险明显增加（肝癌和肾癌，OR＝2.8；食道癌，OR＝2.4；胰腺癌，OR＝2.2；胃癌，OR＝2.4）。与此研究类似，Struba 分析了美国北卡罗来纳州 1975—1978 年间膀胱癌、结肠癌和直肠癌的死亡病例（每种癌症 700～1 500 例），采用年龄、种族、性别和居住地点匹配的死亡者作为对照组。研究同样发现了与氯化地表水使用相关的膀胱癌、直肠癌和结肠癌死亡风险增加（OR 值分别为 1.5、1.5、1.3）。但是 Brenniman 等、Young 等和 Gottlieb 等相似的设计研究中，没有发现氯化饮用水使用增加膀胱癌或结肠癌死亡风险。

Gottlieb 等发现在美国路易斯安那州，氯化饮用水使用增加直肠癌（OR＝1.7）和乳腺癌（OR＝1.6）死亡风险。在美国伊利诺伊州，Brenniman 等发现氯化饮用水使用仅增加女性直肠癌死亡风险（OR＝1.4）。Young 等报道了美国威斯康星州的结肠癌死亡率与近 20 年饮用水中每日平均氯使用剂量有关；该研究的研究对象包括居住地、年龄和死亡年龄匹配的 8 029 例癌症死亡的白人妇女和 8 029 例非癌症死亡的白人妇女；城市化、婚姻状况和职业被认为是潜在的混杂因素；Logistic 回归分析用于评估与高、中、低剂量氯使用相关的特定器官的癌症死亡风险，研究发现只有结肠癌死亡风险与氯使用有统计学意义，但随氯剂量增加，风险并没有增加。这个研究同时显示氯化饮用水与膀胱癌、肝癌、肾癌、食管癌，胃癌、胰腺癌、肺癌、脑癌或乳腺癌的死亡率无关。

Freedman 等在美国马里兰州华盛顿县进行了膀胱癌发生与氯化饮用水暴露之间关系的病例对照研究。294 白人癌症病例来自 1975—1992 年间人口普查信息和县癌症登记报告。2 326 个年龄（＋/－5 岁）、性别按频率匹配的白人对照个体从人口普查信息中随机选取。使用氯化地表水的人群被视为"高暴露人群"，其他人群被视为"低暴露"。饮用水暴露年限根据 1975 年以前人口普查时家庭住址估算。使用 Logistic 回归分析计算 OR 值，并对混淆因素年龄、性别、烟草使用和城市化进行调整。一般人群膀胱癌发生风险与氯化饮用水暴露年限之间轻微相关。两者的关联仅限于吸烟者。与低暴露的不吸烟者相比，曾经吸烟者暴露 0 年、1～10 年、11～20 年、21～30 年、31～40 年、40 年以上的膀胱癌风险分别为 1.3 倍、1.4 倍、1.4 倍、1.7 倍、2.2 倍、2.8 倍。吸烟者的膀胱癌风险在调整吸烟史、吸烟强度后没有减少。

Rahman 等分析了澳大利亚新南威尔斯州饮用水 THMs 暴露与结肠、直肠癌发生的关系。在 50 个调查区域获得各地 1995—2001 年间饮用水中总 THMs 及特定 THMs 的年平均浓度，从新南威尔斯州肿瘤登记中心获得 2000—2006 年间至少 35 岁的人的结肠癌、直肠癌信息。假定肠癌发生时间滞后 THMs 暴露五年，进行结肠癌、直肠癌间接标准化发病率对年平均 THMs 浓度的回归分析，并对混杂因素如社会经济地位、住址、饮酒、吸烟、疾病诊断年份进行调整，估计THMs浓度增加1个四分位数间距产生的发病率比（incidence rate ratio，IRR）。溴仿导致的肠癌IRR对男性为1.025 [95%置信区间（confidence interval，CI）=1.010～1.040]，对女性为1.003（95% CI=0.987～1.018）。溴仿影响男性肠癌发生主要表现在影响结肠癌发生，其IRR为1.035（95% CI=1.017～1.053）。没有观察到结肠、直肠癌与其他特定THMs有明显关联。这个研究的主要发现是男性结肠癌发生和饮用水中溴仿浓度有关。

尽管突破了一些生态学研究设计的局限性，毫无疑问，上述病例对照研究在解释观察到的关联的因果关系时仍受到很大的限制。因为可能由于错误分类、没有控制好混杂因素造成系统偏差，从而只能对这些研究报告的结果做有限解释。使用死者而不是癌症患者意味研究对象之间的生存时间差异可能影响观察到的关联。对照组还可能存在选择偏倚。研究中提供的信息不足以充分评估过往的、长期暴露于氯化饮用水的状况。使用单一住宅地址可能导致暴露错误分类偏差，从而导致风险低估或过高估计。因此，这些研究提供了非常有限的关于氯化饮用水暴露与癌症发生因果关系及其风险程度的信息。由于研究设计的局限性，这些病例对照研究的结果应谨慎解释。

**2. 基于访谈或住宅史的病例对照研究**

这类病例对照研究包括更完整的住宅史信息，可以更充分地评估对消毒饮用水的接触。

1）膀胱癌风险。

Cantor等基于美国5个州和5个大都会地区的氯化饮用水暴露与膀胱癌发生关系的研究，是到目前为止评估氯化饮用水潜在致癌风险最大的病例对照研究。研究对象计美国男性膀胱癌2 116人（对照：3 892人）、女性膀胱癌689人（对照：1 366人），被面访调查。研究对象的饮用水水源、氯化状况信息根据终身居住史逐年分类。Logistic回归分析用于控制潜在的混杂因素。研究发现：氯化饮用水消耗量最高的1/5人群发生膀胱癌的风险是消耗量最低的1/5人群的1.43倍（95% CI=1.23～1.67）；对氯化饮用水分别暴露40～59年、至少60年的两组人群而言，氯化饮用水消耗量最高的1/5人群发生膀胱癌的风险分别是消耗量最低的1/5人群的1.7倍、2倍。氯化饮用水暴露年数与女性膀胱癌风险及不吸烟者膀胱癌风险有关。对于非吸烟者，氯化饮用水消耗量高于消耗量中位数的、暴露至少60年的人群的膀胱癌风险是使用非氯化地下水对照人群的3.1倍（95% CI=1.3～7.3）。这些研究结果与环境化学和毒理学数据一致，显示在氯化处理过的饮用水中存在基因毒性的副产物。

King和Marrett在加拿大安大略省进行的病例对照研究，病例为25～74岁的膀胱癌患者，疾病诊断为组织学检查证实。使用邮寄问卷与电脑辅助电话采访相结合的方式收集相关暴露、混杂因素信息。研究调查膀胱癌患者696人，对照为从同一地区电话数据库中随机选择的年龄、性别按频率匹配的1 545个普通人。为了减少可能的暴露错误分类，只有已知30年以上水使用历史的人才能被纳入对照组。研究考虑的潜在重要混淆因素是年龄、性别、吸烟、教育、酒精饮料消费、咖啡消耗、饮食摄入能量（总卡路里）、蛋白质、脂肪、胆固醇、纤维和维生素A。使用Logistic回归估计膀胱癌风险。研究发现，随氯化地表水暴露年数增加，膀胱癌风险增加，但只在暴露年数较长时，膀胱癌风险的增加才有统计学意义。氯化地表水暴露35年以上的人，与暴露不到10年的人相比，膀胱癌相对危险增加40%。氯化地表水暴露30年以上的人，与地下水暴露的人相比，膀胱癌相对危险为1.4倍（95% CI=1.1～1.8），由此估计有14%～16%的膀胱癌病例由DBPs引起。

Cantor等和Hildesheim等1986—1989年在美国爱荷华州开展了氯化饮用水使用相关癌症风险的病例对照研究，有关膀胱癌、结肠癌和直肠癌的结果已经被报道。研究采用住宅史、饮用水源、饮料摄入量等信息与水务公司的历史数据、THMs 测量水平相结合，估算 DBPs 接触水平。研究选择的膀胱癌病例是 1986—1989 年间经组织学检查证实的、年龄在 40～85 岁的爱荷华州居民，1 716 例合格膀胱癌患者中有 85% 同意参与这个研究。对照组由 1 983 个从美国驾驶执照记录、医疗保健管理机构记录随机选取的居民组成，他们至少有 70% 的终生饮用水水源信息可以获得。用 Logistic 回归分析确定调整性别、年龄、吸烟、受教育年限和职业的膀胱癌相对危险度。就整个研究人群而言，没有观察到氯化饮用水使用导致癌症风险增加。虽然随氯化地表水、氯化地下水或所有氯化水源接触的年限增加，男性膀胱癌风险有所增加，但增加仅限于目前或曾经吸烟者，从来不吸烟男性的膀胱癌风险没有增加。对女性来说，风险没有增加，相反氯化地表水暴露年限增加对膀胱癌发生风险有减弱作用（OR＝0.7～0.9，95% CI＝0.2～2.4）。对当前非吸烟男性、女性而言（无论他们以前的吸烟习惯如何），氯化饮用水接触年限与膀胱癌风险无关。对男性、女性而言，每日饮用水摄入量与膀胱癌风险无关。

Vena 等基于 351 例 1979—1985 年间经组织学证实的白人男性膀胱癌病例和 855 例选自纽约州西部伊利、尼亚加拉和门罗县的白人男性对照，研究了液体摄入量、特定饮料消耗量与膀胱癌发生的关系。液体摄入量由酒精饮料、瓶装饮料、苏打水、牛奶、咖啡、茶叶、果汁和管网自来水消耗量估算。当控制潜在混杂危险因素时，发现总液体消耗量是膀胱癌发生的强危险因素。在至少 65 岁的人群中，总液体消耗量最高四分位数的人群的膀胱癌发生风险明显增加（OR＝3.4，95% CI＝1.8～6.2）。从不吸烟者使用自来水的膀胱癌风险更高。

McGeehin 等于 1990—1991 年在美国科罗拉多州，开展了氯或氯胺消毒饮用水与膀胱癌发生之间关系的研究。将 327 例膀胱癌患者与 261 例患有另一类癌症的人进行比较。根据研究对象电话访谈获取居住与水源使用历史资料，再结合供水公司、州卫生机构的相关信息，评估研究对象饮用水暴露情况。这项研究表明，氯化饮用水接触年数与膀胱癌发生存在关联，膀胱癌风险在多年暴露后增加。氯化饮用水暴露 30 年以上的人发生膀胱癌的风险比未暴露的人的风险高 1.8 倍。三氯甲烷、硝酸盐和残留氯的浓度与膀胱癌的风险无关。

McGeehin 等发现氯胺消毒地表水暴露降低膀胱癌风险。使用氯胺消毒水 21～40 年、40 年以上的两组人的膀胱癌风险轻微降低，相对危险分别为 0.7 倍（95% CI＝0.1～1.1）和 0.6 倍（95% CI＝0.4～1.0），都不具统计学意义。研究者认为他们的结果并不意味着氯胺消毒地面水有保护效应，因为没有合理的生物学解释来说明氯胺可以抑制膀胱上皮的肿瘤转化。Zierler 等发现，一生使用氯胺消毒地表水的人的膀胱癌死亡风险比使用氯化消毒地表水的人低。如果 McGeehin 等的结果是客观存在的而不是由于偏见，就为以下的结论提供了额外证据支持：长期使用氯胺消毒饮用水的人的膀胱癌风险可能相对较低。

McGeehin 等在美国科罗拉多州的研究还发现，每天摄入超过 5 杯自来水的人的膀胱癌风险升高（OR＝2.0，95% CI＝1.1～2.8），且呈现剂量反应趋势（$P < 0.01$）。自来水消耗似乎是膀胱癌的独立危险因素。例如，每日消耗超过 5 杯氯化饮用水但是少于 12 年的人的膀胱癌风险（OR＝2.0，95% CI＝0.8～4.7）和每日消耗超过 5 杯氯化饮用水 12 年以上的人膀胱癌风险相似（OR＝2.4，95% CI＝1.0～5.9）。这个研究依据诊断癌症前一年的信息评估自来水消费量，因此不可能准确反映历史暴露情况。

King 和 Marrett 也评估了自来水消耗量和氯化饮用水接触年限对膀胱癌发生的影响。对高于 49 mg/L THMs 自来水暴露 20～34 年的人群而言，每天摄入量低于 1.54 L 的人的膀胱癌风险（OR＝1.7，95% CI＝1.1）与每天摄入量超过 2.08 L 的人的膀胱癌相对危险度（OR＝1.7，95% CI＝1.1～

2.7）相似。对暴露在高 THMs 浓度自来水 35 年以上的人群而言，每天自来水摄入量为 1.54～2.08 L 的人的膀胱癌风险（OR＝2.6，95％ CI＝1.3～5.2）和每天自来水摄入量大于 2.08 L 的人的膀胱癌风险（OR＝2.3，95％ CI＝1.1～4.7）明显上升。

Koivusalo 在芬兰的研究调查了饮用水致突变、致癌物质长期暴露和癌症发生的关系。根据居住地、水源和水质、饮用水处理的历史数据确定 732 例膀胱癌患者和 914 例对照人群的饮用水致突变、致癌物质暴露状况（用 1 L 水诱导 TA100 鼠伤寒沙门氏菌回变菌落数表示）。结果显示饮用水致突变、致癌物质暴露（3 000 个回变菌落数/L）的膀胱癌风险轻微增加（OR＝1.22，95％ CI＝0.92～1.62）。非吸烟男性饮用水致突变、致癌物质暴露（3 000 个净回复突变/L）的膀胱癌风险明显增加（OR＝2.59，95％ CI＝1.13～5.94）。

2）结肠癌风险。

Hildesheim 等 1986—1989 年在美国爱荷华州的病例对照研究评估了氯化饮用水暴露相关的结肠癌风险。这项研究有 560 例结肠癌病例、1 983 例对照。结果显示长期接触氯化饮用水或 THMs，结肠癌风险风险没有升高。结肠癌风险随自来水消耗量的增加而轻微下降。每天饮用大于 2.9 L 自来水的人相比每天饮用不到 1.5 L 的人，结肠癌风险降低 25％。

Cragle 等调查氯化地表水和结肠癌关系的研究中有来自 7 家医院的 200 例结肠癌病例和 407 个来自医院的非癌病例对照。对照居民至少已在美国北卡罗来纳州居住 10 年，且根据年龄、种族、性别、健康状况和医院与结肠癌病例匹配。通过邮寄调查问卷或电话访问的方式获得酒精消费、遗传风险（一级亲属患癌症的数量）、饮食、地理位置、城市化、教育和妊娠数量等潜在混杂因素的信息。每个住址的饮水情况分为氯化、未氯化两类。Logistic 回归分析显示，遗传风险、饮酒和高脂肪饮食组合、年龄与氯化饮水间的相互作用分别与直肠癌发生呈正相关关系。饮用 15 年以上氯化饮水的人的直肠癌风险普遍高于饮水等于或不到 15 年的人，但仅在 60 岁以上的人群中，直肠癌风险的增加才有统计学意义。70～79 岁的、饮用氯化水超过 15 年的人的直肠癌相对风险为 2.2 倍，但是 70～79 岁的饮用氯化水等于或不到 15 年的人，结肠癌相对风险只有 1.5 倍。40～49 岁饮用氯化水等于或不到 15 年的人直肠癌的相对风险为 0.6 倍，20～29 岁的人饮用氯化水等于或不到 15 年的人直肠癌的相对风险为 0.2 倍。研究数据显示的氯化地表水相关的保护作用可能提示该研究中一些重要的混杂因素缺乏控制。

King 和 Marrett 在加拿大安大略省的病例对照研究评估了公共用水中的 DBPs 暴露与结肠、直肠癌发生的关系。这项研究有 767 例结肠病例、661 例直肠病例和 1 545 例对照。根据住所和水源使用信息、城市供水数据估计调查前 40 年间暴露的水源、是否氯化处理及 DBPs 水平（以 THMs 浓度衡量）状况。研究发现，男性结肠癌风险与 THMs 累积暴露量、氯化地表水暴露年限及 THMs 暴露浓度（≥50 mg/L、75 mg/L）相关。氯化地表水暴露 35～40 年的男性相比暴露时间少于 10 年的男性，结肠癌风险增加（OR＝1.53，95％ CI＝1.13～2.09）。暴露于含 THMs 为 75 mg/L（估计水平）氯化地表水大于等于 35 年的男性的结肠癌风险是暴露时间少于 10 年的两倍（OR＝2.10，95％ CI＝1.21～3.66）。没有观察到 DBPs 暴露对女性结肠癌风险有影响。没有观察到直肠癌风险与接触 DBPs 有关。

Young 等根据美国威斯康星州白人女性过往 20 年的饮用水 THMs 暴露量（以平均每日用于水源水氯化消毒的氯剂量估算）评估了饮用水氯化与胃肠道癌、泌尿道癌、脑癌、肺癌和乳腺癌死亡率之间的关联。8 029 个癌症死亡病例和居住地点、死亡年及死亡年龄匹配的 8 029 个非癌症死亡病例来自 1972—1977 年间 28 个城镇的死亡证明记录。从对与研究对象相关的 202 个水厂的水管理人员的问卷调查中获得饮用水相关信息。通过 Logistic 回归分析计算高、中、低氯化饮用水暴露相关的特定癌症死亡率与未氯化饮用水暴露相关特定癌症死亡率的 OR 值。控制的混杂因素是城市化、婚姻状况和职业。除结肠癌外，没有观察到其他部位癌症发生与氯化饮用水暴露显著相关。高、中、低氯化饮用水暴露相关的结肠癌风险分别是 1.51 倍（95% CI＝1.06～2.14）、1.53 倍（95% CI＝1.08～2.00）和 1.53 倍（95% CI＝1.11～2.11）。对于被农村径流影响的水源而言，高、中、低氯化饮用水暴露相关的结肠癌风险分别是 3.30 倍（95% CI＝1.45～7.47）、3.60 倍（95% CI＝1.57～8.26）和 2.74 倍（95% CI＝1.10～6.88）。

3）直肠癌风险。

Hildesheim 等 1986—1989 年在美国爱荷华州开展的病例对照研究结果显示，随 THMs 累积暴露量增加或氯化地表水暴露年限增加，直肠癌风险增加。与高膳食纤维摄入且不接触氯化地表水的人相比，低膳食纤维摄入、长期氯化地表水暴露的人的直肠癌相对危险性更大。

King 和 Marrett 在加拿大安大略省的病例对照研究也评估了公共用水中的 DBPs 暴露与直肠癌发生的关系。这项研究没有观察到直肠癌风险与 DBPs 暴露有关。

4）胰腺癌风险。

Ijsselmuiden 等在美国马里兰州华盛顿县进行了一项病例对照研究。病例为 1975 年 7 月—1989 年 12 月间县癌症登记处登记的 101 名胰腺癌患者，206 例对照从县人口统计资料库中随机抽取。从 1975 年人口普查资料中获取饮用水源信息用于暴露评估。在调整吸烟因素后，多变量分析发现氯化地表水使用增加胰腺癌相对风险［（risk ratio，RR）＝2.2］（95% CI＝1.2～4.1）。因为仅仅依据 1975 年一个时间点的资料评估研究对象的暴露状况，不能准确反映研究对象长期接触氯化地表水的真实信息，暴露评估存在限制，因此作者建议需要谨慎解释这个结果。在同一县的一个早期队列研究中，Wilkins 和 Comstock 没有观察到胰腺癌相对风险增加（RR＝0.8，95% CI＝0.4～1.5）。Ijsselmuiden 等没有进一步评估 Wilkins 和 Comstock 研究中显示的轻微的不具统计学意义的膀胱癌、肝癌或肾癌增加信息，而去探究氯化地表水使用与胰腺癌的风险关联，他们没有报告这样做的原因。

5）肾癌风险。

Koivusalo 在芬兰的研究调查了饮用水致突变、致癌物质长期暴露和癌症发生的关系。根据居住地、水源和水质、饮用水处理的历史数据确定 703 例肾癌患者和 914 例对照人群的饮用水暴露情况（诱导 TA100 鼠伤寒沙门氏菌回变菌落数/L）。结果显示饮用水致突变、致癌物质暴露（3 000 个回变菌落数/L）导致男性肾癌风险明显增加（OR＝1.49，95% CI＝1.05～2.13），未见影响女性肾癌风险（OR＝1.08，95% CI＝0.69～1.08）。

6）白血病风险。

Kasim 等于 1994—1997 年间对年龄在 20～74 岁的 1 068 例白血病病例和 5 039 例对照进行病例对照研究，以分析加拿大饮用水 DBPs 暴露与成人白血病发生风险之间的关系。根据采访前 40 年的饮用水水源、氯化状况和 DBPs 水平，估计研究对象 DBPs 暴露量。最终纳入正式分析是至少有 30 年饮用水水质资料的 686 例病例和 3 420 例对照。结果发现，慢性髓性白血病风险随 DBPs 暴露年限增加而加大。暴露在至少 40 mg/L THMs 饮用水至少 31 年的人群，慢性髓性白血病的调整 OR 值为 1.72（95% CI＝1.01～3.08）。其他白血病亚型发生风险随 DBPs 暴露年限增加下降。暴露在至少 40 mg/L THMs 饮用水至少 31 年的人群，慢性淋巴细胞白血病的调整 OR 值为 0.60（95% CI＝0.41～0.87）。该研究提示需要更多的进行长期暴露监测且有具备足够多白血病亚型的研究来深入了解 DBPs 暴露的白血病风险。

### 3. 队列研究

Wilkins 和 Comstock 的队列研究发现，美国马里兰州华盛顿县的居民癌症死亡率与使用氯化地表水之间没有统计学意义上的相关性。该队列基于私人调查于 1963 年夏天建立，确定了队列中每个家庭饮用水的来源，并收集了居民个体信息（如年龄、教育程度、吸烟史），随后追踪 12 年。居民的饮用水暴露分 3 种类型：使用氯化地表水的高暴露组、使用未氯化深井水的低暴露组及氯化地表水与地下水同时使用的第三组。使用住宅居住时间估计个体接触氯化和未氯化水的年限。癌症信息来自居民死亡证明记录、县癌症登记记录、县医院病历及区域医疗中心记录。人口普查数据用于计算年龄—性别—器官特异性的癌症死亡率/发生率。通过多元回归分析控制混杂因素（如年龄、教育、吸烟史）。结果发现，氯化饮用水暴露导致男性膀胱癌、女性肝癌和膀胱癌发生风险增加，但其间的关联均无统计学意义。在 1963 年居住地住 12 年以上的人群相比居住 3 年以内的人群来说，氯化饮用水暴露与上述癌症发生之间的关联更强。在至少 24 年氯化地表水暴露的男性中，膀胱癌风险虽较高（RR＝6.5，95% CI＝1.0～100），但缺乏统计学稳定性。该队列研究虽然就设计、实施来说质量较高，但报告的关联易受随机误差影响（即所有相对风险的 CI 均包括 1.0，因此无统计学意义）。此外，尽管有 31 000 多人被纳入队列，但具体的癌症风险估计基于相对较少的死亡人数。

Zierler 等研究了美国马萨诸塞州死于 1969—1983 年，年龄至少 45 岁且最后一个居住地是饮用水用氯或氯胺消毒的社区的居民的死亡状况。43 个使用氯或氯胺消毒饮用水社区的标准化癌症死亡率与马萨诸塞州报告的总体癌症死亡率相差不大。来自氯消毒饮用水社区的居民胃癌死亡率［标准化死亡率（standardized mortality ratio，SMR）＝109，95% CI＝104～114］和肺癌死亡率（SMR＝105，95% CI＝103～107）稍高于预期水平。来自氯胺消毒饮用水社区的居民的膀胱癌死亡率略低于预期水平（SMR＝93，95% CI＝88～98），但肺癌死亡率（SMR＝104，95% CI＝102～106）略高于预期水平。在这个研究中，因为死亡居住地被用来判定居民接触氯消毒还是氯胺消毒饮用水，产生暴露分类错误的可能性很大。另外根据死亡证明分类死亡原因导致的错误也可能影响研究结果。

Bean 等在美国爱荷华州的队列研究选择 1970 年人口超过 999 人且公共供水仅使用地表水或地下水至少 14 年的城区，依据饮用水来源（地表水、地下水）将城区居民分为两组。所有地表水都经过氯化处理，而地下水相对少地被氯化处理，特别在提供地下水的水井深度增加时更少被氯化处理。通过回归分析计算校正年龄的性别特异性的癌症发病率，居民的社会经济状况指标被用于确定是否可以解释观察到的癌症发生率的差异。研究结果显示：使用氯消毒饮用水的城区居民相比使用地下水的城区居民有更高的肺癌和直肠癌发病率，结肠癌和膀胱癌的发生率没有差异。利用这个研究报道的信息，Poole 估计使用氯消毒饮用水的居民肺癌相对危险度为 1.1（95% CI＝1.1～1.2）、直肠癌相对危险度为 1.2（95% CI＝1.1～1.3）。

Doyle 等基于美国爱荷华州 41 836 名绝经妇女的前瞻性队列，比较了地表水、地下水使用者的癌症发生风险。在 1989 年，参与者被问及他们饮用水的来源及总共使用的年数。潜在混杂因素信息从基线问卷中获得。该研究对象仅限于过去饮用市政或私人井水 10 年及以上的 28 237 人。过往水处理方式、水质检测数据被用于明确 THMs 的暴露水平。癌症相对风险经过年龄、教育程度、吸烟状况、体力活动、水果和蔬菜摄入量、总能量摄入量、体重指数和腰臀比校正。没有发现使用私人井水的妇女癌症风险增加。与完全使用城市地下水的妇女相比，完全使用城市地表水的妇女的总体癌症风险（RR＝1.3，95% CI＝1.1～1.6）、结肠癌、乳腺癌风险均明显增加，没有观察到膀胱癌、直肠和肛门癌风险增加（仅在队列中观察到 2 例膀胱癌和 6 例直肠和肛门癌），没有发现肾癌及其他 6 个器官癌症风险增加。这项研究的主要局限包括队列随访时间相对较短（8 年）及可能的暴露误分类（饮用水的来源仅在一个时间点进行评估）。

Koivusalo 进行了芬兰 56 个城镇 621 431 人的历史队列研究，以评估饮用水致突变物暴露与癌症发生之间的关系。根据居住地、水源和水质、饮用水处理的历史数据计算致突变物暴露水平。癌症病例来自芬兰癌症登记记录和 1970 年开始的随访期间的调查。在泊松回归分析中考虑了年龄、性别、时间、社会阶层和城市居住的影响。基于使用氯化地表水城镇的致突变物平均暴露水平（3 000 个回变菌落数/L）计算超额风险。调整混杂因素后，女性食管癌风险（RR＝1.90，95％ CI＝1.02～3.52）和乳腺癌风险（RR＝1.11，95％ CI＝1.01～1.22）明显增加。这个研究提供了饮用水致突变物暴露-健康效应的信息，然而由于观察到的风险程度的不确定性，以及仅对女性有过度风险，研究结果应谨慎解释。

### （三）氯化饮用水或 DBPs 暴露和癌症发生关系的 Meta 分析与系统评价

**1. Meta 分析**

Meta 分析是一种将多项研究结果进行定量合成分析的统计学方法，是定量技术在文献综述中的应用。当前科研信息有这样一些特点：①信息量大，难选择。多数信息都存在或多或少的问题，有的甚至是错误信息。②信息更新快，受时间、精力及检索技能限制，大量有价值的信息被埋没浪费。③多数研究样本量太小，不能有效克服随机性的影响，或只专注于某特定问题，导致实用性受限。为尽量克服上述问题，Meta 分析对已发表文献中特定主题进行综合评价，从而实现对已有信息的高效利用，推导出更客观的结果。Meta 分析的价值体现在两个方面：一是评估研究之间的差异是否可以解释其结果之间的差异，对所选主题进行的研究的优缺点进行更深入的理解和认识；二是提供一个给定主题的总体统计显著性或综合估计效应的度量，如相对风险。Meta 分析结论是否有意义取决于纳入分析的研究的质量。

Morris 等进行了氯化消毒饮用水消耗与癌症风险关系的 Meta 分析。作者对几种癌症与 DBPs 暴露的关系进行显著性检测，报道膀胱癌、直肠癌发生与 DBPs 暴露之间的关系具有统计学意义。DBPs 暴露的膀胱癌合并相对风险为 1.2 倍（95％ CI＝1.1～1.2），直肠癌合并相对风险为 1.4 倍（95％ CI＝1.1～1.9）。结合氯化地表水暴露人口的粗略统计数据，作者估计美国每年约有 4 200 例膀胱癌（9％）和 6 500 例（18％）的直肠癌可归因于氯化饮用水或 DBPs 暴露。选入该 Meta 分析的 10 项流行病学研究的设计存在明显差异。研究的质量得分相对较低且研究人群、研究方法和结果同质性差。几项入选研究设计良好，试图评估氯化饮用水历史上暴露情况和可能的混杂因子，但多数入选研究的暴露评估并不充分。只有 3 项研究校正了吸烟的影响，一项研究将饮食视为潜在的混杂因素。在 4 项研究中，应用单一的死亡证明上的地址评估氯化饮用水的接触情况。因而，这个 Meta 分析及定量风险估计在学术界引起很大的争议。

Villanueva 等采用 Meta 分析评估了欧洲、北美人群氯化消毒饮用水消耗与膀胱癌风险的关系。6 项病例对照研究（6 084 例膀胱癌病例、10 816 例对照）和两项队列研究（124 例膀胱癌病例），符合这个分析的纳入标准。结果显示，氯化饮用水消耗与膀胱癌风险增加有关（男性：合并 OR＝1.4，95％ CI＝1.1～1.9；女性：合并 OR＝1.2，95％ CI＝0.7～1.8）。这种风险在暴露多年后会增加。虽然风险不是很大，但是由于许多人接触氯化饮用水很多年，所以这种风险不可忽视。

Rahman 等采用 Meta 分析评估了 DBPs 暴露与结肠直肠癌发生的关系。13 项研究（3 项队列研究、10 项病例对照）被纳入分析。使用随机效应方法合并、比较最高暴露组对最低暴露组的 RR 或 OR。对于结肠癌，队列研究的合并 RR 估计值为 1.11（95% CI=0.73～1.70），病例对照研究的合并 OR 估计值为 1.33（95% CI=1.12～1.57）；总合两种研究类型显示的合并结肠癌风险为 1.27 倍（95% CI=1.08～1.50）。对于直肠癌，队列研究的合并 RR 估计为 0.88（95% CI=0.57～1.35），病例对照研究的合并 OR 估计值为 1.40（95% CI=1.15～1.70）；综合两种研究类型显示的合并结肠癌风险为 1.30 倍（95% CI=1.06～1.59）。敏感性分析显示，任何一项研究不会明显影响这些结果。结肠癌分析的发表偏倚不明显，但发表偏倚可能影响直肠癌分析，直肠癌结果可能受到研究质量的影响。该 Meta 分析结果为饮用水中 DBP 暴露与结肠直肠癌发生之间的正相关性提供了有限的证据，但纳入分析的研究的数量、质量都很有限，因而不适合进行 DBP 暴露与结肠直肠癌间的因果推断。

Costet 等对来自法国、芬兰和西班牙的 3 项欧洲病例对照研究进行了汇总和 Meta 分析。分析包括 5 467 人（2 381 例病例和 3 086 例对照）。根据住宅史、管网自来水平均 THMs 水平和个人用水量估算个人接触 THMs 量。暴露于 THMs>50 μg/L 饮用水的男性膀胱癌风险是暴露于 THMs≤5 μg/L 饮用水的男性的 1.47 倍（95% CI=1.05～2.05）。THMs 暴露水平高于 25 μg/L，暴露年限超过 30 年的风险明显增加，但增加的风险主要归因于暴露水平而不是暴露年限。在女性中没有发现 THMs 暴露与胱癌风险有明显关联。没有证据表明欧洲和北美之间 THMs 暴露和膀胱癌发生的暴露反应关系存在差异。

**2. 系统评价**

系统评价就是全面收集相关研究并逐个进行严格评价，继而联合所有研究结果进行综合评估。Meta 分析是一种系统评价，而系统评价可以是 Meta 分析，也可以不是。

Villanueva 等对 DBPs 暴露和膀胱癌发生的关系进行了系统评价。该分析汇集了 6 项应用 THMs 作为 DBPs 暴露标志物的病例对照研究的信息。两项研究来自美国，加拿大、法国、意大利和芬兰各有一项研究入选。研究纳入标准为有 THMs 暴露和个人用水量的详细资料。该分析包括 2 806 例病例和 5 254 例对照，这些研究对象在面访前 40 年的暴露信息，至少 70% 已知。根据 THMs 年平均水平、自来水日消耗量估算 THMs 累积暴露水平。男性暴露于至少 1 μg/L THMs 的膀胱癌风险是较低暴露或无暴露者的 1.24 倍（95% CI=1.09～1.41）。相对风险随暴露增加而增加，暴露高于 50 μg/L 的 OR 值为 1.44（95% CI=1.20～1.73）。用其他指标作为 THMs 的暴露评估参数获得相似的结果。女性 THMs 暴露与膀胱癌风险无关（OR=0.95，95% CI=0.76～1.20）。这项研究发现进一步支持目前许多工业化国家观察到的 DBPs 长期暴露增加膀胱癌风险的假说。

**（四）总结**

美国 EPA 的结论：基于人类流行病学证据、动物毒理学数据综合评估，氯化饮用水（或者 DBPs）暴露与膀胱癌发生有潜在关联，也可能与结肠癌、直肠癌发生有关。总体而言，膀胱癌数据为量化 DBPs 的致癌风险提供了最可靠的基础。EPA 的结论主要依据 5 项病例对照研究 [Cantor 等（1987 年）、1998 年）、McGeehin 等（1993 年）、King 和 Marrett（1996 年）、Freedman 等（1997 年）]、一项 Meta 分析 [Villanueva 等（2003 年）]、两项队列研究 [Wilkins 和 Comstock 等（1981 年）、Doyle 等（1997 年）] 和一项系统评价 [Villanueva 等（2004 年）]。

世界卫生组织（world health organization，WHO）总结、评估了氯化饮用水（或者 DBPs）暴露与癌症发生关系的流行病学证据，报道：现有的流行病学证据不足以支持长期接触氯化饮用水、THMs、三氯甲烷或其他特定 THMs 物质与膀胱癌发生间的因果关系。长期接触氯化饮用水、THMs、三氯甲烷或其他特定 THMs 物质与结肠癌发生之间的流行病学关联证据是不确定、模棱两可的。评估单一流行病学研究中观察到的氯化饮用水、THMs、三氯甲烷或其他特定 THMs 物质暴露与直肠癌或其他癌症发生风险关联的信息有限。

迄今为止，众多流行病学研究试图评估氯化饮用水或 DBPs 暴露相关的癌症风险。这些流行病学研究大多是生态学的或者基于死亡证明的病例对照设计，因而对这些研究产生的结果的解释很有限。由于多数研究基于不准确的暴露评估，可能对研究对象进行错误分类。一些研究虽然考虑了氯胺消毒饮用水，有的研究还估计了总 THMs、三氯甲烷或其他特定 THMs 物质的暴露量，但很少考虑其他类型的 DBPs 或其他水污染物的暴露状况。这些非考虑的污染物可能因地表水、地下水来源而异，从而影响风险分析的结果。臭氧或二氧化氯消毒的饮用水的癌症风险尚未进行评估。虽然一些分析性研究报道：长期接触氯化饮用水可能导致特定器官癌症风险出现较弱至中等程度的增加。然而，对流行病学研究因果关系的评估需要来自不止一项研究的证据。并且，如增加的风险程度太小，将无法排除混杂因素的影响。总而言之，氯化饮用水（或者 DBPs）的致癌性证据不足。

膀胱癌是流行病学研究中氯化饮用水（或者 DBPs）暴露导致的最为一致的健康风险。虽然将饮用水中 DBPs 暴露与人类膀胱癌风险联系起来的流行病学证据提供了对两者潜在因果关系的了解，然而由于流行病学研究中对 DBPs 暴露水平估计不准确或不完全，目前基于 DBPs 毒理学的定量风险估计值与流行病学研究的风险估计值也还不一致，直接依据现有的证据对 DBPs 进行风险管理、监管还不合适。必须清楚现有证据的可靠性、局限性，采取额外的研究来加深氯化饮用水（或者 DBPs）暴露致膀胱癌发生的暴露-反应关系的理解。也需要在另外的独立人群中实施设计更精确暴露评估的流行病学研究来重复验证现有的结果，为降低膀胱癌风险提供依据。

# 第三节　挑战与展望

## 一、新 DBPs 鉴别、毒性研究及饮用水分布水平监测

虽然越来越多的流行病学研究结果显示，氯化消毒饮用水消耗与膀胱癌患病风险之间存在正相关性；然而，致膀胱癌风险增加的根本原因仍然未知：究竟饮用水中的什么化合物在起作用？目前为止只有极少数饮用水 DBPs 被识别，很多未知的 DBPs 也有可能是造成膀胱癌的主要因素。基于单个 DBPs 化合物毒性的风险分析结果与现实生活几百种 DBPs 化合物经饮水途径同时暴露造成的人体健康综合风险结果之间可能存在很大差异。基因差异也会影响 DBPs 毒性效应。除了固有的毒性特征外，饮用水中 DBPs 分布水平亦是决定其致癌潜能的重要因素。所有这些方面如不能充分阐明，都会加大 DBPs 暴露与人类癌症风险关系研究的流行病学设计的局限性、结果的不确定性。因而，将来可能的研究领域有未知 DBPs 鉴别及饮用水分布水平检测、DBPs 混合物毒性研究。

## 二、强化流行病学研究设计，开展多地理区域的合作研究

现有的氯化饮用水（或者 DBPs）致癌的流行病学研究存在诸多方法上的缺点。几乎所有研究对 DBPs 接触水平的估计不精确。许多已知会影响癌症发病的变量，如吸烟习惯、饮食习惯、饮用酒精、社会经济地位与种族，在大多数研究中没有被考虑。饮水中新发现的 DBPs 的致癌风险以及 DBPs 的混合物的致癌风险还没有被研究。如将流行病学研究结果作为有效健康风险评估的基础，必须在上述方面进行精心设计，且单个流行病学研究的结果应当在另外的独立人群中重复验证。此外，Meta 分析最好只纳入比较均匀、具有适当暴露评估和混杂偏倚控制的研究。

### 三、控制 DBPs 形成

为保证饮用水的微生物安全，有效消毒是首选。与水源性传染病的健康风险相比，DBPs 的健康风险较小，这已为 1991 年南美洲发生的霍乱疫情所证明。在这一年，霍乱流行蔓延到 16 个南美洲国家，造成 40 万人生病，4 000 人死亡。虽然霍乱流行有很多复杂的原因，饮用水消毒不充分是重要的因素之一。可能由于担心 DBPs 致癌或者是因为经济、基础设施的限制，许多南美洲饮用水供应商停止了饮用水氯化。总的来说，饮用水 DBPs 暴露的健康风险低，但是因为有大量人接触，相关风险也不容忽视。因而，饮用水 DBPs 控制研究是将来重要的研究领域。

改变消毒剂应用时点、使用替代消毒剂、消除产生 DBPs 的天然有机物前体及消毒后去除 DBPs，这些策略都可用于饮用水 DBPs 控制。一般来说，最好在消毒之前从水中除去尽可能多的有机物质，可以通过现有的水处理技术（如混凝处理、吸附处理、膜分离）来实现。DBPs 控制对癌症发生的影响也将为阐明 DBPs 暴露与癌症发生的关系提供另外一条途径。

（刘爱林）

## 参 考 文 献

[1] Richardson SD,Plewa MJ,Wagner ED,et al. Occurrence、genotoxicity and carcinogenicity of regulated and emerging disinfection by-products in drinking water:a review and roadmap for research[J]. Mutat Res,2007,636(1-3):178-242.

[2] 赵玉丽,李杏放. 饮用水消毒副产物:化学特征与毒性[J]. 环境化学,2011,30(1):20-33.

[3] Marcus PM,Savitz DA,Millikan RC,et al. Female breast cancer and trihalomethanes in drinking water in North Carolina[J]. Epidemiology,1998,9(2):156-160.

[4] Suarez-Varela MM,Gonzalez AL,Perez ML,et al. Chlorination of drinking water and cancer incidence[J]. J Environ Pathol Toxicol Oncol,1994,13(1):39-41.

[5] Yang CY,Chiu HF,Cheng MF,et al. Chlorination of drinking water and cancer mortality in Taiwan[J]. Environ Res,1998,78(1):1-6.

[6] Bean JA,Isacson P,Hausler WJ,et al. Drinking water and cancer incidence in Iowa I. Trends and incidence by source of drinking water and size of municipality[J]. Am J Epidemiol,1982,116(6):912-923.

[7] Cantor KP,Lynch CF,Hildesheim ME,et al. Drinking water source and chlorination byproducts:Risk of bladder cancer[J]. Epidemiology,1998,9(1):21-28.

[8] Doyle TJ,Zheng W,Cerhan JR,et al. The association of drinking water source and chlorination by-products with cancer incidence among postmenopausal women in Iowa:a prospective cohort study[J]. Am J Public Health,1997,87(7):1168-1176.

[9] Hildesheim ME,Cantor KP,Lynch CF,et al. Drinking water source and chlorination byproducts:risk of colon and rectal cancers[J]. Epidemiology,1998,9(1):28-36.

[10] King WD,Marrett LD. Case-control study of bladder cancer and chlorination by-products in treated water[J]. Cancer Causes Control,1996,7(6):596-604.

[11] Vena JE,Graham S,Freudenheim J,et al. Drinking water,fluid intake,and bladder cancer in Western New York[J]. Arch Environ Med,1993,48(3):191-198.

[12] McGeehin M,Reif J,Becker J,et al. A case-control study of bladder cancer and water disinfection in Colorado[J]. Am J Epidemiol,1993,138(7):492-501.

[13] Koivusalo M,Hakulinen T,Vartiainen T,et al. Drinking water mutagenicity and urinary tract cancers:a population-based case-control study in Finland[J]. Am J Epidemiol. 1998,148(7):704-712.

［14］　Villanueva CM，Fernández F，Malats N，et al. Meta-analysis of studies on individual consumption of chlorinated drinking water and bladder cancer［J］. J Epidemiol Community Health. 2003,57(3):166-173.

［15］　King WD，Marrett LD，Woolcott CG. Case-control study of colon and rectal cancers and chlorination by-products in treated water［J］. Cancer Epidemiol Biomarkers Prev. 2000,9(8):813-818.

［16］　Mills CJ，Bull RJ，Cantor KP，et al. Workshop report. Health risks of drinking water chlorination by-products:report of an expert working group［J］. Chronic Dis Can,1998,19(3):91-102.

［17］　Van Maanen JM，Welle IJ，Hageman G，et al. Nitrate contamination of drinking water:relationship with HPRT variant frequency in lymphocyte DNA and urinary excretion of N-nitrosamines［J］. Environ Health Perspect,1996,104(5):522-528.

［18］　Morris RD，Audet AM，Angelillo IF，et al. Chlorination,chlorination by-products,and cancer:a meta-analysis［J］. Am J Public Health,1992,82(7):955-963.

［19］　Villanueva CM，Fernández F，Malats N，et al. Meta-analysis of studies on individual consumption of chlorinated drinking water and bladder cancer［J］. J Epidemiol Community Health,2003,57(3):166-173.

［20］　Bailar JC. The practice of meta-analysis［J］. J Clin Epidemiol,1995,48(1):149-157.

［21］　Rahman MB，Driscoll T，Cowie C，et al. Disinfection by-products in drinking water and colorectal cancer:a meta-analysis［J］. Int J Epidemiol,2010,39(3):733-745.

［22］　Kasim K，Levallois P，Johnson KC，et al. Canadian Cancer Registries Epidemiology Research Group. Chlorination disinfection by-products in drinking water and the risk of adult leukemia in Canada［J］. Am J Epidemiol,2006,163(2):116-126.

［23］　Koivusalo M，Pukkala E，Vartiainen T，et al. Drinking water chlorination and cancer-a historical cohort study in Finland［J］. Cancer Causes Control. 1997,8(2):192-200.

［24］　Flaten TP. Chlorination of drinking water and cancer incidence in Norway［J］. Int J Epidemiol,1992,21(1):6-15.

［25］　Young TB，Kanarek MS，Tsiatis AA. Epidemiologic study of drinking water chlorination and Wisconsin female cancer mortality［J］. J Natl Cancer Inst,1981,67(6):1191-1198.

［26］　Costet N，Villanueva CM，Jaakkola JJ，et al. Water disinfection by-products and bladder cancer:is there a European specificity? A pooled and meta-analysis of European case-control studies［J］. Occup Environ Med,2011,68(5):379-385.

［27］　Zhang L，Xu L，Zeng Ce，et al. Comparison of DNA damage in human-derived hepatoma line(HepG2) exposed to the fifteen drinking water disinfection byproducts using the single cell gel electrophoresis assay［J］. Mutat Res,2012,741(1-2):89-94.

［28］　Hu Y，Tan L，Zhang SH，et al. Detection of genotoxic effects of drinking water disinfection by-products using Vicia faba bioassay［J］. Environ Sci Pollut Res Int,2017,24(2):1509-1517.

［29］　Wei X，Wang S，Zheng W，et al. Drinking water disinfection byproduct iodoacetic acid induces tumorigenic transformation of NIH3T3 cells［J］. Environ Sci Technol,2013,47(11):5913-5920.

# 第五章　饮用水消毒副产物的生殖毒性和发育毒性

生殖与发育健康事关国计民生。然而，越来越多的调查资料显示人类生殖与发育健康水平在过去几十年内呈现不断下降的趋势。例如，有研究显示全球男性的精子密度由 1940 年的 $113 \times 10^6/mL$ 下降到 1990 年的 $66 \times 10^6/mL$，50 年间下降了将近 50%。我国一项研究也发现男性的精子密度、精子活力和正常形态精子率在 1981—1996 年间平均每年分别降低 $1.47 \times 10^6/mL$、0.56% 和 0.55%。与此同时，世界各国夫妇不孕不育的发病率呈增加趋势。据统计，我国育龄人群不孕不育率已由 20 世纪 90 年代的 3% 上升到目前的 10%～15%。我国出生缺陷率的发生也呈增加趋势，每年新增约 90 万例。生殖与发育健康危害已给社会和家庭带来了巨大的负担。

过去几十年内，国内外大量研究资料显示环境污染物严重影响生殖与发育健康。近年来，越来越多的研究开始关注饮用水消毒副产物（disinfection by-products，DBPs）的生殖毒性和发育毒性。目前，毒理学研究已经显示饮用水 DBPs 具有损伤生殖细胞或器官、降低精液质量、干扰内源性激素、降低生育能力、影响胎儿生长发育、造成早产和死产等生殖和发育健康危害。流行病学研究也发现饮用水 DBPs 暴露与精液质量降低、生殖激素改变、胎儿出生缺陷、宫内发育迟缓、流产、低出生体重、小于胎龄儿风险增加等不良生殖和发育健康结局有关，但是研究结论并不一致。已有关于 DBPs 的生殖毒性和发育毒性研究资料大都集中于三卤甲烷类（trihalomethanes，THMs）和卤代乙酸类（haloacetic acids，HAAs），缺乏其他种类的 DBPs 研究资料。

## 第一节　饮用水消毒副产物的生殖毒性

生殖系统结构复杂，雌雄两性各有多个器官参与或调控生殖功能与生殖过程。雄性的生殖系统由睾丸、附睾、输精管、精囊腺、前列腺等器官组成，其中睾丸是最主要的性器官，具有产生精子和分泌雄性激素的作用。雌性的生殖系统由卵巢、输卵管、子宫等器官组成，其中卵巢是最主要的性器官，具有产生卵细胞和分泌雌性激素与孕激素的作用。此外，下丘脑-腺垂体-性腺轴（睾丸或卵巢）的内分泌调节功能对生殖功能与生殖过程也具有重要作用。生殖系统对外源性化学物质非常敏感，往往在其他系统尚未出现反应时，生殖系统已表现出功能障碍。目前，许多外源性化学物质已被证明具有生殖毒性。

饮用水 DBPs 的生殖毒性自 20 世纪 80 年代开始就引起了科研人员的广泛关注。目前在毒理学方面，针对饮用水 DBPs 的雄性生殖毒性的研究资料较多，检测与评价的指标主要包括生殖器官重量、组织病理学、精液质量、生殖激素、生育能力等；但是针对饮用水 DBPs 的雌性生殖毒性的研究资料较少，检测与评价的指标主要包括卵巢功能与生殖激素等。目前在流行病学方面，有关饮用水 DBPs 暴露致人群生殖健康损害的研究资料还较为有限，并且已有的研究资料也主要是针对男性精液质量，针对女性生殖健康危害的研究资料非常缺乏。

## 一、毒理学研究

### （一）THMs

THMs 是饮用水中发现最早和含量最高的一类 DBPs，主要包括三氯甲烷（chloroform，TCM）、二氯一溴甲烷（bromodichloromethane，BDCM）、一氯二溴甲烷（dibromochloromethane，DBCM）和三溴甲烷（bromoform，TBM）。早在 20 世纪 80 年代，国外就有科研人员开始关注 THMs 的生殖毒性。但目前有关 THMs 生殖毒性的毒理学研究资料还较少，并且研究结论尚不一致。

早期的一项毒理学研究调查了三氯甲烷暴露对小鼠附睾精子形态的影响。Land 等人将三氯甲烷分散于空气中（容积百分比：0.04 和 0.08），然后小鼠经呼吸道吸入 5 d（每天染毒 4 h），结果发现两种暴露浓度均能显著增加小鼠附睾内异常精子的百分比。美国国家毒理学规划处（national toxicology program，NTP）的科研人员相继开展了三氯甲烷和三溴甲烷的生殖毒性试验。Gulati 等人用三氯甲烷 [8 mg/(kg·d)、20 mg/(kg·d)、50 mg/(kg·d)] 灌胃染毒小鼠 14 d，同时在雄性和雌性小鼠交配期间染毒 7 d，结果发现三氯甲烷对自身（$F_0$）和 $F_1$ 代雄性小鼠的生育能力及精液质量参数（附睾精子活力、精子数量和精子形态）无明显影响，但是高剂量三氯甲烷 [50 mg/(kg·d)] 可引起 $F_1$ 代雄性小鼠附睾体重和附睾导管上皮细胞退化。随后，他们用 50 mg/(kg·d)、100 mg/(kg·d)、200 mg/(kg·d) 的三溴甲烷灌胃小鼠，发现三溴甲烷对 $F_1$ 代雄性小鼠的交配能力和生育能力均不产生影响，对 $F_2$ 代雄性小鼠附睾的精液质量参数也不产生影响。

后期相继有毒理学研究调查了其他 THMs 的生殖毒性。Klinefelter 等人用二氯一溴甲烷 [22 mg/(kg·d)、39 mg/(kg·d)] 经饮用水途径以间歇的方式染毒雄性大鼠 52 周，发现二氯一溴甲烷不损伤大鼠生殖器官的形态，但是高剂量二氯一溴甲烷（39 mg/kg）显著降低大鼠附睾尾部的精子运动参数（平均直线运动速率、平均路径速度和曲线运动速率）。随后，Christian 等人在一项两代繁殖毒性试验中，用二氯一溴甲烷 [4.1～12.6 mg/(kg·d)、11.6～40.2 mg/(kg·d)、29.5～109.0 mg/(kg·d)] 经饮用水染毒大鼠 118 d，发现二氯一溴甲烷对 $F_1$ 代和 $F_2$ 代大鼠的交配能力、生育能力、生殖器官体重、原始卵泡数及精液质量参数（如精子密度、精子总数和精子活力）均无影响，但 Christian 等人在这项毒理学试验中没有测定精子运动参数。对于生殖毒性试验而言，不同的生殖效应指标反映外来化学物损伤的敏感性存在很大差异。有研究显示精子运动参数相对于精液质量参数（如精子密度、精子总数和精子活力）对外来化学物的敏感性更强。另有毒理学研究调查了 THMs 暴露对生殖激素的影响。Potter 等人用 4 种 THMs（三氯甲烷、二氯一溴甲烷、一氯二溴甲烷和三溴甲烷，1.5 mmol/kg）灌胃染毒雄性大鼠 7 d，发现 4 种 THMs 均能导致血清睾酮浓度显著降低。

总之，有关 THMs 生殖毒性的毒理学研究资料还较为缺乏，并且研究结论也不一致。造成研究结论不一致的可能原因包括动物种类或品系选择、染毒方式、染毒剂量、染毒时长等方面的不同。另外，不同研究选择不同的生殖效应指标也可能造成结论的不一致。

### （二）HAAs

HAAs 是饮用水中含量仅次于 THMs 的一类 DBPs，主要包括一氯乙酸（monochloroacetic acid，MCAA）、二氯乙酸（dichloroacetic acid，DCAA）、三氯乙酸（trichloroacetic acid，TCAA）、一溴一氯乙酸（bromochloroacetic acid，BCAA）、一溴二氯乙酸（bromodichloroacetic acid，BDCAA）、二溴一氯乙酸（dibromochloroacetic acid，DBCAA）、一溴乙酸（monobromoacetic acid，MBAA）、二溴乙酸（bromodifluoroacetic acid，DBAA）和三溴乙酸（tribromoacetic acid，TBAA）等。相对于 THMs，有关 HAAs 生殖毒性的毒理学研究资料较多，并且研究结论也较为一致。已有的毒理学研究显示

HAAs 可损伤生殖细胞或器官、降低精液质量和生育能力、干扰内源性激素等。

从 20 世纪 90 年代初，科研人员就开始关注 HAAs 的生殖毒性。在一项为期 90 d 的亚慢性毒性试验中，Bhat 等人用二氯乙酸（80.5 mmol/d）经饮用水染毒大鼠，发现二氯乙酸可造成大鼠睾丸萎缩，并且在睾丸中观察不到精母细胞与成熟的精子。随后，Toth 等人用二氯乙酸 [31.25 mg/(kg·d)、62.5 mg/(kg·d)、125 mg/(kg·d)] 经口染毒大鼠 10 周，发现 62.5 mg/(kg·d)、125 mg/(kg·d) 的二氯乙酸显著降低大鼠附睾精子数量、精子活力、精子直线运动速率、精子曲线运动速率、精子直线性及损伤精子形态，同时还发现 125 mg/(kg·d) 的二氯乙酸抑制睾丸精子排出、降低生育能力。科研人员也调查了二氯乙酸的急性生殖毒性。Linder 等人用二氯乙酸 [18 mg/(kg·d)、54 mg/(kg·d)、160 mg/(kg·d)、480 mg/(kg·d)、1 440 mg/(kg·d)] 经口染毒大鼠 2 d、5 d、9 d 和 14 d，发现二氯乙酸具有抑制大鼠睾丸精子排出、睾丸内形成大量异常残余体、降低附睾体重与精液质量（精子数量、精子活力、精子形态）等生殖毒效应。

大量毒理学研究也相继针对二溴乙酸的生殖毒性开展。Linder 等人用高剂量二溴乙酸（1 250 mg/kg）经饮用水染毒大鼠 14 d 与 28 d，发现二溴乙酸显著降低大鼠精子运动参数，组织病理学检查发现晚期精子出现解体、变形及退化，且可观察到短暂的血清睾酮浓度降低。随后，Linder 等人用低剂量二溴乙酸 [10 mg/(kg·d)、30 mg/(kg·d)、90 mg/(kg·d)、270 mg/(kg·d)] 经饮用水染毒大鼠 14 d，结果发现 270 mg/(kg·d) 的二溴乙酸显著降低大鼠睾丸与附睾重量及精液质量，更低剂量的二溴乙酸 [10 mg/(kg·d)、30 mg/(kg·d)] 也可抑制精子排出、降低精子数目。此外，Linder 等人还开展了一项长达 79 d 的亚慢性生殖毒性试验，结果发现二溴乙酸 [250 mg/(kg·d)] 经灌胃染毒不仅降低大鼠的精液质量，还可降低大鼠的交配能力（最低达 10 mg/kg 的二溴乙酸染毒即可观察到这个危害效应），同时发现二溴乙酸具有损伤 Sertoli 细胞结构、功能的生殖毒性。在一项两代繁殖毒性试验中，Christian 等人用二溴乙酸 [4.4～11.6 mg/(kg·d)、22.4～55.6 mg/(kg·d)、52.4～132.0 mg/(kg·d)] 经饮用水染毒大鼠，发现暴露中、高剂量二溴乙酸 [22.4～55.6 mg/(kg·d)、52.4～132.0 mg/(kg·d)] 均可影响 $F_0$ 代及 $F_1$ 代雄性大鼠的精子生成。Melnick 等人还同时研究了经饮用水暴露二溴乙酸对雄性大鼠与小鼠的生殖毒性，发现在同一暴露水平 [166 mg/(kg·d)] 大鼠的生殖毒效应主要表现为睾丸萎缩、生精上皮退化、Sertoli 细胞空泡化、精子产生抑制、大量异常残余体出现，附睾精子数目减少、运动能力和浓度显著降低；而小鼠主要表现为生精管和附睾中出现大量异常残余体，但未见睾丸萎缩、精子形态、运动力和数量等方面的影响。

毒理学研究还发现二溴乙酸可干扰类固醇激素和影响卵巢功能。Balchak 等人用二溴乙酸 [270 mg/(kg·d)] 经饮用水染毒雌性大鼠 14 d，发现二溴乙酸干扰雌性大鼠动情周期，增加卵泡雌二醇（E2）释放，并在人绒毛膜促性腺激素（hCG）刺激下可明显抑制黄体酮产生。研究结果提示二溴乙酸干扰雌性大鼠的动情周期可能与卵巢类固醇生成改变有关。Goldman 等人用二溴乙酸 [60 mg/(kg·d)、120 mg/(kg·d)、270 mg/(kg·d)] 灌胃染毒雌性大鼠 14 d，发现二溴乙酸同样引起动情周期正常与卵巢摘除的雌鼠血清雌二醇浓度增加，同时还发现促黄体生成素（LH）的峰值浓度受到轻微抑制。随后，Murr 等人用低剂量二溴乙酸 [5 mg/(kg·d)、16 mg/(kg·d)、33 mg/(kg·d)] 经饮用水染毒雌性大鼠 20 周，还是可以观察到二溴乙酸引起雌性大鼠雌二醇浓度增加，并且增加呈剂量-反应关系。Bodensteiner 等人还调查了二溴乙酸在卵泡形成和卵子发生的关键期对卵巢功能的影响。他们用低剂量二溴乙酸 [1 mg/(kg·d)、5 mg/(kg·d)、50 mg/(kg·d)] 经饮用水从妊娠 15 d 开始长期染毒家兔，虽然发现二溴乙酸对家兔卵泡发育的后期阶段或排卵没有影响，但是发现高剂量二溴乙酸 [50 mg/(kg·d)] 引起青春期前家兔原始卵泡和总健康卵泡数降低，而中、高剂量二溴乙酸 [5 mg/(kg·d)、50 mg/(kg·d)] 可使成年家兔原始卵泡数减少。

一溴一氯乙酸的生殖毒性也被广泛调查。Klinefelter 等人用一溴一氯乙酸［72 mg/(kg・d)］经饮用水染毒大鼠 14 d，发现可引起大鼠附睾尾部精子数目和前向运动精子活力降低，同时还发现大鼠睾丸中延迟发育的精子发生率增加。精子发生过程分为精原细胞复制、减数分裂和精子形成 3 个阶段。为了确定一溴一氯乙酸是否作用精子发生的某一特殊阶段，Tully 等人用一溴一氯乙酸［8 mg/(kg・d)、24 mg/(kg・d)、72 mg/(kg・d)、216 mg/(kg・d)］灌胃染毒幼龄期（出生后 8 d 的幼鼠）和成年期雄性小鼠 14 d，发现期小鼠暴露一溴一氯乙酸对其生育力无显著影响，但是成年期小鼠在高剂量一溴一氯乙酸［72 mg/(kg・d)、216 mg/(kg・d)］染毒期间及染毒结束后的前 10 d 均可干扰精细胞的分化。这说明一溴一氯乙酸引起雄性小鼠的生殖毒性是短暂的，也提示一溴一氯乙酸作用于精子发生过程中减数分裂后的阶段。为了进一步研究一溴一氯乙酸的生殖毒性机制，Tully 等人继续采用基因芯片技术分析了小鼠睾丸组织中 950 个基因的表达水平，结果发现其中 40 个基因的表达水平发生改变，这些基因涉及细胞通讯和黏附、细胞周期/细胞增殖、代谢、信号转换/转录调控、应激反应/分子伴侣、精子发生/雄性生育力等许多生理功能方面。这提示一溴一氯乙酸引起这些基因表达的改变可能是其产生生殖毒性的潜在机制。

近年来，毒理学研究也开始采用一些敏感的生物标志物如精子膜蛋白 SP22 来评价 HAAs 的生殖毒性。Klinefelter 等人用一溴一氯乙酸［8～72 mg/(kg・d)］经饮用水染毒大鼠 14 d，发现一溴一氯乙酸可使大鼠精子膜蛋白 SP22 显著降低且呈剂量-反应关系，并认为采用精子膜蛋白 SP22 作为生殖评价指标时，一溴一氯乙酸的未观察到有害作用水平（no observed adverse effect level，NOAEL）低于 8 mg/kg。随后，Klinefelter 等人用二溴乙酸［3.6 mg/(kg・d)、76.3 mg/(kg・d)］经饮用水染毒大鼠，也发现二溴乙酸可显著降低大鼠精子膜蛋白 SP22 水平。Veeramachaneni 等人用低剂量二溴乙酸［1 mg/(kg・d)、5 mg/(kg・d)、50 mg/(kg・d)］经饮用水从妊娠 15 d 开始染毒家兔至成年期，发现低剂量二溴乙酸［1 mg/(kg・d)］也会显著降低精子膜蛋白 SP22 水平，并且还发现家兔的交配能力也降低。Kaydos 等人进一步研究了低剂量一溴一氯乙酸和二溴乙酸（2 mg/kg 的二溴乙酸＋1.6 mg/kg 的一溴一氯乙酸）混合暴露对精子膜蛋白 SP22 的影响，结果发现大鼠灌胃此混合物 14 d 可显著降低精子膜蛋白 SP22 水平，提示 HAAs 混合暴露对生殖健康危害具有相加或者协同效应。

### （三）其他 DBPs

目前，有关其他 DBPs 生殖毒性的毒理学研究资料还较少或缺乏。在 20 世纪 80 年代，有毒理学研究调查了卤代乙腈类（halogenated acetonitriles，HANs）的生殖毒性。Meier 等人发现卤代乙腈类对小鼠精子头部异常率无影响。Smith 等人发现二氯乙腈（dichloroacetonitrile，DCAN）和三氯乙腈（trichloroacetonitrile，TCAN）可降低大鼠生育力。科研人员也调查了水合氯醛（chloral hydrate，CH）的生殖毒性。美国环境保护局（environmental protection agency，EPA）的科研人员用水合氯醛［50～900 mg/(kg・d)］经睾丸注射染毒老鼠，发现水合氯醛可降低老鼠的精液质量。随后，Klinefelter 等人用水合氯醛（188 mg/kg）经饮用水以间歇的方式染毒大鼠 52 周，发现水合氯醛可显著降低大鼠精子活力及前向运动精子活力，同时影响精子运动参数。此外，Jeong 等人在体外试验中还研究了多种单卤代乙酸类对卵巢功能的影响，结果发现一氯乙酸、一溴乙酸和碘乙酸（iodoacetic acid，IAA）显著抑制窦期卵泡生长与雌二醇生成。

近年来，一些毒理学研究还调查了饮用水 DBPs 联合暴露对跨代大鼠产生的生殖毒性。Narotsky 等人用氯化消毒饮用水的有机提取物（包含已鉴定和未鉴定的 DBPs）从妊娠期到哺乳期连续染毒雌性大鼠，结果发现氯化饮用水有机提取物对子代妊娠时长、动情周期、交配能力及生育能力并不产生影响，但是可显著降低 $F_1$ 代成年雄性大鼠附睾头部的精子数目。在随后的一项研究中，Narotsky 等人用

4 种 THMs（三氯甲烷、二氯一溴甲烷、一氯二溴甲烷和三溴甲烷，总浓度为 160 mg/L）和 5 种 HAAs（一氯乙酸、二氯乙酸、三氯乙酸、一溴乙酸、二溴乙酸，总浓度为 120 mg/L）的混合物（该混合物的染毒剂量是目前美国 EPA 规定的这两类 DBPs 最大允许浓度的 2 000 倍）从妊娠期第 1 天到 $F_2$ 代产后 6 d 染毒大鼠，发现混合暴露 DBPs 对 $F_1$ 代的动情周期和生育能力并不产生影响，但是可显著降低子代成年雄性大鼠的精子活力。

我国科研人员相继调查了氯化自来水有机提取物的生殖毒性。田怀军等人用氯化自来水有机提取物经腹腔注射雄性小鼠，结果发现染毒 10 d 后小鼠精子活力降低、畸形精子数增加；染毒 35 d 后小鼠精子活力、精子密度、血清睾酮含量显著降低。进一步采用光镜和电镜技术对睾丸、附睾、精囊、前列腺进行组织病理学研究，发现染毒 10 d 后间质细胞增生、坏死生精细胞较多、Leydig 细胞线粒体肿胀、嵴紊乱；染毒 35 d 后间质细胞呈大片聚集状增生、曲细精管萎缩、生精细胞空泡化，Leydig 细胞、生精细胞损伤随着染毒剂量的增加而加重，损伤以线粒体的肿胀、空泡化甚至溶解为主。田怀军等人也研究了氯化自来水有机提取物对小鼠睾丸酶活性的影响，结果发现经腹腔注射的氯化自来水有机提取物可引起小鼠睾丸葡萄糖-6-磷酸脱氢酶、辅酶 II 黄递酶、腺苷三磷酸酶活性增加。吴一丁等人研究了氯化自来水有机提取物对雌性小鼠的生殖毒性，发现经腹腔注射染毒的氯化自来水有机提取物对小鼠体内卵母细胞体外存活率有明显影响，可抑制卵母细胞减数分裂、降低卵母细胞第一极体的释放率，同时显著抑制小鼠卵母细胞的体外受精能力。

## 二、流行病学研究

毒理学研究已经显示饮用水 DBPs 具有损伤生殖细胞或器官、降低精液质量、干扰内源性激素、降低生育能力等生殖毒性。但在过去的 40 多年内，国内外科研人员围绕饮用水 DBPs 暴露致人群生殖健康损害的流行病学研究还较为缺乏，并且研究结论也不一致。其中，早期的流行病学研究主要采用外暴露标志物来调查饮用水 DBPs 暴露对生殖健康的影响，而近期的研究相继采用了内暴露生物标志物来调查饮用水 DBPs 暴露对生殖健康的影响。

### （一）饮用水 DBPs 外暴露标志物与生殖健康的关系

早期的流行病学调查主要采用管网水中监测的 DBPs 资料或结合个体日常用水活动信息作为外暴露标志物，分析饮用水 DBPs 暴露与生殖健康之间的关系。Fenster 等人采用前瞻性研究设计第一次在美国健康人群（$n=157$）中调查了饮用水 THMs 暴露对男性精液质量的影响。该研究采用了两种暴露评估方法：第一种为管网水中季节性监测的 THMs 浓度；第二种为管网水中季节性监测的 THMs 浓度与个体家庭饮水量相结合。当采用第一种暴露评估方法时，该研究没有发现饮用水中总 THMs（三氯甲烷、二氯一溴甲烷、一氯二溴甲烷和三溴甲烷之和，浓度范围为 0~145 μg/L，平均浓度为 40 μg/L）浓度与精液质量（包括精子数目、精子浓度、精子活力、精子形态和精子运动参数等）之间有显著性相关，但发现饮用水中二氯一溴甲烷浓度与精子直线性降低有显著性相关。当采用第二种暴露评估方法时，该研究发现经口暴露高浓度总 THMs（>160 μg/L×杯/天，等同于每天饮用含 80 μg/L 的自来水 2 杯以上）与正常精子形态百分率降低、精子头部畸形百分率增加之间存在显著性相关。

随后，Luben 等人采用队列研究设计在假设的美国健康人群（$n=228$）中调查了饮用水 DBPs 暴露对男性精液质量的影响。该研究每周或者双周监测了管网水中 4 种 THMs（三氯甲烷、二氯一溴甲烷、一氯二溴甲烷和三溴甲烷；18% 的研究对象暴露管网水中的总 THMs 浓度 >80 μg/L；中位数浓度为 65.3 μg/L）浓度和 9 种 HAAs（一氯乙酸、二氯乙酸、三氯乙酸、一溴一氯乙酸、一溴乙酸、二溴乙酸、三溴乙酸、一溴二氯乙酸、二溴一氯乙酸；9 种 HAAs 浓度之和 ≤60 μg/L，中位数浓度为

44.2 μg/L）浓度，并采用了 3 种不同的 DBPs 暴露评估方法。第一种为管网水中监测的 DBPs 浓度；第二种为管网水中监测的 DBPs 浓度与个体饮水量相结合，并且校正了饮用水过滤与煮沸对 DBPs 浓度的影响；第三种为管网水中监测的 DBPs 浓度与洗澡时间相结合。该研究采用这 3 种外暴露标志物均没有发现管网水中 THMs 和 HAAs 浓度与精液质量（包括精子数目、精子浓度、精子形态和精子 DNA 断裂指数等）降低之间存在显著性相关，但是发现管网水中总有机卤化合物（代表已经测定的 DBPs 和其他未测定的卤代有机物）与精子密度降低之间存在显著相关性。

最近，Iszatt 等人在英国开展了一项以医院为基础的多中心大样本（$n=1\,568$）调查，分析了饮用水 THMs 暴露与男性精液质量之间的关系。该研究根据参与者报告的家庭住址并结合地理信息系统确定研究对象的供水区域，同时利用 1998—2001 年间英格兰和威尔士 10 个自来水公司管网水中季节性监测的 THMs 浓度进行加权计算研究对象精液样本收集前 90 d 的暴露水平。该研究发现管网水中平均三氯甲烷（浓度范围为 3.2～51.6 μg/L）、溴代三卤甲烷（二氯一溴甲烷、一氯二溴甲烷和三溴甲烷之和，浓度范围为 5.8～19.9 μg/L）和总 THMs（浓度范围为 12.2～61.0 μg/L）浓度与低精子活力浓度风险（精子浓度 $\leq 20\times10^6$/mL 与精子活力 $\leq 60\%$）之间并无显著性关联。当该研究把精液质量参数（精子浓度、精子活力）作为连续性结局变量，仍然没有发现饮用水 THMs 暴露与男性精液质量之间的显著关联。

国内也有研究采用外暴露标志物探讨饮用水 THMs 暴露对男性精液质量的影响。华中科技大学同济医学院公共卫生学院鲁文清课题组在中国武汉某一大型水厂区域内开展了一项以医院为基础的前瞻性调查。该研究根据参与者报告的日常用水活动信息、管网水中每月监测的 THMs 浓度及 THMs 不同途径吸收系数计算研究对象饮用水 THMs 暴露水平。饮用水 THMs 经口和经洗澡途径摄入量计算公式（5-1、5-2、5-3、5-4、5-5、5-6）如下所示：

经口三氯甲烷摄入量＝

三氯甲烷浓度（μg/L）×饮水量（L/d）×0.004 901 96 μg·μg$^{-1}$·L$^{-1}$　　　　　　　（5-1）

经口溴代三卤甲烷摄入量＝

溴代三卤甲烷浓度（μg/L）×饮水量（L/d）×0.001 118 48 μg·μg$^{-1}$·L$^{-1}$　　　　　（5-2）

经淋浴三氯甲烷摄入量＝

三氯甲烷浓度（μg/L）×淋浴时间（min/d）×0.001 536 261 μg·μg$^{-1}$·L$^{-1}$　　　　（5-3）

经淋浴溴代三卤甲烷摄入量＝

溴代三卤甲烷浓度（μg/L）×淋浴时间（min/d）×0.001 352 065 μg·min$^{-1}$·μg$^{-1}$·L$^{-1}$　（5-4）

经盆浴三氯甲烷摄入量＝

三氯甲烷浓度（μg/L）×盆浴时间（min/d）×0.001 320 755 μg·min$^{-1}$·μg$^{-1}$·L$^{-1}$　（5-5）

经盆浴溴代三卤甲烷摄入量＝

溴代三卤甲烷浓度（μg/L）×盆浴时间（min/d）×0.001 295 71 μg·min$^{-1}$·μg$^{-1}$·L$^{-1}$　（5-6）

该研究发现经口摄入总 THMs（管网水中浓度范围为 6.38～40.36 μg/L）、三氯甲烷（管网水中浓度范围为 2.68～29.90 μg/L）和溴代三卤甲烷（管网水中浓度范围为 3.04～21.95 μg/L）与精子密度和精子总数降低之间存在显著或建议性的剂量-反应关系（表 5-1）。此外，该研究还发现经洗澡摄入三氯甲烷处于第三分位数的男性相对于第一分位数的男性其精子直线性显著降低。但是没有发现经洗澡摄入的总 THMs、三氯甲烷和溴代三卤甲烷与精液质量常规参数（精子数目、精子浓度、精子活力）之间有显著性相关。

表 5-1 饮用水 THMs 经口摄入量与精液质量参数之间的关系 （$n=324$）

| THMs 经口摄入量<br>四分位分组 （µg/d） | 精液质量参数 $\beta$[①] （95% CI） | | |
| --- | --- | --- | --- |
| | 精子密度 （million/mL）[②] | 精子总数 （million）[②] | 精子活力 （%） |
| **三氯甲烷** | | | |
| 1 （<0.005）[③] | 0 | 0 | 0 |
| 2 （0.005~0.011） | −0.19 （−0.43, 0.05） | −0.15 （−0.40, 0.10） | −4.66 （−9.93, 0.60） |
| 3 （0.011~0.019） | −0.25 （−0.51, 0.00） | −0.34 （−0.61, −0.07） | −3.19 （−8.80, 2.41） |
| 4 （≥0.019） | −0.28 （−0.53, −0.02） | −0.22 （−0.49, 0.05） | −4.13 （−9.73, 1.47） |
| 趋势性检验 P 值 | 0.03 | 0.05 | 0.25 |
| **溴代三卤甲烷** | | | |
| 1 （<0.001）[③] | 0 | 0 | 0 |
| 2 （0.001~0.002） | −0.23 （−0.44, −0.01） | −0.31 （−0.54, −0.09） | −4.23 （−8.86, 0.41） |
| 3 （0.002~0.003） | −0.16 （−0.42, 0.11） | −0.26 （−0.53, 0.02） | 0.72 （−5.06, 6.50） |
| 4 （≥0.003） | −0.26 （−0.52, −0.01） | −0.21 （−0.48, 0.06） | −3.76 （−9.39, 1.88） |
| 趋势性检验 P 值 | 0.05 | 0.09 | 0.40 |
| **总 THMs** | | | |
| 1 （<0.006）[③] | 0 | 0 | 0 |
| 2 （0.006~0.012） | −0.13 （−0.38, 0.13） | −0.04 （−0.31, 0.23） | −5.62 （−11.26, 0.03） |
| 3 （0.012~0.021） | −0.29 （−0.52, −0.05） | −0.38 （−0.63, −0.13） | −3.03 （−8.27, 2.22） |
| 4 （≥0.021） | −0.28 （−0.53, −0.02） | −0.212 （−0.48, 0.05） | −3.93 （−9.49, 1.63） |
| 趋势性检验 P 值 | 0.01 | 0.02 | 0.31 |

**注**：①调整年龄、吸烟状态、饮酒、教育程度和禁欲时间；②自然对数转换；③对照组。

也有流行病学研究调查了氯化消毒游泳池场所暴露 DBPs 对青少年生殖激素水平的影响。Nickmilder 等人根据研究对象报告的参加氯化游泳池（该研究区域内游泳池空气和水中三氯甲烷的中位数浓度分别 $33\,µg/m^3$ 和 $49\,µg/L$）时间长短作为暴露指标，结果发现与从未参加氯化消毒游泳池活动的同龄段青少年相比，10 岁以前参加超过 250 h 和 7 岁以前参加超过 125 h 的青少年具有显著降低的血清总睾酮和抑制素 B 浓度，但是并没有发现游离睾酮、尿促卵泡素及黄体生成素与参加氯化游泳池活动的时间有关。

### （二）饮用水 DBPs 内暴露生物标志物与生殖健康的关系

以往的流行病学研究在调查饮用水 DBPs 暴露与生殖健康关系时主要采用外暴露标志物。由于管网水中 DBPs 浓度存在显著的时间和空间变异，同时个体日常用水活动也存在一定差异，因此导致采用外暴露标志物可能会造成暴露评估的错误分类，进而影响饮用水 DBPs 暴露与生殖健康关联的准确性。相对于外暴露标志物，内暴露生物标志物可以提供一个更为准确的评估方式。目前，已经用于评价饮用水 DBPs 的内暴露生物标志物包括血液中的 THMs 和尿液中的三氯乙酸。近年来，国内华中科技大学同济医学院公共卫生学院鲁文清课题组相继采用这些内暴露生物标志物调查了饮用水 DBPs 暴露对生殖健康的影响。

在前期一项以医院为基础的小样本（$n=418$）横断面调查中，Xie 等人通过测定研究对象尿液中三氯乙酸浓度评价个体经口暴露饮用水 DBPs 水平，分析了尿三氯乙酸浓度与精液质量参数（精子密度、精子总数、精子活力、精子形态参数）之间的关系。结果发现尿液中三氯乙酸（浓度范围为低于检出限～95.1 μg/L，中位数浓度为 7.4 μg/L）与精子总数、精子密度和精子形态之间并没有显著性关联，但是发现尿三氯乙酸浓度处于第二分位（3.3～5.1 μg/g 肌酐）和第三分位（5.1～8.7 μg/g 肌酐）的男性相对于第一分位（≤3.3 μg/g 肌酐）的男性其精子活力显著降低，然而这一关联经混杂因素（年龄、禁欲时间、吸烟）校正后变成无统计学意义（表 5-2）。

表 5-2　混杂因素校正后的尿三氯乙酸四分位数与精液质量参数关系[①]　（$n=418$）

| 变量 | 肌酐校正的尿三氯乙酸四分位数 | | | |
| --- | --- | --- | --- | --- |
| | 1 | 2 | 3 | 4 |
| | （≤3.3 μg/g 肌酐）[②] | （3.3～5.1 μg/g 肌酐） | （5.1～8.7 μg/g 肌酐） | （≥8.7 μg/g 肌酐） |
| 精子密度（million/mL） | 0 | −3.6（−9.5，2.4） | 2.2（−3.7，8.1） | −1.4（−7.3，4.6） |
| 精子总数（million） | 0 | −2.7（−32.0，26.6） | −2.4（−26.7，31.6） | 6.0（−23.5，35.4） |
| 精子活力（%） | 0 | −4.6（−9.2，0.0） | −4.3（−8.9，0.3） | −3.7（−8.4，0.9） |
| 精子正常形态（%） | 0 | −0.3（−3.5，3.0） | 1.6（−1.6，4.8） | 1.9（−1.4，5.1） |

注：①校正年龄、禁欲时间、吸烟；②对照组。

考虑到前期研究样本量较少可能缺乏足够的统计学功效。随后，Zeng 等人在以医院为基础的一项大样本（$n=2\,009$）横断面调查中，进一步分析了尿液中三氯乙酸（浓度范围为低于检出限～81.74 μg/L，中位数浓度为 7.97 μg/L）与男性精液质量参数的关系。结果发现尿三氯乙酸浓度处于第二分位（6.01～7.97 μg/L）和第四分位（>10.96 μg/L）的男性相对于第一分位（≤6.01 μg/L）的男性其低于精子密度正常参考值（$<20\times10^{6}$/mL）风险增加；尿三氯乙酸浓度处于第二分位（6.01～7.97 μg/L）和第三分位（7.97～10.96 μg/L）的男性相对于第一分位（≤6.01 μg/L）的男性其低于精子活力正常参考值（<50%）风险增加；尿三氯乙酸浓度处于第二分位（6.01～7.97 μg/L）的男性相对于第一分位（≤6.01 μg/L）的男性其低于精子总数正常参考值（$<40\times10^{6}$）风险增加（表 5-3）。当把精液质量参数作为连续性结局变量，仍然发现尿三氯乙酸浓度处于高分位的男性相对于第一分位的男性其精子密度、精子活力和精子总数显著降低（表 5-4）。此外，该研究还发现尿三氯乙酸浓度处于第二分位（6.01～7.97 μg/L）的男性相对于处于第一分位（≤6.01 μg/L）的男性其精子正常形态百分率显著降低。

表 5-3　尿三氯乙酸四分位数与精液质量参数之间的 logistic 回归分析结果　（$n=2\,009$）

| 尿三氯乙酸四分位分组 | 精子密度（$<20\times10^{6}$/mL） | 精子活力（<50%） | 精子总数（$<40\times10^{6}$） |
| --- | --- | --- | --- |
| | OR[①]（95% CI） | OR[①]（95% CI） | OR[①]（95% CI） |
| 未校正 OR[②] | | | |
| 1（≤6.01 μg/L）[②] | 1.00 | 1.00 | 1.00 |
| 2（6.01～7.97 μg/L） | 1.63（1.10，2.41） | 1.45（1.12，1.88） | 1.53（1.00，2.36） |
| 3（7.97～10.96 μg/L） | 0.94（0.61，1.45） | 1.28（0.99，1.66） | 1.22（0.77，1.91） |
| 4（>10.96 μg/L） | 1.29（0.86，1.95） | 1.12（0.86，1.46） | 1.18（0.75，1.86） |

| 尿三氯乙酸 | 精子密度（<20×10⁶/mL） | 精子活力（<50%） | 精子总数（<40×10⁶） |
|---|---|---|---|
| 四分位分组 | OR①（95% CI） | OR①（95% CI） | OR①（95% CI） |
| 校正 OR④ | | | |
| 1（≤6.01 μg/L）③ | 1.00 | 1.00 | 1.00 |
| 2（6.01~7.97 μg/L） | 1.79（1.19，2.69） | 1.46（1.12，1.90） | 1.62（1.04，2.55） |
| 3（7.97~10.96 μg/L） | 0.96（0.61，1.50） | 1.30（1.00，1.70） | 1.28（0.80，2.04） |
| 4（>10.96 μg/L） | 1.51（0.98，2.31） | 1.19（0.90，1.56） | 1.41（0.88，2.26） |

注：①比值比；②校正肌酐；③对照组；④校正肌酐、年龄、教育、禁欲时间、收入和吸烟。

表5-4　尿三氯乙酸四分位数与精液质量参数之间的线性回归分析结果（$n=2\,009$）

| 尿三氯乙酸 | 精液质量参数 β（95% CI） | | |
|---|---|---|---|
| 四分位分组 | 精子密度①（×10⁶/mL） | 精子活力（%） | 精子总数①（40×10⁶） |
| 未校正 β② | | | |
| 1（≤6.01 μg/L）③ | 0 | 0 | 0 |
| 2（6.01~7.97 μg/L） | −0.15（−0.25，−0.06） | −4.24（−6.53，−1.94） | −0.11（−0.23，0.00） |
| 3（7.97~10.96 μg/L） | −0.04（−0.14，0.05） | −2.46（−4.79，−0.12） | −0.04（−0.16，0.07） |
| 4（>10.96 μg/L） | −0.11（−0.21，−0.01） | −2.31（−4.69，0.06） | −0.09（−0.21，0.02） |
| 校正 β④ | | | |
| 1（≤6.01 μg/L）③ | 0 | 0 | 0 |
| 2（6.01~7.97 μg/L） | −0.16（−0.26，−0.06） | −4.22（−6.55，−1.88） | −0.12（−0.24，−0.01） |
| 3（7.97~10.96 μg/L） | −0.06（−0.16，0.04） | −2.81（−5.18，−0.45） | −0.06（−0.18，0.05） |
| 4（>10.96 μg/L） | −0.13（−0.23，−0.03） | −2.86（−5.28，−0.45） | −0.11（−0.23，0.01） |

注：①自然对数转换；②校正肌酐；③对照组；④校正肌酐、年龄、教育、禁欲时间、收入和吸烟。

Zeng 等人也通过测定研究对象血液中 THMs 作为内暴露生物标志物，调查了饮用水 THMs 暴露对男性生殖健康的影响。结果发现血液中三氯甲烷（浓度范围为低于检出限~202.09 ng/L，中位数浓度为 50.17 ng/L）和总 THMs（浓度范围为 3.59~213.42 ng/L，中位数浓度为 54.70 ng/L）与精子总数降低之间存在建议性的剂量-反应关系（表5-5）；发现血液中一氯二溴甲烷（浓度范围为低于检出限~7.37 ng/L，中位数浓度为 0.48 ng/L）与血清睾酮降低之间存在建议性的剂量-反应关系（图5-1）。此外，还发现血液二氯一溴甲烷浓度处于第二分位的男性相对于第一分位的男性其精子总数显著降低；血液一氯二溴甲烷浓度处于第二分位的男性相对于第一分位的男性其精子直线性显著降低有关。

鉴于人群在日常生活中通常是同时暴露多种饮用水 DBPs，同时毒理学研究也显示同时暴露不同 DBPs 对生殖健康具有叠加效应，Zeng 等人在已有的研究基础上首次在人群中调查了饮用水 THMs 和 HAAs 联合暴露对男性精液质量的影响。结果发现同时暴露高浓度 THMs（三氯甲烷、二氯一溴甲烷、溴代三卤甲烷、总 THMs）和三氯乙酸的男性（DBPs 浓度均高于中位数）低于精子密度（<20×10⁶/mL）和精子总数（<40×10⁶）正常参考值的风险显著高于同时暴露低浓度溴代三卤甲烷和三氯乙酸的男性（DBPs 浓度均低于中位数），其中同时暴露溴代三卤甲烷和三氯乙酸与低于精子总数（<40×10⁶）正

常参考值风险之间还存在建议性的协同效应（表5-6）。研究结果显示联合暴露饮用水溴代三卤甲烷与三氯乙酸对男性精液质量降低具有叠加效应。

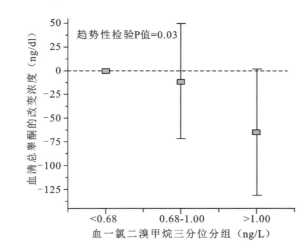

图 5-1　血液中一氯二溴甲烷浓度与血清总睾酮之间的关系

表 5-5　血 THMs 三分位数与精液质量参数之间的线性回归分析结果（$n=401$）

| 血 THMs 三分位数 | 精液质量参数 $\beta$[①]（95% CI） | | |
|---|---|---|---|
| | 精子密度[②]（$\times 10^6$/mL） | 精子活力（%） | 精子总数[②]（$40\times 10^6$） |
| 三氯甲烷 | | | |
| 1（<35.87 ng/L）[③] | 0 | 0 | 0 |
| 2（35.87～66.35 ng/L） | −0.04（−0.12，0.04） | −0.02（−0.11，0.08） | 2.19（−2.27，6.64） |
| 3（>66.35 ng/L） | −0.08（−0.16，0.01） | −0.07（−0.16，0.03） | 1.35（−3.13，5.82） |
| 趋势性检验 P 值 | 0.07 | 0.19 | 0.55 |
| 二氯一溴甲烷 | | | |
| 1（<1.02 ng/L）[③] | 0 | 0 | 0 |
| 2（1.02～2.35 ng/L） | −0.07（−0.15，0.02） | −0.16（−4.62，4.30） | −0.13（−0.22，−0.03） |
| 3（>2.35 ng/L） | −0.02（−0.10，0.06） | −0.70（−5.16，3.76） | −0.04（−0.13，0.06） |
| 趋势性检验 P 值 | 0.61 | 0.76 | 0.44 |
| 总 THMs | | | |
| 1（<40.09 ng/L）[③] | 0 | 0 | 0 |
| 2（40.09～72.48 ng/L） | −0.02（−0.10，0.06） | 2.41（−2.06，6.89） | 0.00（−0.10，0.10） |
| 3（>72.48 ng/L） | −0.08（−0.16，0.01） | 1.31（−3.19，5.81） | −0.06（−0.16，0.03） |
| 趋势性检验 P 值 | 0.07 | 0.57 | 0.19 |

注：①校正年龄、体重指数、禁欲时间、饮酒和吸烟；②自然对数转换；③对照组。

表 5-6  血 THMs 和尿三氯乙酸联合暴露与精液质量参数之间的关系 （$n=337$）

| 暴露水平 | | 精子浓度 (<20 million/mL) | 精子总数 (<40 million) | 精子活力 (<50% motile) |
|---|---|---|---|---|
| | | OR① （95% CI） | OR① （95% CI） | OR① （95% CI） |
| 三氯甲烷 | 三氯乙酸 | | | |
| ≤50.12 ng/L | ≤8.42 μg/L | 1.00 | 1.00 | 1.00 |
| >50.12 ng/L | ≤8.42 μg/L | 2.64 (0.73, 9.61) | 3.32 (0.82, 13.40) | 0.96 (0.51, 1.81) |
| ≤50.12 ng/L | >8.42 μg/L | 4.03 (1.11, 14.68) | 4.41 (1.09, 17.85) | 1.26 (0.67, 2.38) |
| >50.12 ng/L | >8.42 μg/L | 5.33 (1.52, 18.70) | 6.31 (1.57, 25.28) | 1.54 (0.81, 2.91) |
| 二氯一溴甲烷 | 三氯乙酸 | | | |
| ≤1.73 ng/L | ≤8.42 μg/L | 1.00 | 1.00 | 1.00 |
| >1.73 ng/L | ≤8.42 μg/L | 1.52 (0.45, 5.17) | 1.96 (0.55, 6.97) | 1.25 (0.66, 2.36) |
| ≤1.73 ng/L | >8.42 μg/L | 2.84 (0.90, 8.98) | 2.86 (0.85, 9.58) | 1.49 (0.79, 2.82) |
| >1.73 ng/L | >8.42 μg/L | 3.75 (1.18, 11.86) | 4.37 (1.31, 14.54) | 1.71 (0.89, 3.28) |
| 溴代三卤甲烷 | 三氯乙酸 | | | |
| ≤3.99 ng/L | ≤8.42 μg/L | 1.00 | 1.00 | 1.00 |
| >3.99 ng/L | ≤8.42 μg/L | 0.87 (0.26, 2.94) | 0.83 (0.24, 2.89) | 1.04 (0.55, 1.99) |
| ≤3.99 ng/L | >8.42 μg/L | 1.97 (0.66, 5.86) | 1.22 (0.38, 3.87) | 1.22 (0.65, 2.31) |
| >3.99 ng/L | >8.42 μg/L | 2.84 (1.01, 8.02) | 3.31 (1.21, 9.07)④ | 1.68 (0.90, 3.13) |
| 总 THMs | 三氯乙酸 | | | |
| ≤54.70 ng/L | ≤8.42 μg/L | 1.00 | 1.00 | 1.00 |
| >54.70 ng/L | ≤8.42 μg/L | 2.97 (0.81, 10.87) | 3.77 (0.93, 15.34) | 1.18 (0.63, 2.21) |
| ≤54.70 ng/L | >8.42 μg/L | 3.59 (0.96, 13.42) | 4.22 (1.03, 17.26) | 1.38 (0.74, 2.60) |
| >54.70 ng/L | >8.42 μg/L | 6.35 (1.83, 22.06) | 7.43 (1.86, 29.61) | 1.71 (0.90, 3.24) |

注：①比值比，校正年龄、体重指数、教育、饮酒、禁欲时间、收入和吸烟。

（曾强）

# 第二节  饮用水消毒副产物的发育毒性

发育毒性是指出生前后接触有害因素，子代个体发育成为成体之前诱发的任何有害影响，主要表现包括发育生物体的死亡、生长改变、结构异常和功能缺陷。DBPs 广泛存在于人们的日常生活饮用水中，孕妇可以通过消化道、皮肤和呼吸道等多种途径直接接触各种 DBPs。毒理学研究已表明某些 DB-Ps 具有发育毒性，可引起实验动物早产、自发性流产、子代存活率降低、出生体重降低及出生缺陷等各种不良妊娠结局的发生。国内外围绕 DBPs 的发育毒性也展开了大量流行病学研究，但研究结果并不一致。

## 一、毒理学研究

在对饮用水实行氯化消毒 60 年后，1974 年 Schwetz 等人首次报道了三氯甲烷对大鼠胚胎和胎儿毒性的实验结果，继而研究者们开始关注 DBPs 的发育毒性。迄今，大量的毒理学实验已表明，DBPs 对早产、自发性流产、出生低体重，以及出生缺陷等不良妊娠结局具有不同程度的影响。以下将按照DBPs 的不同种类作进一步描述。

### （一）THMs

THMs 通常在高剂量组试验条件下可观察到较强的母体毒性和胎儿毒性，从而导致胎仔体重减少和存活率下降，但此染毒剂量往往远高于 DBPs 在饮用水中的实际含量。

**1. 三氯甲烷**

三氯甲烷具有较强的胚胎毒性和潜在的致畸性。其动物实验结果受染毒方式和染毒时间的影响，如高剂量试验条件下可影响胚胎植入，导致胚胎早期死亡，而每日吸入较长时间可观察到致畸效应。Thompson 等给妊娠 6～15 d 的大鼠和妊娠 6～18 d 的家兔分别灌胃 20 mg/kg、50 mg/kg、126 mg/kg和 20 mg/kg、35 mg/kg、50 mg/kg 的三氯甲烷，可观察到母体、胚胎和胎儿毒性，但未观察到畸形。Burkhalter 等人用小鼠经口染毒研究三氯甲烷行为致畸作用，未见阳性结果。Schwetz 等给妊娠 6～15 d 的大鼠每日吸入 30 mg/L、100 mg/L 和 300 mg/L 的三氯甲烷 7 h，在最高浓度组可观察到孕鼠吸收胎增多，同时在各剂量组均可观察到胎儿发育迟缓、胎儿体积变小和体重减轻、胸骨骨化迟缓、肋骨缺失及皮下水肿；100 mg/L 染毒剂量组胎儿出现无尾及肛门闭锁。Murray 以 100 mg/L 浓度三氯甲烷每日 7 h 染毒妊娠各时期的小鼠，所有剂量组均出现胎儿体重减轻、骨化迟缓、维持妊娠能力受损和腭裂发生率增加。

**2. 三溴甲烷**

三溴甲烷在高剂量条件下可以引起实验动物后代骨骼异常和死亡率上升，Ruddick 等以 0 mg/kg、100 mg/kg 和 200 mg/kg 浓度三溴甲烷经口染毒受孕期大鼠，未发现胎儿低体重、出生畸形和内脏异常等现象，但对孕期大鼠染毒后，可观察到后代骨骼异常。Gulati 等给小鼠经口染毒 0 mg/kg、50 mg/kg、100 mg/kg 和 200 mg/kg 三溴甲烷，可在最高浓度组观察到子代出生后死亡率小幅度上升，但未见其他发育毒性反应。

**3. 二氯一溴甲烷**

二氯一溴甲烷的发育毒性研究结果并不一致。多项研究对 SD 大鼠经口染毒二氯一溴甲烷，浓度范围为 0～900 mg/(kg·d)，未发现其具有发育毒性。但少数研究观察到二氯一溴甲烷可导致妊娠丢失，如胚胎吸收率增加。Narotsky 等对妊娠 6～15 d 的 Fischer 344（F344）大鼠进行染毒，发现50 mg/(kg·d) 和 75 mg/(kg·d) 剂量组均出现吸收胎发生率明显增高现象，未见对畸形、出生体重和妊娠周期产生影响。Bielmeier 等同样使用 Fischer 344 大鼠进行实验，对妊娠 6～10 d 的大鼠进行染毒，在 75 mg/(kg·d) 剂量组也观察到吸收胎增多现象。Bielmeier 等同时指出，F344 大鼠相对于 Sprague-Dawley（SD）大鼠对三氯甲烷发育毒性更为敏感，因此对于 SD 大鼠尽管使用高剂量可观察到强母体毒性，但仍未见 BDCM 所致妊娠丢失现象。这也可能是其他研究因使用 SD 大鼠而未发现三氯甲烷致吸收胎增多现象的原因。

**4. 一氯二溴甲烷**

一氯二溴甲烷在高剂量染毒条件下（685 mg/kg）可导致大鼠窝产仔数减少、幼仔存活率降低，同时引起小幅度胎儿体重减轻。而使用较低剂量一氯二溴甲烷（50～200 mg/kg）经口染毒大鼠，未见胎儿体重影响和致畸效应。

### （二）HAAs

HAAs 在啮齿动物的毒理实验中表现的发育毒性主要为生长迟缓和胎仔畸形。

**1. 二氯乙酸**

二氯乙酸可对大鼠出生体重和顶臀长成影响，并同时导致心血管系统畸形和畸形胚胎等，未见引起骨骼畸形。Smith 等用妊娠期 6～15 d Long-Evans 大鼠饮水分别给予二氯乙酸 0 mg/(kg·d)、14 mg/(kg·d)、140 mg/(kg·d)、400 mg/(kg·d) 和 0 mg/(kg·d)、900 mg/(kg·d)、1 400 mg/(kg·d)，观察其后代外形畸形、骨骼畸形和软组织畸形。结果显示，当染毒剂量高于 140 mg/(kg·d) 时，二氯乙酸引起活仔体重和身长的减少，并有剂量-反应关系；同时，软组织畸形发生率随着剂量的增加而升高 [140 mg/(kg·d)：2.6%；2 400 mg/(kg·d)：73%]；该软组织畸形为心血管系统畸形，主要发生在升主动脉和右心室之间。Hunter 等将妊娠 8 d 的 CD-1 小鼠胚胎暴露于 11 000 $\mu$mol/L 二氯乙酸 6h 后，发现畸形胚胎率增加。

**2. 三氯乙酸**

三氯乙酸可引起大鼠吸收胎增加、活胎体重和身长减少、软组织畸形、骨骼畸形和胎儿中枢神经系统受损。Smith 等使用三氯乙酸经口染毒 6～15 d 妊娠期 Long-Evans 大鼠，发现当染毒浓度大于 330 mg/kg 时，软组织畸形发生率的增加，畸形主要表现为心室间隔缺损；当浓度大于 800 mg/kg 时，可引起吸收胎发生率的增加；浓度大于 1 200 mg/kg 时，可引起眼眶部位骨骼畸形。Singh 发现，1 200 mg/kg 剂量以上经口染毒妊娠期 6～15 d Charles-Foster 大鼠，可引发胎鼠神经元死亡而最终导致其中枢神经系统受损。

**3. 二溴乙酸**

现有的实验研究数据表明，二溴乙酸除可引起幼仔体重减少和畸形胚胎率增加外，暂无其他发育毒性影响。Christian 等用 SD 大鼠经饮水给予二溴乙酸进行两代繁殖试验，染毒浓度为 0 mg/L、50 mg/L、250 mg/L 和 650 mg/L [0 mg/(kg·d)、4.4～11.6 mg/(kg·d)、22.4～55.6 mg/(kg·d) 和 52.4～132 mg/(kg·d)]，结果显示只有在 250 mg/L 和 650 mg/L 可观察到幼仔体重减少，其余所有浓度组未观察到死胎、流产、早产和出生身长异常等现象。Hunter 等将妊娠 8 d 的 CD-1 小鼠胚胎暴露于 300 $\mu$mol/L 二溴乙酸 26h 后，发现畸形胚胎率增加。

**4. 一溴一氯乙酸和一溴二氯乙酸**

一溴一氯乙酸和一溴二氯乙酸均可引起畸形胚胎率的增加。Hunter 等分别将妊娠 8 d 的 CD-1 小鼠胚胎暴露于 63 $\mu$mol/L 的一溴一氯乙酸和 536 $\mu$mol/L 的一溴二氯乙酸，可观察到胚胎神经管畸形。

### （三）HANs

HANs 在氯化消毒饮用水中浓度虽然通常在 ng/L 至 $\mu$g/L 水平，但其毒性较含碳 DBPs（如 THMs 和 HAAs）更强。以往对 HANs 的发育毒性研究主要集中在氯乙腈、二氯乙腈、三氯乙腈、溴氯乙腈和二溴乙腈。

**1. 氯乙腈**

低剂量的氯乙腈可导致胚胎宫内生长受限，胎仔肌肉骨系统畸形和出生低体重。Ahmed 等对妊娠期 6～18 d 的小鼠经口染毒氯乙腈，浓度分别为 12.5mg/(kg·d)、25mg/(kg·d)、50 mg/(kg·d)。实验结果显示，50 mg/kg 剂量可明显导致胎鼠畸形和死亡率升高；25 mg/kg 剂量虽不会引起胎鼠死亡，但可观察到胎鼠体重明显降低，并可观察到肌肉骨系统畸形。Smith 等也发现低剂量氯乙腈可引起 Long-Vans 大鼠胎仔出生低体重。

**2. 二氯乙腈**

二氯乙腈可引起大鼠胎仔出生低体重，围产期幼仔存活率降低，心血管、泌尿生殖系统和骨骼畸形等。相关研究结果显示，用二氯乙腈经口染毒妊娠系 6～18 d Long-Evans 大鼠，浓度分别为 0 mg/kg、5 mg/kg、15 mg/kg、25 mg/kg、45 mg/kg，可观察到 45 mg/kg 剂量下可导致 9% 母鼠死亡，而在存活的母鼠中，60% 出现全吸收胎现象；此外，各剂量组均出现软组织畸形和骨骼畸形，且发生率与剂量呈正相关。该研究结果也与其早期的发现一致，如二氯乙腈可引起大鼠胎仔出生低体重、围产期幼仔存活率降低等。

**3. 三氯乙腈**

三氯乙腈毒性在所有卤乙腈氯化消毒副产物中最强，可引起死胎、吸收胎数增加，胎鼠体重减少，心血管和泌尿生殖系统畸形，未发现可引起实验动物骨骼畸形。Smith 等采用妊娠 6～18 d Long-Evans 大鼠进行经口染毒实验，染毒剂量为 0～55 mg/(kg·d)，可观察到在最高剂量组导致 21% 的母鼠死亡。在存活的母鼠中各剂量组均出现吸收胎，胎鼠的体重减少和死亡率均与剂量成相关性。所有剂量组均出现心血管和泌尿生殖系统畸形，未发现骨骼畸形。由于在本次实验中，使用三酰甘油作为溶剂染毒时，发现对照组也出现吸收胎、胎鼠体重减少和畸形的发生，怀疑三酰甘油可能对实验结果产生影响，随后 Christ 等人改换玉米油作为三氯乙腈溶剂染毒，发现三酰甘油与三氯乙腈联合作用可能会增强三氯乙腈对大鼠的心血管致畸作用，之前使用三酰甘油作为染毒溶剂的实验结果可能会受到一定影响。

**（四）卤代酚类**

饮用水 DBPs 中最常检出的卤代酚类包括 2-氯酚（2-CP，2-chlorophenol）、2，4-二氯酚（2，4-DCP，2，4-dichlorophenol）和 2，4，6-三氯酚（2，4，6-TCP，2，4-trichlorophenol）。研究表明，2-氯酚和 2，4-二氯酚对大鼠有轻微的胎体毒性，而 2，4，6-三氯酚染毒的动物未观察到发育毒性。这些卤代酚可能作为前体物质或者促癌剂，通过影响免疫系统导致实验动物胚胎毒性或者流产。

**1. 2-氯酚**

2-氯酚在高剂量染毒条件（500 mg/L）下可能导致胚胎毒性和胎儿毒性，但此结果仍需要进一步证实。Exon 和 Koller 对 2-氯酚的发育毒性进行研究，发现大鼠从生育前 10 周至生产的时间段内经饮水吸收浓度为 500 mg/L 的 2-氯酚，可引起窝仔数减少和少量死胎的出现。但在实验中，幼鼠平均出生体重为 2.5 g，而通常情况下幼鼠的出生体重在 6～7 g，因此该实验设计需要进一步完善，实验结果有待进一步论证。

**2. 2，4-二氯酚**

2，4-二氯酚具有轻度的胚胎毒性和胎体毒性，无致畸作用。Exon 等人通过饮用水对妊娠期大鼠进行染毒，染毒剂量分别为 0 mg/L、3 mg/L、30 mg/L、300 mg/L，结果发现，染毒组与对照组相比流产率、死胎数、窝仔数、幼仔体种、断奶期存活率和体重并无差异。Aoyama 等人使用更高剂量对大鼠进行经口染毒，在 500 mg/L 剂量组未观察到发育毒性，但在 2 000 mg/L 和 8 000 mg/L 观察到幼仔活产率下降，提示 2，4-二氯酚在高剂量条件下具有轻度发育毒性。为观察 2，4-二氯酚致畸性，Rodwell 等人将 2，4-二氯酚溶于玉米油中对妊娠期 6～15 d 大鼠进行染毒，染毒剂量为 0 mg/(kg·d)、200 mg/(kg·d)、375 mg/(kg·d) 和 750 mg/(kg·d)，未观察到胎鼠任何外观、内脏或骨骼畸形，但发现在 750 mg/(kg·d) 剂量组出现早期胚胎死亡，胎仔体重降低，骨骼迟缓，提示 2，4-二氯酚具有轻度胚胎毒性和胎体毒性。

### 3. 2，4，6-三氯酚

2，4，6-三氯酚的发育毒性并不明显。Blackburm 等人对大鼠经口染毒 2，4，6-三氯酚从怀孕前 2 周开始染毒持续整个妊娠期，在 1 000 mg/kg 剂量组观察到母体毒性，主要表现为母鼠死亡率增加，体重增重减少；各剂量组间均无窝仔数和幼仔死亡率差异；在 500 mg/kg 和 1 000 mg/kg 剂量组观察到幼鼠出生体重明显降低，但在 4 d 后体重恢复正常，表明该现象可能源于母体毒性。

### （五）其他 DBPs

目前，有关其他 DBPs 的发育毒性毒理学资料很少。研究表明，卤代呋喃类（halofuranones，HFs）中 3-氯-4-（二氯甲基）-5-羟基-2（5H）-呋喃（3-chloro-4-（dichloromethyl）-5-hydroxy-2（5H）-furanone，MX）虽被归为可能人类致癌物，但在大鼠发育毒性试验中并未表现出明显的致畸性。Huuskonen 等人经口染毒 6～19 d 的妊娠大鼠，浓度分别为 3 mg/（kg·d）、30 mg/（kg·d）、60 mg/（kg·d），在妊娠第 20 天对大鼠进行解剖观察 MX 发育毒性。实验结果表明，最高剂量组母鼠体重增长和饮水量相对对照组明显减少，分别减少了 32% 和 16%～17%；各剂量组均未观察到吸收胎、胎仔体重异常、体表畸形和骨骼畸形；虽然在 60 mg/kg 和 30 mg/kg 剂量组分别观察到了 2 例和 1 例内脏畸形，但该数据并无统计学意义，推断可能是由于母体毒性导致。关于卤代乙醛的生殖发育毒性毒理学研究十分有限，目前仅有对三氯乙醛的研究资料。Kallman 等给围产期小鼠进行经口染毒，染毒剂量为 21.3～204.8 mg/（kg·d），未观察到致母体体重减少或胎仔畸形现象。目前尚无有关卤代酮、卤代硝基甲烷、卤硝基甲烷类的发育毒性毒理学资料。

## 二、流行病学研究

在 DBPs 暴露与生殖健康的效应关系研究中，由于暴露时期较短，较之癌症研究更易进行。先天畸形、死产、自然流产、出生体重、早产等是 DBPs 发育毒性研究的重点。然而众多研究结果提示，研究中的暴露评估部分均存在不同程度的局限性，导致 DBPs 暴露与生殖健康的效应关系仍未有定论。

### （一）低出生体重（low birth weight，LBW）

出生体重小于 2 500 g 的婴儿，称为低出生体重儿。低体重儿的身体素质相对正常体重儿差，其患病率与死亡率均较高，体力低下，智力受损，表现为行为及应答能力比正常体重儿差。关于 DBPs 暴露与低出生体重的相关研究结果并未达成一致性结果。

#### 1. THMs

早期研究主要以孕妇生活区域 THMs 的监测数据评估孕妇妊娠期间 DBPs 暴露水平，并以此分析其与新生儿出生体重的关系。Gallagher 等对 1 893 个活产儿体重和所属地 THMs 水平进行分析，发现孕晚期 THMs 暴露水平与低出生体重间存在微弱关联（最高暴露组 OR＝2.1；95% CI：1.0～4.8）。但 Toledano 等的研究却得到不同的结论，他们对将近 100 万新生儿出生信息及新生儿所属地总 THMs 浓度进行分析，在将母亲妊娠期总 THMs 暴露水平分为高（≥60 mg/L）、中（30～59 mg/L）、低（<30 mg/L）三组后，发现妊娠期暴露总 THMs 对低出生体重无影响（OR＝1.11，95% CI：0.93～1.27）。

为了更准确地评估妊娠期 DBPs 的暴露水平，研究者们将孕妇生活区域 THMs 定期监测数据辅以问卷调查方式调查孕妇妊娠期间用水习惯，如饮水量、淋浴或盆浴次数、洗碗方式等估算孕妇怀孕期间 DBPs 暴露量，并评估与新生儿体重之间的关系。Kogevinas 等对来自法国、希腊、立陶宛、西班牙和英国的 14 005 名产妇及其新生儿进行研究，发现产妇孕期 THMs 暴露水平与低出生体重无关联（OR per 10 μg/L＝1.02，95% CI：0.95～1.10），该研究结果与此前英国、希腊和西班牙研究结果一致。

THMs 内暴露水平与低出生体重的研究较少。Cao 等采集 1 184 名孕晚期孕妇外周血，并以血中 THMs 浓度（包括三氯甲烷、二氯一溴甲烷、一氯二溴甲烷和三溴甲烷）作为内暴露生物标志，发现孕妇外周血中总 THMs 浓度越高，其新生儿平均出生体重越低（$\beta = -60.9$ g；95% CI：$-116.2$，$-5.6$ 对于最高三分位数 vs. 最低三分位数；趋势性检验 P 值=0.03）。

**2. HAAs**

除了检测孕妇生活所在地 THMs 外，也有研究对饮用水中 HAAs 和溴代 THMs 含量与新生儿体重展开分析。Smith 等发现氯化消毒饮用水中 THMs 含量和 HAAs 含量并不成正比，单独分析妊娠期 HAAs 暴露水平或将 HAAs 和 THMs 暴露水平结合，均未发现对新生儿体重影响；但 Rivera-Núñez 等发现妊娠期暴露 HAAs 和溴代 THMs 水平可导致新生儿平均体重下降，且差异具有统计学意义。Patelarou 等对 1 369 名产妇及其新生儿的研究发现，妊娠期溴代 THMs 的暴露水平与低出生体重无关（OR=0.7，95% CI：0.4~1.4），但该研究中 THMs 含量相对其他研究处于较低水平（<20 $\mu$g/L）。Zhou 等将尿三氯乙酸作为 DBPs 内暴露生物标志物，研究孕晚期孕妇尿三氯乙酸水平与出生体重之间的关系，发现高暴露组相对于其他暴露组平均出生体重最低。

**3. 环境与基因交互作用**

除环境暴露因素外，不少研究将遗传因素也纳入个体暴露水平差异的考虑范畴，研究环境与基因交互作用。Smith 等研究发现，种族差异可对实验结果造成影响，如在母亲妊娠期相同外暴露水平下，巴基斯坦籍新生儿平均出生体重明显随着暴露量的升高而降低，但在英国白人新生儿中未发现类似结果。Danileviciute 等研究结果表明，妊娠期 THM 暴露量升高会增加新生儿低体重风险。将 THMs 暴露与母亲 GSTM1 基因型同时分析时发现，当孕晚期接触高暴露水平的总 THMs 或三氯甲烷时，携带 GSTM1-0 基因型的母亲其新生儿低体重的风险更高（总 THMs：OR：4.37，95% CI：1.36~14.08；TCM：OR：5.06，95% CI：1.50~17.05）。

**（二）极低出生体重（very low birth weight，VLBW）**

极低出生体重儿是指出生体重在 1 000~1 499 g 的早产儿。由于各脏器发育不成熟，免疫功能低下，对外界环境适应能力差，这样的新生儿容易发生各种并发症如颅内出血、黄疸、感染、急性呼吸窘迫综合征、坏死性小肠结肠炎、硬肿症等。

关于 DBPs 与极低出生体重的研究较少，其结论也不一致。Iszatt 等通过监测实施强化混凝前后的水厂供水区域 THMs 的含量变化及该区域内极低出生体重发生率变化，发现强化混凝技术可以使氯化消毒饮用水中三氯甲烷含量明显降低，但不能减少溴代 THMs 含量，而由此带来的 DBPs 浓度变化可明显减少极低出生体重风险（P=0.02）。Toledano 等对英国三个供水区域的总 THMs 含量与该区域内极低出生体重发生率进行研究，发现其中一个区域的数据显示，高暴露组低、极低体重发生率明显低于低暴露组（OR=1.20，95% CI：1.07~1.34）；但合并三个区域数据后，结果总 THMs 含量对极低出生体重发生率并无影响（OR=1.05，95% CI：0.82~1.34）。

**（三）早产（preterm delivery）**

早产是指在满 28~37 孕周（196~258 d）的分娩。此时娩出的新生儿称早产儿，为各器官未成熟的新生儿。出生体重小于 2500 g 的早产儿死亡率国内为 12.7%~20.8%，国外则胎龄越小、体重越低，死亡率越高。死亡原因主要是围生期窒息、颅内出血、畸形。早产儿即使存活，亦多有神经智力发育缺陷。关于 DBPs 暴露与早产病例的相关性研究中，大部分研究未发现相关性，仅一项研究发现两者存在关联，亦有两项研究发现孕期暴露 DBPs 可减小早产风险。

**1. THMs**

在这些研究中，其中两项研究直接使用环境中 DBPs 的监测数据作为暴露水平评估的依据。Gallagher 等对 1 893 名新生儿的研究中发现孕期 THMs 暴露水平与早产风险无关（OR＝1.0，95％ CI：0.3～2.8）。Wright 等在更大的新生儿研究样本中（$n＝196\,000$）发现，孕晚期总 THMs、三氯甲烷和二氯一溴甲烷暴露可降低早产风险（OR＝0.88～0.95）；将样本缩小至极早产儿范围后（孕周小于 34 周），未发现相似结果。

Rivera-Núñez 等和 Yang 等的研究中，暴露评估除采用管网监测数据外，也考虑了一些母亲社会经济方面的因素作为混杂因素，如年龄、教育程度、收入等。Rivera-Núñez 等发现孕中期三氯甲烷、二氯一溴甲烷暴露可增加早产风险（OR＝1.04～1.15），但总 THMs 暴露量与早产发生率无关（最高暴露组 OR＝0.98，95％ CI：0.92～1.04）。Yang 等的研究结果表明，孕期总 THMs 暴露水平与早产风险无关（最高暴露组 OR＝1.08，95％ CI：0.98～1.18），结论与 Rivera-Núñez 等一致。

Kogevinas 等四项研究将环境监测数据与孕妇用水习惯和社会经济因素结合，大部分研究结果显示，妊娠期 THMs 暴露与早产无关，但 Hoffman 等的研究却显示孕中期总 THMs 暴露可起到保护作用，减少早产的发生。Hoffman 等的研究中，将总 THMs 暴露水平分为 2.2～4.6 $\mu$g/L、33.1～55.0 $\mu$g/L、55.0～66.3 $\mu$g/L、66.5～74.8 $\mu$g/L 和 74.9～108.8 $\mu$g/L 五组，以浓度最低组为对照，其 OR 值分别为 0.8（95％ CI：0.5～1.3）、0.9（95％ CI：0.6～1.4）、0.7（95％ CI：0.4～1.1）和 0.5（95％ CI：0.3～0.9）；总 THMs 每升高 10 $\mu$g/L，与早产发生率比较其 OR＝0.95（95％ CI：0.91～1.00）。

**2. HAAs**

关于 HAAs 暴露对早产的影响，研究结果中既有保护作用，也有增加风险的影响，还有研究未发现两者存在关联。Hoffman 等对 2 039 名产妇怀孕期间 HAAs 暴露进行评估，综合考虑社会经济因素和用水习惯，并将孕中期 HAA5 总暴露水平分为 0 $\mu$g/L、0.01～16.1 $\mu$g/L、16.2～54.4 $\mu$g/L 和 54.5～369.1 $\mu$g/L 4 组，发现与 0 $\mu$g/L 暴露组相比，最高剂量组早产发生率明显降低（OR＝0.6，95％ CI：0.4～0.9），提示孕中期暴露 HAAs 不会引起早产风险并有可能使该风险降低。Rivera-Núñez 等对 672 120 名产妇妊娠期暴露 HAAs 进行研究，暴露评估考虑了产妇社会经济因素及健康因素，发现孕中期 HAA5 总暴露水平与早产发生率无关，该结论与 Hoffman 等研究结果一致；但他们同时发现，孕中期三氯乙酸的暴露可能会增加早产风险，其对照组为 0 $\mu$g/L，最高暴露组为大于 15 $\mu$g/L，统计结果显示最高暴露组早产发生率明显增高（OR＝1.14，95％ CI：1.03～1.25）。Wright 等对 18 750 名产妇孕晚期 HAAs 暴露水平进行评估，未考虑社会经济因素和用水习惯，研究结果显示孕晚期暴露 HAAs 对早产无影响。

**3. MX**

关于 MX 与早产的流行病研究资料较少，目前只有一项研究，其显示孕晚期暴露 MX 与早产发生无关。Wright 等对 16 378 名产妇孕晚期 MX 暴露水平进行分析，将 MX 浓度按 50th、50～90th 和＞90th 分组，即 4～20 ng/L、20～46 ng/L 和 46～80 ng/L，结果发现，随着 MX 浓度的升高，并不能引起早产发生率的变化（中暴露组：OR＝1.03，95％ CI：0.89～1.19。高暴露组：OR＝0.87，95％ CI：0.66～1.14），该结果经新生儿性别及母亲婚姻状况等混杂因素校正。

**4. 总有机卤化物**

现有研究资料表明，氯化消毒饮用水中总有机卤化物与早产无关。Hoffman 等的研究中，孕中期孕妇总有机卤化物暴露水平为 14.3～235.2 $\mu$g/L，综合考虑母亲种族、收入、教育、分娩史、咖啡因摄入等因素后，该研究未发现总有机卤化物对早产的影响（最高暴露组：OR＝1.1，95％ CI：0.8～1.7）。

**5. 环境与基因交互作用**

在 DBPs 暴露与早产关系的研究中，研究者们未发现具有不同基因型的母亲的新生儿之间的差异。Kogevinas 等的研究中，对母亲和新生儿的一些参与 DBPs 代谢解毒的基因进行检测，这些基因包括 *CYP*1A 位点、*CYP*2A6、*CYP*2D6、*CYP*3A 位点、*CYP*2E1、*GSTZ*1、*GSTT* 位点、*GSTM* 和 GSTA 位点；研究结果表明，母亲和新生儿不同基因型与总 THMs 暴露水平之间无相互作用，并未发现其对早产风险的影响。

### （四）宫内发育迟缓（intrauterine growth retardation，IUGR）和小于胎龄儿（small for gestational age，SGA）

宫内发育迟缓，也称小于胎龄儿，指出生体重低于同孕龄正常胎儿体重的第 10 百分位数，是胎儿在子宫内的生长发育受到阻碍而引起的胎儿出生体重下降的现象，也是多胎妊娠的常见并发症。在我国，IUGR 发生率为 2.75%～15.53%，围产儿死亡率较正常体重新生儿高 4～6 倍，存活者出生后生长发育迟缓。IUGR 胎儿在子宫内会出现器官生长发育不对称、缺氧、酸血症、宫内死亡等现象，出生后出现代谢紊乱、脑室出血等症状，甚至与成年期的心血管病、糖尿病、肥胖等的发生有一定的关系。

**1. THMs**

一些研究结果表明，孕期 THMs 暴露水平与宫内发育迟缓或小于胎龄儿存在关联。Kramer 等以 4 028 名新生儿和母亲为研究对象，其中宫内发育迟缓新生儿 187 名，以水厂 THMs 监测数据为暴露评估依据，同时考虑母亲年龄、产次、婚姻状况、教育水平及孕期护理等混杂因素，结果显示，怀孕期间母亲三氯甲烷暴露水平与宫内发育迟缓相关（最高浓度组 OR＝1.8，95% CI：1.1～2.9），但其他 THMs 和总 THMs 与宫内发育迟缓之间未发现具有统计学意义结果。在对 282645 名母亲和新生儿的研究中，Wright 等也发现孕晚期三氯甲烷暴露与小于胎龄儿风险相关（中暴露组和高暴露组 OR 分别为 1.05 和 1.11），考虑的混杂因素和暴露评估方法与 Kramer 等相同，但除了三氯甲烷外，Wright 等还发现孕晚期总 THMs 和二氯一溴甲烷高水平暴露也会增加小于胎龄儿风险（两者高浓度组 OR 值分别为 1.13 和 1.15）。Hoffman 等和 Levallois 等均发现孕晚期总 THMs 暴露水平超过当地标准限值时（80 μg/L），可能导致小于胎龄儿发生率的增加，在他们的研究中均考虑了母亲怀孕期间用水习惯对暴露评估的影响。

但也有研究未发现 THMs 暴露对宫内发育迟缓或小于胎龄儿的影响。Hinckley 等与 Porter 等使用的暴露评估方法与混杂因素与 Kramer 等的研究大致相同，他们同时还考虑了母亲吸烟因素。Hinckley 等认为孕晚期暴露是影响胎儿宫内发育迟缓的重要时期，因此仅对 48 119 名母亲孕晚期暴露 THMs 暴露水平进行分析，但未发现两者相关性。Porter 等回顾 15 315 名母亲暴露水平与分娩记录，发现母亲各个孕期或整个孕期暴露 THMs 水平与宫内发育迟缓发生率无关。Infante-Rivard 以 493 名病例和 472 名对照作为研究对象，混杂因素考虑了母亲健康相关因素（已知与宫内发育迟缓相关）和怀孕期间用水习惯，结果显示孕期暴露 THMs 与宫内发育迟缓无关。

**2. HAAs**

目前有研究资料表明，HAAs 暴露可能增加胎儿宫内发育迟缓或小于胎龄儿风险。Hinckley 等的研究结果显示，将 HAAs 浓度分为低、中和高暴露组后，孕晚期二氯乙酸和三氯乙酸高暴露组宫内发育迟缓风险高于低暴露组（二氯乙酸：OR＝1.28，95% CI：1.08～1.51；三氯乙酸：OR＝1.19，95% CI：1.01～1.41），若将二氯乙酸和三氯乙酸按连续变量分析，结果不变（二氯乙酸：OR＝1.05，95% CI：1.02～1.09；三氯乙酸：OR＝1.04，95% CI：1.02～1.07）。Porter 等和 Levallois 等也同样发现孕晚期 HAAs 与宫内发育迟缓存在微弱关联。Porter 等将 HAAs 暴露水平分为 5 组后，最 HAA5

高暴露组的风险明显升高（OR＝1.34，95％ CI：1.04～1.71），此外三氯乙酸和二氯乙酸在中等暴露水平时也有类似结果。Levallois 等将 HAA5 暴露水平以当地标准浓度限值分为两组进行比较（60 μg/L），发现 HAAs 对小于胎龄儿有潜在影响。

另有研究未发现 HAAs 对宫内发育迟缓或小于胎龄儿之间的关联。有些研究未考虑母亲怀孕期间用水习惯，但 Hoffman 考虑了母亲妊娠期用水习惯，也未发现具有统计学意义的结果。

**3. MX**

已有研究对孕晚期 MX 暴露水平是否引起小于胎龄儿风险进行研究，未发现两者相关性，其研究方法已在 MX 暴露与早产关系研究部分做过介绍。

**4. DBPs 内暴露评估**

以血中 THMs 浓度（包括三氯甲烷、二氯一溴甲烷、一氯二溴甲烷和三溴甲烷）作为内暴露生物标志，Cao 等孕晚期孕妇外周血中总 THMs 浓度分为高、中、低三组，发现中浓度和高浓度组与低浓度组相比，小于胎龄儿发生率明显升高（中浓度组：OR＝2.91，95％ CI：1.32～6.42。高浓度组：OR＝2.25，95％ CI：1.01～5.03），该研究同时考虑了母亲教育水平、家庭收入等社会经济学因素和母亲怀孕期间用水习惯等混杂因素。

**5. 游泳**

由于游泳池池水也采用氯化消毒方法进行消毒，因此也有研究关注孕期游泳对不良妊娠结局影响。Mette 等将孕妇妊娠期锻炼行为分为游泳、骑车和无锻炼三组，比较各组小于胎龄儿发生率，结果并未发现明显区别。

**6. 环境与基因交互作用**

新生儿 CYP2E1 基因可能与宫内发育迟缓有关。在 Infante-Rivard 的研究中，对母亲和新生儿 CYP2E1（G1259C）和 MTHFR（C677T）基因多态性结合 THMs 暴露进行评估。两种基因影响 DBPs 暴露个体差异的机制主要为：CYP2E1 参与多种 THMs 代谢解毒；MTHFR 则参与依赖于维生素 B12 的蛋氨酸生物合成过程，可能被三氯甲烷抑制。对于暴露分组，Infante-Rivard 以 THMs 浓度＞90th 分位数为分界点（29.4 μg/L）将产妇分为两组，结果发现，随着孕期总 THMs 暴露水平升高，具有 CYP2E1（G1259C）突变性基因（有 1 个或 2 个 C 等位基因）的新生儿相对于具有野生型纯合子基因的新生儿发生宫内发育迟缓的可能风险更高，但该结果需要进一步确认。在随后的研究中，Levallois 对该基因位点与环境交互作用进行再次确认，以 THMs 浓度＞75th 分位数为分界点（58 μg/L）未发现与 Infante-Rivard 一致的结果。Levallois 认为 CYP2E1（G1259C）和小于胎龄儿风险两者之间无关联，并且该结果可能比 Infante-Rivard 更为准确，因为 nfante-Rivard 等人的研究忽略了忽略了母亲的基因型可能会成为其研究结果混杂因素的可能。同时，Levallois 还对 CYP2E1 的其他位点基因多态，以及 GSTM1 和 GSTT1 进行了分析，未发现这些基因与环境交互作用对小于胎龄儿的影响。

### （五）身长和头围偏小

新生儿身长和头围也是反映婴幼儿生长发育的重要指标。一般而言，95％的足月新生儿身高在 45～55 cm，头围在 33～35 cm。

孕妇饮用经氯化消毒的饮用水，可能会引起新生儿身长和头围偏小。有研究对使用不同氯化消毒方法消毒和不使用氯化消毒的地区新生儿的身长和头围大小进行比较，发现与怀孕期间饮用未经消毒的饮用水的产妇相比，饮用氯化消毒饮用水的产妇其新生儿的身长和头围明显偏小。譬如，以不使用氯化消毒的地区为对照，比较使用二氧化氯消毒地区的新生儿身长的结果为 OR＝2.0（95％ CI：1.2～3.3）。Källén 和 Robert 采用同样的比较方法，也得到了一致结论。但以上两项研究的结果均建立在比较消毒方法，而未评估个体暴露量，因此结果具有一定局限性。Cao 等人以孕晚期孕妇血中 THMs 作为内暴露评估依据，也发现 DBPs 可能引起新生儿身长偏小。在该研究中，二氯一溴甲烷和一氯二溴甲烷的最高暴露水平组与最低暴露组相比，新生儿身长明显偏小（二氯一溴甲烷：$\beta=-0.15\ cm$，$95\%\ CI=-0.29\sim-0.01$。一氯二溴甲烷：$\beta=-0.20\ cm$，$95\%\ CI=-0.37\sim-0.04$）。

**（六）先天畸形（congenital anomalies）和出生缺陷（birth defects）**

先天畸形较早的狭义概念是指胎儿出生时，存在整个身体或一部分的外形、内脏的解剖结构畸形或发育异常，又称出生缺陷。先天性畸形大多数形成于胚胎发育的早期，即妊娠后的两个月以前，正是器官发生的重要阶段。胚胎发育的中、后期所发生的异常不是形态结构的畸形，主要是生理功能和精神行为方面的异常，不易发现，故常被忽视。目前广义的先天畸形包括人类出生时的各种结构畸形、功能缺陷、代谢及行为发育的异常。先天畸形既可以是发育期内源性的缺陷，也可以是致畸的外源性缺陷。此外，还必须区别：器官发生的轻度畸形和表型发生的微小异常（亦称小畸形）。表型发生是指基因型在环境作用下，在胚胎发育中的形成过程，在个体能观察到的性状。

从胚胎发育和病理学角度，先天性畸形可分为 9 类：①发育不全，指发育失败或未能发育，如肾发育不良、无眼畸形等；②发育不良，指过早停止发育，如腭裂畸形、幼稚子宫等；③增生，发育过度，如多指（趾）畸形；④骨骼发育异常，如短（缺）肢畸形等；⑤遗迹结构残留，因退化失败所致，如主动脉导管未闭，肛门闭锁等；⑥未分隔或管道未形成，如并指（趾）畸形、食管闭锁等；⑦神经管闭合不全，如脊柱裂等；⑧非典型分化，如骶尾畸胎瘤、神经胚细胞瘤等；附件形成多个发生中心或器官发生异位，如多乳头和输尿管异位、畸形等。

在众多关于 DBPs 影响先天畸形发生的研究中，有些将各种出生缺陷作为一个不良生育结局进行分析，其中有一些研究发现 DBPs 可导致出生缺陷风险增加，而另外一些研究未得到具有统计学意义的结果。这些研究大部分对 DBPs 的暴露量评估比较粗略，如有些研究以不同消毒方式来区别不同暴露量，其他以 THMs 浓度划分不同暴露组。此外，除 Aschengrau 等人的研究为病例对照研究外，其他研究均为横断面或者基于人群的研究，大多数使用产妇注册登记数据而缺乏更细致的混杂因素控制。Nieuwenhuijsen 等对几项研究结果进行了 meta 分析，发现将发生任何一种出生缺陷作为观察指标时，高水平暴露 DBPs 可能导致出生缺陷的增加（$OR=1.17$，$95\%\ CI=1.02\sim1.34$）。

以往研究同时发现，将出生缺陷种类细化后，再分析其与 DBPs 暴露的关系更有意义，以下就列举不同出生缺陷的研究结果。

**1. 中枢神经系统异常（central nervous system anomalies，CNS anomalies）**

中枢神经系统畸形是指中枢神经系统颅脑结构的先天发育异常。大多于出生时即被发现，少数出生后逐渐明显。常见的中枢神经系统畸形有神经管畸形、脊柱裂、脑积水、无脑儿、侧脑室扩张、小脑蚓部缺如、胼胝体缺如等。

目前，仅有两项研究将所有中枢神经系统异常发生作为一个观察指标，分析其与 DBPs 暴露的关系，所得结论不一致。Aschengrau 等人对比饮用地下水和地表水的产妇，未发现氯化消毒对中枢神经系统畸形的影响。而 Bove 等人比较总 $THM>80\ \mu L/L$ 和 $\leqslant20\ \mu L/L$ 两个暴露组，得到具有统计学意义结果（$OR=2.6$，$99\%\ CI=1.1\sim5.6$）。Bove 等人同时还发现总饮用水中总二氯乙烯和挥发性有机物也可能增加中枢神经系统畸形风险（$>2\ \mu L/L$ vs. $\leqslant2\ \mu L/L$，$OR=2.5$，$99\%\ CI=0.8\sim7.6$；$90\%\ CI=1.3\sim5.1$），因此之前得到的氯化消毒与中枢神经系统畸形关联的结果可能会受到这些非氯化消毒物质的影响。

（1）神经管畸形（neural tube defects，NTD）：神经管畸形是世界范围内危害最重且发生最多的一种出生缺陷性疾病，是由于早期胚胎发育过程中神经管闭合不全所引起的中枢神经系统畸形。临床上的主要表现是无脑、脊柱裂和脑膨出。神经管畸形也是在DBPs对先天畸形影响研究中，研究最多的先天畸形类型。

关于先天畸形的病例研究中，有一些研究发现THMs暴露与神经管畸形在统计上呈正相关。Bove等人以总THMs作为暴露水平指标，比较>80 μg/L和≤20 μg/L两个暴露组，并考虑母亲年龄、民族、教育程度，孕期保健和胎儿性别等混杂因素，发现总THMs暴露水平可能与神经管畸形发生率相关（OR＝3.0，90% CI＝1.3～6.6）。该结果在Klotz和Pyrch的病例-对照研究中得到论证，他们对比了>40 μg/L和<5 μg/L两个暴露组后，发现总THMs浓度与神经管畸形发生率成正相关（OR＝2.1，95% CI＝1.1～4.0）。但这些神经管畸形婴儿患者的母亲怀孕期间大多未服用足量的维生素，所以该研究认为总THMs暴露水平与NTDs间的效应关系未能确定。Dodds和King的研究中，除了对总THMs水平进行监测外，同时还比较了不同THMs的暴露水平，虽未发现总THMs与神经管畸形的相关性，但却发现二氯一溴甲烷暴露可能会增加神经管畸形的风险（OR＝2.5，95% CI＝1.2～5.1）。

另有一些研究则未发现DBPs暴露水平与神经管畸形有关。在这些研究中，有一些以总THMs浓度作为暴露标志，有一些则通则比较不同消毒方法来确定氯化消毒对健康的影响。其中，Shaw等人和Nieuwenhuijsen等的研究除了分析总THMs浓度外，还分析了单个THMs浓度，仍无统计学相关结果。

关于其他DBPs和神经管畸形的相关性研究极少，目前仅有一项研究结果表明卤化乙腈和卤乙酸与神经管畸形无关，但其结果需要进一步确认。

（2）无脑儿（anencephalic）：无脑儿是前神经孔闭合失败所致，是先天性胎儿畸形中最常见的一种，几乎一半的神经管缺陷胎儿为无脑儿。

单独分析无脑儿畸形与DBPs暴露之间的关系，研究结果均一致认为两者之间没有关联。其中一项病例对照研究，比较饮用水中总THMs、氯酸盐和亚氯酸盐对无脑儿畸形的影响，并未发现统计学意义的结果。Nieuwenhuijsen等对2009年之前的研究结果进行了meta分析，也未发现DBPs高暴露组与低暴露组间无脑儿畸形发生率的明显区别（OR＝1.48，95% CI＝0.92～2.39）。

（3）脊柱裂（spina bifid）：脊裂柱为部分脊椎管未完全闭合的状态。其损伤多在后侧，多发生在胸腰段。也是神经管缺陷中最常见的一种，发生率有明显的地域和种族差别。

大多数研究未发现氯化消毒对脊柱裂的影响，这些研究对DBPs的暴露评估有些采用比较不同消毒方式，有些以水中总THMs为指标，也有采用meta分析方法对以往研究结果进行综合分析。Righi等人发现氯酸盐的高暴露可能与脊柱裂畸形有关（OR＝4.94，95% CI＝1.10～22.27）。

（4）脑积水（hydrocephalus）：脑积水是指大脑导水管不通致脑脊液回流受阻，大量蓄积于脑室内外，使脑室系统扩张和压力升高，颅腔体积增大、颅缝变宽、囟门增大，常压迫正常脑组织。脑积水常伴有脊柱裂、足内翻等畸形。严重的脑积水可致梗阻性难产、子宫破裂、生殖道瘘等，对母亲有严重危害。

目前尚未有研究发现氯化消毒可导致新生儿脑积水风险的增加。已有研究根据孕妇怀孕时居住地将其分为饮用水氯化消毒和非氯化消毒两组，或饮用水氯化消毒副产物相对高浓度和低浓度两组，或根据当地氯化消毒副产物监测数据分析总THMs与新生儿脑积水的关系，均未得到具有统计学意义的结果。

（5）环境基因交互作用：暴露DBPs导致中枢神经系统异常的环境基因交互作用研究极少，目前仅有一项研究对拥有不同C677T MTHFR基因型的新生儿进行了研究。该基因被认为与叶酸反应性先天性畸形有关。研究者预计在母亲暴露相同DBPs水平下，拥有TT基因型的新生儿患中枢神经系统异常的风险将高于拥有CC基因型的新生儿，但研究结果并未证实这一假设。

**2. 唇腭裂**（cleft palate）

唇裂时腭板完整，唇腭裂时有鼻翼、牙齿生长不全。严重腭裂可通至咽部，严重影响哺乳。

目前绝大部分研究证实唇腭裂与DBPs暴露无关。这些研究暴露指标主要以总THMs为主，少数以不同消毒方式作为评估暴露水平的方法。Dodds and King 和 Shaw 等人除了对饮用水中总 THMs 进行了监测外，还分析了单个 THM 对唇腭裂发生率的影响，研究结果显示两者并无关联。Nieuwenhuijsen 等对 2009 年之前的研究结果进行了 meta 分析，也未得到具有统计学意义的结果。

最新研究发现，虽然母亲孕期 THMs 暴露和新生儿唇腭裂无关，但另外两种 DBPs 即氯酸盐和亚氯酸盐需要引起更多的关注。研究人员按氯酸盐浓度＞200 μg/L 和≤200 μg/L 将暴露人群分为两组，发现高暴露氯酸盐可导致新生儿唇腭裂风险的升高（OR＝9.60，95% CI＝1.04～88.9），但研究人员同时表明该结果需要在更大人群样本中确认。

Shaw 等人将 THMs 暴露和新生儿唇腭裂研究结果与新生儿 C677T MTHFR 基因型结合分析其环境基因交互作用，也未发现关联性结果。

**3. 心血管异常**（cardiovascular anomalies）

心血管异常是常见的一种胎儿畸形，发生率约为 8‰，其中严重先心病的发生率约为 4‰，主要包括：法洛四联症、大血管错位、室间隔缺损、房间隔缺、单心房单心室等。

DBPs 与心血管异常是否相关目前还缺乏有力证据。有研究发现两者存在正相关联系，他们的暴露分析分别采用了总 THMs 浓度＞130 μg/L 与＜60 μg/L 比较，氯化消毒与非氯化消毒饮用水比较，以及总 THMs 浓度＞10 μg/L 与＜10 μg/L 比较的方法。然而，大多数研究未发现两者具有相关性。其中，Nieuwenhuijsen 等还对三溴甲烷进行了分析，仅发现两者存在弱关联（≥4 μg/L 和＜2 μg/L 三溴甲烷，OR＝1.18，95% CI＝1.00～1.39）。

通过对以往相关研究数据进行 meta 分析，研究人员未发现总 THMs 暴露与心血管异常发生之间的暴露反应关系（如 10 μg/L：OR＝1.01，95% CI＝0.95～1.08），同时通过对比高暴露与低暴露组数据，也未发现两者关联（OR＝1.16，95% CI＝0.98～1.37）。

单独分析心血管异常中室间隔缺损与氯化消毒之间的关系发现，DBPs 暴露可能导致其室间隔缺损风险增高，同时 Nieuwenhuijsen 等的 meta 分析研究也得到一致结果（OR＝1.59，95% CI＝1.21～2.07）。但最新一项病例对照研究却未发现两者存在相关，该研究将总 THMs 分别分成≤1 μg/L、1～2.5 μg/L、≥2.5 μg/L 三个暴露组，和≤5 μg/L、5～10 μg/L、≥10 μg/L 三个暴露组，总 THMs 浓度水平较低可能成为导致该研究结果与以往研究结果不一致的原因。

也有研究单独分析心血管异常中房间隔缺损与氯化消毒之间的关系，结果未发现两者存在关联。

**4. 呼吸系统异常**（respiratory system anomalies）

呼吸系统先天性畸形在儿童呼吸系统疾病中占有重要的地位，畸形发生的部位主要有鼻咽和口咽、喉、气管和支气管、肺和膈肌。有的畸形在出生后即有明显的表现，容易识别；但更多的畸形在出生后逐渐表现或夹杂在其他疾病如喘息性疾病、肺部感染等中间。

饮用水氯化消毒是否会导致先天性呼吸道畸形目前尚不明确。Aschengrau 等人比较液氯消毒和氯胺消毒的饮用水（氯消毒饮用水中总 THMs 浓度更高），发现饮用经液氯消毒饮用水的孕妇，其新生儿患先天性呼吸道畸形风险更高（OR＝3.2，95% CI：1.1～9.6）。Hwang 等人比较了经氯化消毒和未经氯化消毒的饮用水，发现氯化消毒与先天性呼吸道畸形存在弱关联（OR＝1.89，95% CI：1.00～3.58）。但另外三项研究却未发现两者有相关性。Nieuwenhuijsen 等的将四项研究数据进行 meta 分析，两者关联结果也无统计学意义（OR＝1.12，95% CI：0.91～1.37）。

**5. 泌尿道畸形**（urinary tract defects）

泌尿道畸形是由于尿道海绵体及前段尿道有不同程度的缺陷所造成，它可分为尿道口上裂，尿道口下裂。

关于 DBPs 暴露与泌尿道畸形的相关性目前尚未确定。通过比较饮用经氯化消毒和非氯化消毒饮用水的产妇及其生育结局，Aschengrau 等人和 Magnus 等人均发现 DBPs 暴露可能导致泌尿道畸形风险增加。但随后，Hwang 等人在 Magnus 等人研究基础上进一步增加人群样本量，却未发现两者具有相关性（OR＝1.35，95％ CI：0.65～2.80）。Nieuwenhuijsen 等和 Righi 等人对饮用水中总 THMs 进行了分析，同时 Nieuwenhuijsen 等还对单个 THMs 进行分析，也未发现氯化消毒与泌尿道畸形的相关性。将两项得到正相关和两项未证实相关性的研究结果进行 meta 分析，最终分析结果也显示 DBPs 暴露与泌尿道畸形无关（OR＝1.33，95％ CI：0.92～1.92）。

**6. 腹壁畸形**（abdominal wall defects）

胎儿腹壁畸形是胚胎时期前腹壁发育不全引起的较少见的先天畸形，脐膨出、腹裂、肢体一体壁综合征是前腹壁畸形的主要类型。

由于此类畸形并不常见，仅有两项研究将其纳入了不良生育结局指标，且并未发现该畸形发生与氯化消毒饮用水中 THMs 暴露的相关性。但在 Righi 等人的研究中，却发现女性高水平暴露亚氯酸盐可能会导致胎儿发生腹壁畸形风险的增高（OR＝6.88，95％ CI＝1.67～28.33）。

**7. 腹隔膜畸形**（diaphragm anomalies）**和先天食道畸形**（congenital oesophagus anomalies）

腹隔膜畸形和先天食道畸形同样较为少见，目前仅有一项研究对其进行了研究，未发现饮用水中总 THMs、氯酸盐和亚氯酸盐暴露水平与此两种畸形具有相关性。

**8. 染色体异常**（chromosomal abnormalities）

染色体异常包括染色体数目的异常和染色体结构异常。染色体数目减少可引起先天畸形，常见于单体型。常染色体的单体型胚胎几乎不能存活，性染色体的单体型胚胎约有 97％死亡，3％成活，但有畸形，如先天性卵巢发育不全即 Turner 综合征。染色体数目的增多也可引起畸形，多见于三体型（trisomy），如 21 号染色体的三体可引起先天愚型即 Down 综合征，18 号染色体的三体可引起 Edward 综合征，13 号染色体三体可引起 Patau 综合征，性染色体三体（47，xxy）可引起先天性睾丸发育不全（即 Klinefelter 综合征）染色体的结构畸变也可引起畸形，如 5 号染色体短臂末端断裂缺失可引起猫叫综合征。

目前尚无研究证实染色体异常与 DBPs 暴露相关。Källén 和 Robert 分别将经二氧化氯消毒和次氯酸钠消毒饮用水与未经氯化消毒饮用水相比，未发现氯化消毒引起染色体异常风险。Dodds 和 King 分析饮用水中总 THMs、是三氯甲烷和二氯一溴甲烷浓度与染色体异常关系，未发现总 THMs 和二氯一溴甲烷暴露与染色体异常关联，但却发现中浓度三氯甲烷暴露可能导致该风险增加（75～99 μg/L vs. ＜50 μg/L，OR＝1.9，95％ CI＝1.1～3.3），然而在高浓度组却未发现统计学意义关联（≥100 μg/L vs. ＜50 μg/L，OR＝1.4，95％ CI＝0.8～2.8），即在该研究中未发现剂量反应关系。Righi 等人的病例对照研究中，也未发现饮用水中总 THMs、氯酸盐和亚氯酸盐暴露引起染色体异常反生的统计学证据。

**（七）自然流产**（spontaneous abortion or miscarriage）

自然状态（非人为目的造成）发生的流产称为自然流产。在所有临床确认的妊娠中，自然流产的发生率约为 15％。发生在 12 周以前的流产定义为早期流产，妊娠 12 周至不足 28 周的流产定义为晚期流产。

目前已有五项研究就 DBPs 是否导致自然流产进行了研究，但研究结果并不一致，其中四项研究发现两者有关联。Aschengrau 等比较饮用地表水和地下水的孕妇，发现饮用地表水的孕妇发生自然流产的风险会增高（妊娠期小于 20 周，OR=2.2，95% CI=1.3~3.6），但单独分析早期流产与晚期流产风险与不同类型饮用水的关系，却未发现关联性。Savitz 等比较氯化消毒饮用水和井水（相当于地表水与地下水），未发现饮用不同水源对孕妇发生自然流产有影响，但将地表水中总 THMs 浓度分为 6 组后，发现最高暴露组可能导致自然流产风险增高（OR=2.8，95% CI=1.2~6.1），然而仅次于最高浓度的暴露组却未发现风险增高趋势（OR=0.2，95% CI=0.0~0.5）。Savitz 等随后将最高两个暴露组合并，将暴露水平分为三组后再进行分析，未得到统计学意义结果。Waller 等人将总 THMs 暴露水平分为 ≥75 μg/L 和 <75 μg/L 两组，发现高浓度组可致自然流产风险增加（OR=1.2，95% CI=1.0~1.5）；在考虑了个人饮水量后，将饮用总 THMs 浓度 ≥75 μg/L 并且每天饮水大于 5 杯的孕妇作为高暴露组，其余孕妇作为低暴露组，也发现了类似结果（OR=1.8，95% CI=1.1~3.0）；除总 THMs 外，该研究还考虑了单个 THM 浓度的影响，未发现关联结果。考虑到研究设计缺陷，Waller 等人在两年后对原研究方案进行了修正，增加了相关信息并精简了人群样本并重新对数据进行了分析，该研究结果与之前结果相似。Savitz 采用 Waller 等人方法对暴露进行分组，却未发现统计学关联；同时，他们对水中 HAAs 和总有机卤化物也进行了分析，也未发现关联。

目前这些研究结果都具有不同程度的局限性，并没有很强的说服力。首先，对于自然流产期限制定没有统一的标准并存在不少争议，有些国家将流产期限定为 25 周，甚至 20 周。Aschengrau 等人的研究中，将小于 14 周的流产定义为早期流产，14 周至 27 周定义为晚期流产；Savitz 等人的研究未定义自然流产期限；Waller 等人将小于 20 周的流产定义为自然流产。其次，对暴露评估上都方法都比较粗糙，Waller 等人的研究中按住址、不同区域划分暴露水平，而忽略了不同水厂、距离不同而造成的暴露差异，可能会引起暴露的错分。此外，Waller 暴露分组中，有些暴露组自然流产病例太少，在分析比较时削弱了结果说服力。

### （八）死产和死胎（stillbirth or fetal death）

死胎指妊娠 20 周后的胎儿在子宫内死亡。胎儿在分娩过程中死亡，称为死产，也是死胎的一种。

研究人员对 DBPs 是否增加死产或死胎风险，观点并不一致，一些研究发现两者具有相关性，但未发现两者有剂量-反应关系，而另一些研究则未发现两者相关。这些研究对死产的定义和暴露评估方法都不尽相同。大部分研究以胎儿 ≥500 g 的标准划分死产，这是因为 WHO 规定自然流产的胎儿体重 <500 g。Aschengrau 等将所有无畸形的死亡胎儿作为死产标准，而 Toledano 等将妊娠期大于 ≥24 周的死亡胎儿作为死产标准。这些研究选择的 DBPs 暴露指标及暴露评估方法也有所不同。Aschengrau 等比较以地表水和地下水作为水源水的饮用水（地表水 DBPs 浓度高）及经氯气消毒和经氯胺消毒饮用水（氯气消毒 DBPs 浓度高），均未得到统计学意义结果。另五项研究均采用了饮用水中总 THMs 浓度作为暴露评估指标。Bove 等人对比了最高浓度组与最低浓度组（>100 μg/L，≤20 μg/L），未发现 DBPs 与死胎之间的关联。Dodds 等人和 King 等人使用同一人群的数据，他们均发现总 THMs 的浓度与死产相关（≥100 μg/L，<50 μg/L，RR=1.66，95% CI=1.09~2.52）。该研究结果被随后的 Dodds 等人和 Toledano 等人验证。King 等人和 Dodds 等人除考虑了总 THMs 暴露水平外，还对三氯甲烷和二氯一溴甲烷暴露进行了分析，均发现这两种 THMs 可能与死产相关。Dodds 等人还对孕妇妊娠期间用水习惯进行了调查，了解饮水及沐浴等相关信息，对暴露评估更加准确。King 等人针对导致死产的不同原因对死产病例进行了细分，72 例划分为因窒息而引起的死产，研究结果表明窒息所致死产与三氯甲烷暴露有较强关联（RR=1.56，95% CI=1.04~2.34）。值得注意的是，Toledano 等人

的研究结果同时发现 DBPs 暴露、死产和较低社会经济地位三者存在很强的相关性，提示经济水平可能对死产有较大影响，因此削弱了该研究结果的可信度。

### （九）新生儿死亡（neonatal death）

现有研究将新生儿从出生到生后一周内死亡定义为新生儿死亡。目前仅有两项研究对新生儿死亡与 DBPs 暴露之间的关系进行研究，均未发现两者呈相关性，这两项研究均以不同消毒方式作为评估 DBPs 暴露水平，如地表水与地下水比较，氯气消毒与氯胺消毒比较、二氧化氯消毒与未氯化消毒比较或次氯酸钠消毒与未氯化消毒饮用水比较。

### （十）备孕时间（time to pregnancy）

根据动物实验研究结果，研究人员假设 DBPs 持续暴露可能导致受孕障碍进而造成备孕时间延长。为了证实这一假设，Maclehose 等人对孕妇备孕期间饮用水中 THMs、卤乙酸、溴代 THMs 和总有机卤化物暴露进行分析，同时考虑了不同暴露途径对暴露水平的影响，但未发现 DBPs 暴露对备孕时间的影响。

### （十一）出生后体重增长（postnatal weight growth）

目前尚无证据显示孕期暴露氯化消毒产物对出生后体重增长的不利影响。Botton 等人对 2 216 名孕妇孕期 THMs 暴露水平进行评估，并分析其对新生儿出生后一年内体重增长的影响，研究结果表明两者并不具有相关性。

（周文珊）

## 第三节　挑战与展望

DBPs 作为饮用水中一类广泛存在的污染物，人类在日常生活中不可避免地长期暴露，由此带来的潜在健康风险不容忽视，特别是对外源性化学物质敏感的生殖与发育健康。目前，虽然国内外科研人员围绕饮用水 DBPs 的生殖和发育毒性已经取得了一定的研究进展，但是还面临着诸多挑战及需要进一步研究的问题，如大量 DBPs 的生殖和发育毒性尚不清楚、低剂量混合暴露多种 DBPs 对生殖和发育健康的影响如何，DBPs 诱导生殖和发育毒性的具体机制有哪些，流行病学研究如何提高个体饮用水 DBPs 的暴露评估水平，个体遗传变异和表观遗传是否在饮用水 DBPs 暴露致生殖和发育健康危害中起作用，等等，这些都需要在今后的毒理学研究和流行病学研究中做更进一步和深入的调查，以便为将来饮用水 DBPs 暴露的健康风险评价及预防策略制定提供更加有意义的科学依据。

### 一、毒理学研究

目前，饮用水中已经鉴定的 DBPs 种类超过了 600 多种。近年来，随着研究的不断深入及分析检测技术的不断发展和完善，大量新型的 DBPs 被不断发现和检出。已有研究表明，饮用水消毒过程中所使用的消毒剂能与人为排放入水体中的某些污染物如持久性有机污染物、药物、杀虫剂、烷基酚类表面活性剂、藻毒素、雌激素类物质等发生反应而形成新的 DBPs。例如，水体中的双酚 A 在氯化消毒过程能形成一氯、二氯、三氯和四氯等双酚 A 类衍生物。然而，目前有关饮用水 DBPs 生殖和发育毒性的毒理学研究资料主要集中于 THMs 和 HAAs，而对其他已鉴定的 DBPs（例如，卤代乙酰胺类、卤代硝基甲烷类、卤代羟基呋喃类）及新型出现的 DBPs 却很少关注。今后的研究需要更多地关注这些 DBPs 的生殖和发育毒性。

既往毒理学研究针对 DBPs 的生殖和发育毒性大都采用单一化合物来开展试验，并且采用的暴露浓度均显著高于饮水中实际 DBPs 浓度。然而，现实中人类通常是低剂量多种 DBPs 长期暴露，这使得毒理学研究结论并不能直接外推至人群。近期，有毒理学研究相继开展了环境水平的氯化消毒饮用水有机提取物（包括已鉴定的 DBPs 种类和未鉴定的 DBPs 种类）和多种 DBPs（THMs 和 HAAs）混合暴露的生殖和发育毒性试验，结果表明低剂量混合暴露多种 DBPs 对生殖和发育健康仍可造成一定危害，但这方面的研究资料却还很缺乏。今后的毒理学研究应当更加注重低剂量混合暴露多种 DBPs 对生殖和发育健康的影响。需要指出的是，在利用消毒饮用水有机提取物开展生殖和发育毒理学研究时，这类混合物还包括很多其他种类的有机物如邻苯二甲酸酯类、多环芳烃、烷化酸、醇类等。

虽然毒理学研究已经发现 DBPs 具有损伤生殖细胞或器官、降低精液质量、干扰内源性激素、降低生育能力、影响胎儿生长发育等生殖和发育健康危害，但目前有关其具体的毒作用机制却是不清楚的，并且研究资料也很缺乏。例如，已有研究显示一氯一溴乙酸可改变与精子细胞成熟和释放相关基因的表达水平，进而影响精液质量和生育力。也有研究显示二溴乙酸可通过改变卵母细胞和颗粒细胞特异性生长因子的表达而引起原始卵泡减少，进而影响生育力。还有研究认为，DBPs 可通过诱导氧化应激、干扰叶酸盐代谢、促使绒毛膜促性腺激素分泌紊乱等机制造成生殖和发育毒性。例如，大量体内和体外毒理学研究证明饮用水 DBPs 和氯化消毒饮用水有机提取物可引起多种氧化应激指标不同程度地发生改变。也有研究发现，暴露与三氯甲烷类似的四氯化碳可使动物体各种内炎症因子的表达受到影响。还有研究发现，暴露三氯甲烷和二氯一溴甲烷可以减少人胚胎滋养层的原代培养细胞在免疫反应时绒毛膜促性腺激素的分泌。但已有的这些研究资料大都还只停留在间接层面，对全面而深入地认识 DBPs 的生殖和发育毒性是有限的。因此，还需要更多的研究来进一步阐明 DBPs 致生殖和发育健康损害的具体毒作用机制。

## 二、流行病学研究

暴露评估一直以来是开展饮用水 DBPs 流行病学研究中的主要限制之一，也是面临的最大挑战之一。早期针对饮用水 DBPs 暴露致生殖和发育健康损害的流行病学研究主要采用的是外暴露标志物，但这种暴露评估方法很容易带来错误分类，进而偏倚所观察到的暴露与结局关联。相对于外暴露标志物，内暴露标志物可以综合反映个体的内负荷水平，已被视为人体环境化学物质暴露评估的"金标准"。近年来，已有少量的流行病学研究采用内暴露标志物（例如血液中 THMs 和尿液中三氯乙酸）相继调查了饮用水 DBPs 暴露对男性精液质量和新生儿出生结局的影响，结果发现这些内暴露标志物与男性精液质量降低和不良妊娠结局之间存在显著关联。相比以往采用外暴露标志物的流行病学研究，这些采用内暴露标志物的流行病学研究结果较为一致。这提示采用内暴露标志物可能更好地反映了长期低剂量饮用水 DBPs 暴露对生殖和发育健康危害的影响，但目前这方面的研究资料还非常有限。因此，今后的流行病学研究应更多地采用内暴露标志物来开展饮用水 DBPs 暴露致生殖和发育健康危害的调查。

虽然已有大量流行病学研究分析了饮用水 DBPs 暴露与男性生殖健康损害和不良妊娠结局之间的关系，但目前尚缺乏针对饮用水 DBPs 暴露与女性生殖健康的流行病学研究资料。已有毒理学研究证明饮用水 DBPs 暴露具有损伤卵巢功能和干扰内源性激素的雌性生殖毒性。因此，今后的流行病学研究需要更多地关注饮用水 DBPs 暴露对女性生殖健康的影响。与此同时，在开展饮用水 DBPs 暴露对男性生殖健康影响的流行病学研究时，应当注重采用一些敏感的生殖效应指标如精子运动参数、精子彗星参数、精子凋亡参数，以及精子膜蛋白 SP22，以便更好地反映低剂量长期饮用水 DBPs 暴露与男性生殖健康之间的关系。已有毒理学研究发现这些生殖效应指标相对于传统的精液质量常规参数（例如，精子总数、精子密度）对外源性化学物的毒性更为敏感。此外，由于饮用水中不同种类的 DBPs 往往同时存在于饮用水中，人群同时暴露多种饮用水 DBPs 对生殖和发育健康危害的影响如何也需要引起关注。近期已有一项流行病学研究发现了共同暴露饮用水溴代三卤甲烷与三氯乙酸对男性精液质量降低具有叠加效应。因此，今后的流行病学研究需要更多地关注这种联合暴露所带来的生殖与发育健康危害。

遗传因素在环境污染物暴露致健康损害中发挥了重要作用。但目前还很少有研究关注遗传因素在DBPs暴露致生殖和发育健康损害过程中的作用。人体内多种代谢酶如细胞色素P450（CYP450）、谷胱甘肽硫转移酶T1（glutathione S-transferase theta-1，GSTT1）、谷胱甘肽硫转移酶Z1（glutathione S-transferasezeta-1，GSTZ1）参与了DBPs的代谢。已有研究发现携带有不同代谢酶基因型的个体其DBPs内暴露水平存在显著差异。例如，携带有CYP2D6或者GSTT1缺失型基因的人群与血液中三氯甲烷浓度增加存在显著相关，而携带有CYP2D6杂合型基因的人群与血液中三氯甲烷和二氯一溴甲烷浓度降低存在显著相关。这种个体遗传差异是否会对生殖和发育健康产生不同的影响需要进一步的研究。目前，已有流行病学研究发现携带有CYP2E1变异型的孕妇暴露饮用水THMs其产下的新生儿具有更高的宫内发育迟缓风险，携带有GSTT1缺失型的男性暴露饮用水溴代三卤甲烷具有更高的低于精子活力正常参考值风险。这些研究提示着个体遗传变异遗传在饮用水DBPs暴露致生殖和发育损害过程中扮演着重要作用。因此，今后的流行病学研究应当加强饮用水DBPs暴露与个体遗传易感性的相互作用对生殖和发育健康的影响。

近年来，越来越多的研究开始关注表观遗传因素在环境污染物暴露致健康损害中的作用。表观遗传学是指DNA序列不发生变化，但基因表达却发生了可遗传性的改变，包括DNA甲基化、组蛋白修饰、染色质重塑和非编码RNA。越来越多的研究证据表明，表观遗传修饰在生殖和发育健康中起了很重要的作用。例如，表观遗传模式的改变会影响精子正常发生，造成胚胎发育障碍、早产、低出生体重、先天畸形及新生儿死亡等不良生殖与发育健康结局。由于表观遗传修饰具有可逆性，因此易受外界环境因素的影响而发生改变，甚至能将环境因素导致的影响传递给后代。已有毒理学研究相继发现饮用水THMs和HAAs暴露能引起DNA甲基化改变，进而导致肿瘤等不良健康结局的发生。最近一项流行病学研究还在孕妇人群中发现产前暴露饮用水三溴甲烷与脐带血DNA低甲基化有关。这些研究提示着表观遗传学修饰可能在饮用水DBPs暴露致生殖和发育毒性方面发挥了重要作用。但目前这方面的研究资料极少，也没有直接相关的研究证据。因此，今后的研究需要更多地关注表观遗传在饮用水DBPs暴露致生殖和发育健康危害中的作用。

（曾强）

# 参考文献

[1] Bodensteiner KJ, Sawyer HR, Moeller CL, et al. Chronic exposure to dibromoacetic acid, a water disinfection byproduct, diminishes primordial follicle populations in the rabbit[J]. Toxicol Sci. 2004, 80(1): 83-91.

[2] Goldman JM and Murr AS. Dibromoacetic acid-induced elevations in circulating estradiol: effects in both cycling and ovariectomized/steroid-primed female rats[J]. Reprod Toxicol. 2003, 17(5): 585-892.

[3] Klinefelter GR, Strader LF, Suarez JD, et al. Bromochloroacetic acid exerts qualitative effects on rat sperm: implications for a novel biomarker[J]. Toxicol Sci, 2002, 68: 164-173.

[4] Klinefelter GR, Strader LF, Suarez JD, et al. Continuous exposure to dibromoacetic acid delays pubertal development and compromises sperm quality in the rat[J]. Toxicol Sci, 2004, 81: 419-429.

[5] Veeramachaneni DN, Palmer JS, Klinefelter GR. Chronic exposure to low levels of dibromoacetic acid, a water disinfection by-product, adversely affects reproductive function in male rabbits[J]. J Androl, 2007, 28: 565-577.

[6] Kaydos EH, Suarez JD, Roberts NL, et al. Haloacid induced alterations in fertility and the sperm biomarker SP22 in the rat are additive: validation of an ELISA[J]. Toxicol Sci, 2004, 81: 430-442.

[7] Tully DB, Luft JC, Rockett JC, et al. Reproductive and genomic effects in testes from mice exposed to the water disin-

fectant byproduct bromochloroacetic acid[J]. Reprod Toxicol. 2005,19(3):353-366.

[8] Meier JR,Bull RJ,Stober JA,et al. Evaluation of chemicals used for drinking water disinfection for production of chromosomal damage and sperm-head abnormalities in mice[J]. Environ Mutagen. 1985,7(2):201-211.

[9] Smith MK,George EL,Zenick H,et al. Developmental toxicity of halogenated acetonitriles:drinking water by-products of chlorine disinfection[J]. Toxicology. 1987,46(1):83-93.

[10] Jeong CH,Gao L,Dettro T,et al. Monohaloacetic acid drinking water disinfection by-products inhibit follicle growth and steroidogenesis in mouse ovarian antral follicles in vitro[J]. Reprod Toxicol. 2016,62:71-76.

[11] Narotsky MG,Klinefelter GR,Goldman JM,et al. Comprehensive assessment of a chlorinated drinking water concentrate in a rat multigenerational reproductive toxicity study[J]. Environ Sci Technol,2013,47:10653-10659.

[12] Narotsky MG,Klinefelter GR,Goldman JM,et al. Reproductive toxicity of a mixture of regulated drinking-water disinfection by-products in a multigenerational rat bioassay[J]. Environ Health Perspect,2015,123:564-570.

[13] Melnick RL,Nyska A,Foster PM,et al. Toxicity and carcinogenicity of the water disinfection byproduct,dibromoacetic acid,in rats and mice[J]. Toxicology. 2007,230(2-3):126-136.

[14] 吴一丁,潘月晴,沈维干. 饮用水有机污染物对小鼠卵母细胞成熟的影响[J]. 公共卫生与预防医学. 2006,17(3):64-65.

[15] Fenster L,Waller K,Windham G,et al. Trihalomethane levels in home tap water and semen quality[J]. Epidemiology,2003,14:650-658.

[16] Luben TJ,Olshan AF,Herring AH,et al. The healthy men study:an evaluation of exposure to disinfection by-products in tap water and sperm quality[J]. Environ Health Perspect,2007,115:1169-1176.

[17] Iszatt N,Nieuwenhuijsen MJ,Bennett J,et al. Chlorination by-products in tap water and semen quality in England and Wales[J]. Occup Environ Med,2013,70:754-760.

[18] Zeng Q,Chen YZ,Xu L,et al. Evaluation of exposure totrihalomethanes in tap water and semen quality:a prospective study in Wuhan,China[J]. Reprod Toxicol,2014,46:56-63.

[19] Nickmilder M and Bernard A. 2011. Associations between testicular hormones at adolescence and attendance at chlorinated swimming pools during childhood[J]. Int J Androl. 2011,34:e446-458.

[20] Xie SH,Li YF,Tan YF,et al. Urinary trichloroacetic acid levels and semen quality:a hospital-based cross-sectional study in Wuhan,China[J]. Environ Res,2011,111:295-300.

[21] Zeng Q,Wang YX,Xie SH,et al. Drinking-water disinfection by-products and semen quality:a cross-sectional study inChina[J]. Environ Health Perspect,2014,122:741-746.

[22] Zeng Q,Li M,Xie SH,Gu LJ,Yue J,Cao W C,et al. Baseline bloodtrihalomethanes,semen parameters and serum total testosterone:a cross-sectional study in China[J]. Environ Int,2013,54:134-140.

[23] Zeng Q,Zhou B,He DL,et al. Joint effects oftrihalomethanes and trichloroacetic acid on semen quality:A population-based cross-sectional study in China[J]. Environ Pollut,2016,212:544-549.

[24] hristian,MS,York,RG,Hoberman,AM,et al. Oral(drinking water) developmental toxicity studies of bromodichloromethane(BDCM) in rats and rabbits[J]. Int. J. Toxicol,2001,20(4):225-237.

[25] Bielmeier,SR,Best,DS,Narotsky,MG. Serum hormone characterization and exogenous hormone rescue of bromodichloromethane induced pregnancy loss in the F344 rat[J]. Toxicol Sci,2004,77:101-108.

[26] Singh R. Neuroembryopathic effect of trichloroacetic acid in rats exposed during organogenesis[J]. Birth Defects Res B Dev Reprod Toxicol,2006,77(1):47-52.

[27] Christian M. S. ,York R. G. ,Hoberman A. M. ,et al. Oral(drinking water) two-generation reproductive toxicity study of dibromoacetic acid(DBA) in rats[J]. Int. J. Toxicol. 2002,21(4):237-276.

[28] Ahmed AE,El-Mazar HM,Nagy AA,et al. Chloroacetonitrile induces intrauterine growth restriction and musculoskeletal toxicity in fetal mouse[J]. Toxicol Ind Health,2008,24(8):511-518.

[29] Aoyama H,Hojo H,Takahashi KL,et al. A two-generation reproductive toxicity study of 2,4-dichlorophenol in rats

[J]. J Toxicol Sci. 2005,30:59-78.

[30] Huuskonen H,Venäläinen R,Komulainen H. Developmental toxicity evaluation of 3-chloro-4-(dichloromethyl)-5-hy-droxy-2(5H)-furanone(MX) in Wistar rats[J]. Birth Defects Res B Dev Reprod Toxicol,2003,68(2):172-179.

[31] Lewis C,Suffet I H,Hoggatt K,et al. Estimated effects of disinfection by-products on preterm birth in a population served by a single water utility[J]. Environ Health Perspectives,2007,115(2):290-295.

[32] Toledano M B,Nieuwenhuijsen M J,Best N,et al. Relation of trihalomethane concentrations in public water supplies to stillbirth and birth weight in three water regions in England[J]. Environ Health Perspectives,2005,113(2):225-232.

[33] Whitaker H,BestNNieuwenhuijsen M J,Wakefield J,et al. Modelling exposure to disinfection by-products in drinking water for an epidemiological study of adverse birth outcomes[J]. J Expo Anal Environ Epidemiol,2005,15(2):138-146.

[34] Kogevinas M,Bustamante M,Gracia-Lavedán E,et al. Drinking water disinfection by-products,genetic polymor-phisms,and birth outcomes in a european mother-child cohort study[J]. Epidemiology,2016,27(6):903.

[35] Smith R B,Edwards S C,Best N,et al. birth weight,ethnicity,and exposure totrihalomethanes and haloacetic acids in drinking water during pregnancy in the born in Bradford Cohort[J]. Environ Health Perspectives,2016,124(5):681-689.

[36] Patelarou E,Kargaki S,Stephanou E G,et al. Exposure to brominated trihalomethanes in drinking water and repro-ductive outcomes[J]. Occup Environ Med,2011,68(6):438-445.

[37] Danileviciute A,Grazuleviciene R,Vencloviene J,et al. Exposure to drinking water trihalomethanes and their associa-tion with low birth weight and small for gestational age in genetically susceptible women[J]. Int J Environ Res Public Health,2012,9(12):4470-4485.

[38] Villanueva C M,Sunyer J. Exposure to trihalomethanes through different water uses and birth weight,small for gesta-tional age,and preterm delivery in Spain[J]. Environ Health Perspectives,2011,119(12):1824-1830.

[39] Rivera-Núñez Z,Wright J M. Association of brominatedtrihalomethane and haloacetic acid exposure with fetal growth and preterm delivery in Massachusetts[J]. J Occup Environ Med,2013,55(10):1125-1134.

[40] Zhou W S,Xu L,Xie S H,et al. Decreased birth weight in relation to maternal urinary trichloroacetic acid levels[J]. Sci Total Environ,2012,416(2):105-110.

[41] Cheng Y H,Cao W C,Chen H X,et al. Association between internal dose of trichloroacetic acid in pregnancy and pregnancy outcome[J]. J Environ & Health,2013,30(7):583-586.

[42] Cao W C,Zeng Q,Luo Y,et al. Blood biomarkers of late pregnancy exposure to trihalomethanes in drinking water and fetal growth measures and gestational age in a Chinese Cohort[J]. Environ Health Perspectives,2016,124(4):536-541.

[43] Iszatt N,Nieuwenhuijsen MJ,Bennett JE,et al. Trihalomethanes in public drinking water and stillbirth and low birth weight rates:an intervention study[J]. Environ Int,2014,73:434-439.

[44] Yang C Y,Xiao Z P,Ho S C,et al. Association betweentrihalomethane concentrations in drinking water and adverse pregnancy outcome in Taiwan[J]. Environ Res,2007,104(3):390-395.

[45] Wright J M,Schwartz J,Dockery D W. The effect of disinfection by-products and mutagenic activity on birth weight and gestational duration[J]. Environ Health Perspectives,2004,112(8):920-925.

[46] Hoffman C S,Mendola P,Savitz D A,et al. Drinking water disinfection by-product exposure and fetal growth[J]. Epi-demiology,2008,19(5):729.

[47] Hinckley A F,Bachand A M,Reif J S. Late Pregnancy exposures to disinfection by-products and growth-related birth outcomes[J]. Environ Health Perspectives,2005,113(12):1808.

[48] Porter C K,Putnam S D,Hunting K L,et al. The Effect oftrihalomethane and haloacetic acid exposure on fetal growth in a Maryland county[J]. Am J Epidemiol,2005,162(4):334.

[49]　Infante-Rivard C. Drinking water contaminants, gene polymorphisms, and fetal growth[J]. Environ health perspectives,2004,112(11):1213-1216.

[50]　Levallois P,Tardif R. Maternal exposure to drinking-water chlorination by-products and small-for-gestational-age neonates[J]. Epidemiology,2012,23(2):267.

[51]　Horton B J,Luben T J,Herring A H,et al. The effect of water disinfection by-products on pregnancy outcomes in two southeastern U. S. communities[J]. J Occup Environ Med,2011,53(10):1172-1178.

[52]　Mette Juhl,Manolis Kogevinas,Per Kragh Andersen,et al. Is swimming during pregnancy a safe exercise? [J]. Epidemiology. 2010,21(2):253-258.

[53]　Levallois P,Giguère Y,Nguilemakao M,et al. Disinfection by-products exposure and intra-uterine growth restriction:do genetic polymorphisms of CYP2E1or deletion of GSTM1 or GSTT1 modify the association? [J]. Environ Int,2016,92-93:220.

[54]　Källén B A,Robert E. Drinking water chlorination and delivery outcome-a registry-based study in Sweden[J]. Reprod Toxico,2000,14(4):303.

[55]　Chisholm K,Cook A,Bower C,et al. Risk of birth defects in Australian communities with high brominated disinfection by-product levels[J]. Environ　Health Perspectives,2008,116(9):1267.

[56]　Poebel A. Risk of specific birth defects in relation to chlorination and the amount of natural organic matter in the water supply[J]. Am J Epidemiol,2002,156(4):374-382.

[57]　Hwang B,Magnus P,Jaakkola J J,et al. Risk of specific birth defects in relation to chlorination and the amount of natural organic matter in the water supply[J]. Am J Epidemiol,2002,156(4):374-382.

[58]　Hwang BF,Jaakkola JJ,Guo HR. Water disinfection by-products and the risk of specific birth defects:a population-based cross-sectional study in Taiwan[J]. Environ Health,2008,7(1):1-11.

[59]　Nieuwenhuijsen MJ,David M,James G,et al. Chlorination disinfection by-products in drinking water and congenital anomalies:review and meta-analyses[J]. Environ Health Perspectives,2009,117(10):1486.

[60]　Nieuwenhuijsen MJ,Grellier J,Smith R,et al. The epidemiology and possible mechanisms of disinfection by-products in drinking water[J]. Philos Trans A Math Phys Eng Sci,2009,367(1904):4043-4076.

[61]　Tardiff RG,Carson ML,Ginevan ME. Updated weight of evidence for an association between adverse reproductive and developmental effects and exposure to disinfection by-products[J]. Regul Toxicol Pharmacol,2006,45(2):185-205.

[62]　Nieuwenhuijsen M J,Toledano M B,Bennett J,et al. Chlorination Disinfection By-Products and Risk of Congenital Anomalies in England and Wales[J]. Environ Health Perspectives,2008,116(2):216-222.

[63]　Luben TJ,Nuckols JR,Mosley BS,et al. Maternal exposure to water disinfection by-products during gestation and risk of hypospadias[J]. Occup Environ Med,2008,65(6):420.

[64]　Dodds L,King W D. Relation between Trihalomethane Compounds and Birth Defects[J]. Occup Environ Med,2001,58(7):443-446.

[65]　Righi E,Bechtold P,Tortorici D,et al. Trihalomethanes,chlorite,chlorate in drinking water and risk of congenital anomalies:a population-based case-control study in Northern Italy[J]. Environ Res,2012,116(6):66-73.

[66]　Savitz D A,Singer P C,Herring A H,et al. Exposure to drinking water disinfection by-products and pregnancy loss[J]. Am J Epidemiol,2006,164(11):1043-1051.

[67]　Dodds L,King W,Allen A C,et al. Trihalomethanes in public water supplies and risk of stillbirth[J]. Epidemiology,2004,15(2):179-186.

[68]　Maclehose R F,Savitz D A,Herring A H,et al. Drinking water disinfection by-products and time to pregnancy[J]. Epidemiology,2008,19(3):451-458.

[69]　Botton J,Kogevinas M,Gracia-Lavedan E,et al. Postnatal weight growth and trihalomethane exposure during pregnancy[J]. Environ Res,2015,136:280-288.

# 第六章 饮用水消毒副产物的健康风险评价

饮用水是人体暴露于有毒有害物质及病原微生物的重要介质。饮用水消毒是预防介水传染病的有效方法，然而当氯气、氯胺、二氧化氯、臭氧等消毒剂与源水中的有机前体物质作用时，会生成种类繁多的饮用水消毒副产物（disinfection by-products，DBPs），最常见如三卤甲烷与卤乙酸。流行病学研究表明，饮用水消毒副产物的暴露与膀胱癌、结直肠癌发生有关，此外，毒理学研究显示，饮用水消毒副产物存在一定的细胞及遗传毒性。故处于长期低剂量消毒副产物混合暴露的人群，其潜在健康危害不容忽视。

为了定量描述饮用水消毒副产物对暴露人群所造成的潜在危害，世界各国的科学家们做了大量的研究。美国环境保护局（Environmental Protection Agency，EPA）建立了综合风险信息系统（integrated risk information system，IRIS），用于人类健康风险评价。进行健康风险评价，通常需要饮用水消毒副产物毒理学资料和暴露人群的暴露剂量数据，故本章综合风险信息系统提供的常见饮用水消毒副产物的数据资料，结合暴露剂量数据，简述饮用水消毒副产物健康风险评价方法，并在此基础上进一步简要述饮用水消毒副产物混合暴露的健康风险评价方法，以便相关学科研究者能够将饮用水消毒副产物对人体健康的影响定量化，进一步完善饮用水消毒副产物的健康风险评价，为饮用水的卫生管理和决策提供科学依据。

## 第一节 健康风险评价概述

### 一、健康风险评价的概念

健康风险评价（health risk assessment，HRA）是一种方法，也是一种工具，指在特定环境条件下，按照一定的准则对有害环境因素作用于特定人群的有害健康效应进行综合定性、定量评价的过程，用于描述和评估人群中某个体未来发生某种健康危害或因某种健康危害导致死亡的可能性。其目的在于估计特定时间发生某种健康危害的可能性，而不在于做出明确的诊断。

健康风险评价的主要特点如下。

#### （一）健康保护观念的转变

由于不能将有害健康污染物完全清除，只能逐步控制污染，使之对健康的影响处于一般人可接受的危险水平。因此，安全是相对的，在任何情况下要绝对的安全是不可能的，故在健康风险评价的基础上通过危险度管理进行健康保护，使健康危害尽可能处于可接受的水平范围内。

#### （二）环境污染物对人体健康危害影响的定量化

环境污染对人体健康危害影响不仅可用"有"或"无"，"是"或"否"等定性标准判断，还可通过健康风险评价进行定量地阐明健康危害影响的程度。例如，通过毒理学试验表明某种消毒副产物具有致癌性，其所引发的癌症在饮用水中生成这种消毒副产物之前就已经在人群中存在，而当饮用水中生成这种消毒副产物后可能增加这种癌症的发生强度和频率。通过致癌性风险评价，解决由于这种消毒副产物的暴露所增加的癌症发生频率和可能增加的患癌人数。以便于进行饮用水消毒的健康风险代价与利益的权衡与决策，有助于饮用水的危险度管理。

## 二、健康风险评价发展历程

风险评价起源于 20 世纪 30 年代的美国保险行业，在 1976 年美国 EPA 首次颁布了"致癌物风险评估准则"后，而后在各行业逐步发展，此术语正式面世并形成一个系统的方法体系。1983 年美国国家科学院发布了题为《联邦政府的风险评估管理》报告，确认了健康风险评价方法，并阐述了该方法内容主要分为四步：危害识别（hazard identification）、剂量反应关系/危害描述（dose-response assessment）、暴露评估（exposure assessment）、风险描述（risk characterization），用以描述人群暴露于环境危害因素后，出现不良健康效应的特征。

追溯健康风险评价的历史，有以下几个重要阶段：

（1）1940 年，Lewis C. Robbins 医生初次提出健康风险评价的概念。其在大量宫颈癌和心脏疾病的预防工作中总结出一个观点：医生应该记录病人的健康风险，用于指导有效的疾病预防工作；其创造的健康风险标（health hazard chart）赋予医疗检查结果以疾病预测意义。

（2）1950 年，Robbins 担任公共卫生部门的癌症控制研究方向带头人，主持制定《10 年期死亡率风险表格》（tables of 10－year mortality risk），并在小范围示范教学项目中，以健康风险评价作为医学课程教材及运用模式。

（3）20 世纪 60 年代后期，随着人寿保险精算方法在病人个体死亡风险概率量化估计中的大量应用，意味着所有产生量化健康风险评价的必要条件准备就绪。

（4）1970 年，Robbins 医生和 Jack Hall 医生针对实习医生共同编写了《如何运用前瞻性医学》（*how to prospective medicine*）一书，阐述了目前健康危险因素与未来健康结局之间的量化关系，并提供了完整的健康风险评估工具包，包括问卷表、健康风险计算及反馈沟通的方法等。此后，健康风险评价进入大规模应用和快速发展时期。

## 三、健康风险评价国内外现状

国外的健康风险评价起步较早，尤其是美国 EPA 的相关研究较为成熟，颁布了一系列健康风险评价的应用指南，为相关学科研究者提供参考依据。现在各国环境健康危险度评价多以美国科学院和国家研究委员会于 1983 年提出的"危险度评价和危险度管理的基本组成"和 1986 年美国 EPA 制定的《环境污染物健康危险度评价指南》为基础。此后，《环境污染物健康危险度评价指南》定期修订并公布，目前由最初的 5 个部分发展为涵盖内容广泛的 10 个部分：

（1）《致癌物危险度评价指南（2005）》。

（2）《暴露估计指南（1992）》。

（3）《致突变性危险度评价指南（1986）》。

（4）《可疑发育毒物健康危险度评价指南（1991）》。

（5）《化学混合物健康危险度评价指南（2000）》。

（6）《生态风险评价指南（1998）》。

（7）《神经毒物健康危险度评价指南（1998）》。

（8）《微生物健康危险度评价指南（2009）》。

（9）《生殖毒物健康危险度评价指南（1996）》。

（10）《致癌物生命早期暴露的易感性评价指南（2005）》。

从 2000 年开始，我国研究者陆续从国外引进健康风险评估系统。由于中国人与美国人在人种、流行病学、经济、社会环境等各方面存在差异，所以引进的健康风险评估系统需经本地化改编处理。由中国环境保护部组织编著的《中国人群暴露参数手册》为健康风险评估应用提供一定的基础。相对于美国，国内的健康风险评估起步较晚，属于较新兴的研究领域，国人对其优势还不太了解，所以目前最主要问题是在国内如何推广健康风险评估，使之成为真正改善健康的工具。

# 第二节　饮用水消毒副产物健康风险评价方法

随着工业化、城市化的快速发展，消毒饮用水的普及率日益广泛，降低介水传染病的同时，饮用水消毒副产物影响人民群众健康的问题也凸显出来，保护水质、降低消毒副产物健康危害成为人民群众的迫切需求。故进行饮用水消毒副产物健康风险评价，可有助于相关部门明确消毒副产物控制的优先次序、加强饮用水消毒副产物风险管理、提高投入收益水平。本小节从暴露参数、健康效应参数及健康风险评价模型角度简要介绍饮用水消毒副产物的健康风险评价方法。

## 一、暴露参数

暴露参数用以描述人体暴露的环境介质特征和行为的基本参数，也是决定健康风险评估准确性的关键因素。暴露参数可分为三类。

### （一）摄入量参数

指对每种环境介质的摄入量，包括呼吸量、饮水摄入量、饮食摄入量、土壤/尘土摄入量等。

### （二）时间活动模式参数

指与每种环境介质接触的行为方式，包括室内外活动时间、洗澡与游泳时间、土壤接触时间等。

### （三）其他暴露参数

指体重、皮肤表面积、期望寿命等对于每种环境介质暴露评价中需要用到的参数。

因此，在饮用水消毒副产物浓度准确定量的情况下，暴露参数取值越接近目标人群实际暴露状况，则暴露剂量评价结果越准确，消毒副产物健康风险评价结果也准确。

## 二、健康效应参数

健康效应参数用以描述一定特征与行为模式的人群暴露于特定环境介质后产生健康效应的基本参数，即由暴露引起的健康效应终点。健康效应参数可分为两大类。

### （一）致癌性健康效应参数

指由暴露引起的各种癌症的健康风险。

**（二）非致癌性健康效应参数**

指由暴露引起的非癌症性的健康风险，包括生殖发育毒性、肝脏毒性、肾脏毒性等。

健康效应参数在暴露参数的基础上形成，且与所暴露物质的理化性质、环境介质含量水平、作用靶器官等因素有关。因此，需在准确的暴露参数基础上进行健康效应参数的估计。

## 三、健康风险评价模型

健康风险评价建立在人体暴露剂量准确测量的基础上，可分为致癌性风险评价（无阈值化合物健康风险评价）和非致癌性风险评价（有阈值化合物健康风险评价）两类。在实际应用中，因具体暴露参数和效应参数的不同，风险评价模型的表达形式也有所差异，致癌性风险评价和非致癌性风险评价的通用模型如下。

### （一）非致癌性风险评价

$$R = \frac{\mathrm{ADD}}{\mathrm{RfD}} \times 10^{-6}$$

### （二）致癌性风险评估

$$R = q \times \mathrm{ADD} \quad \text{或} \quad R = Q \times \mathrm{ADD}$$

上式中，$R$ 指人体暴露于某化合物的健康风险，无量纲；ADD 指某化合物的日均暴露剂量，$\mathrm{mg/(kg \cdot d)}$；RfD 指某种暴露途径下某化合物的参考剂量，$\mathrm{mg/(kg \cdot d)}$；$q$ 由动物资料推算的人的致癌强度系数，$[\mathrm{mg/(kg \cdot d)}]^{-1}$；$Q$ 由人群资料估算的人的致癌强度系数，$[\mathrm{mg/(kg \cdot d)}]^{-1}$。

日均暴露剂量的计算：

$$\mathrm{ADD} = \frac{C \times \mathrm{IR} \times \mathrm{EF} \times \mathrm{ED}}{\mathrm{BW} \times \mathrm{AT}}$$

式中，ADD 指某化合物的日均暴露剂量，$\mathrm{mg/(kg \cdot d)}$；IR 指摄入量，$\mathrm{L/d}$；$C$ 指环境介质中某化合物的浓度，$\mathrm{mg/L}$；EF 指暴露频率，$(\mathrm{d/y})$；ED 指暴露持续时间，$\mathrm{y}$；BW 指体重，$\mathrm{kg}$；AT 平均暴露时间，$\mathrm{d}$。

## 四、健康风险评价方法

健康风险评价方法主要包括以下四个基本步骤。

### （一）危害鉴定

明确所评估的饮用水消毒副产物的健康效应，即健康终点。

### （二）剂量-反应关系

明确消毒副产物暴露和健康效应之间的定量关系。

### （三）暴露评价

人体接触消毒副产物的浓度及人体与其接触行为方式和特征，即暴露参数。

### （四）风险表征

综合分析剂量-反应和暴露评估的结果，计算出风险值。

饮用水消毒副产物健康风险评价方法的操作流程见图 6-1。

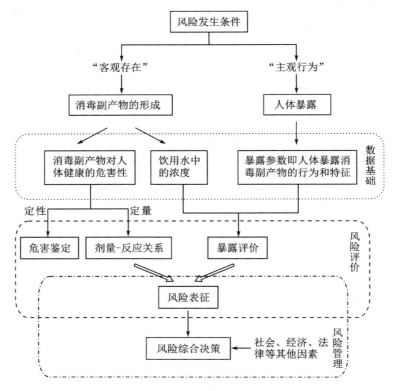

图 6-1　暴露参数在饮用水消毒副产物健康评价中的应用

因此，饮用水消毒副产物健康风险评价的实际操作过程，可按以下的四个基本步骤进行。

## （一）危害识别

危害识别/危害鉴定（hazard identification）是健康风险评价的首要步骤，属于定性阶段，目的是确定在一定暴露条件下饮用水消毒副产物是否产生健康危害及其特征。

危害识别的依据主要来自流行病学和毒理学研究资料。一方面，流行病学资料可以直接反映人群暴露后产生有害效应的特征，不需进行种属外推，是危害识别中最有说服力的证据；另一方面，毒理学资料可以弥补流行病学研究中难以获取的准确暴露信息，可在人为严格控制的条件下进行单一或混合暴露剂量与健康效应的测定，是健康风险评价资料的重要来源。

在危害识别中，确定健康有害效应的类型与特征至关重要。通常将健康有害效应分为四类：致癌效应（体细胞致突变性）、致生殖细胞突变性、发育毒性、器官/细胞病理学损伤。前两类属于无阈值毒物效应，有遗传物质的损伤；而后两类属于有阈值毒物效应，无遗传物质的损伤。对于有阈值与无阈值毒物，后续将采用不同的方法进行健康风险评价。

进行健康风险评价时，如果被评价的饮用水消毒副产物在一定的暴露条件下不会产生健康危害，则其评价工作就此停止，否则按照标准的评价程序逐步进行评价。国际权威机构对致癌性已经做出评价的饮用水消毒副产物，如国际癌症研究机构（International Agency for Research on Cancer，IARC）已经列为 1 类、2A 类及 2B 类的化合物，则不必再进行危害识别便可直接应用其结果。常见的饮用水消毒副产物中，国际权威机构已经进行致癌性评价的消毒副产物及结果如表 6-1 所示。

表 6-1<sup>①</sup>　常见的饮用水消毒副产物的 IARC 分类

| IARC<sup>②</sup> 分类 | 消毒副产物 |
| --- | --- |
| Ⅰ类 | 甲醛 |
| ⅡA 类 | 亚硝基二甲胺，N-亚硝基二乙胺、水合氯醛类 |
| ⅡB 类 | 三氯甲烷、二氯一溴甲烷、二氯乙酸、溴氯乙酸、二溴乙酸、溴酸盐、乙醛、二溴乙腈、N-亚硝基-N-甲基乙胺、N-亚硝基-N-正丙胺、N-亚硝基正丁胺、N-亚硝基哌啶、3-氯-4-二氯甲基-5-羟基-2-（5 氯）-呋喃酮 |
| Ⅲ类 | 三溴甲烷、二溴一氯甲烷、三氯乙酸、二氯乙腈、三氯乙腈、溴氯乙腈 |

注：①来自杨岚（2017）；②IARC 分类（Ⅰ类对人类有致癌性；ⅡA 类对人类很可能有致癌性；ⅡB 类对人类可能有致癌性；Ⅲ类对人类致癌性尚不能分类；Ⅳ类对人类可能没有致癌性）。

　　近年研究结果表明，非受控的饮用水消毒副产物（如碘代、含氮类的消毒副产物）的细胞毒性与遗传毒性往往强于卤代甲烷和卤代乙酸等受控消毒副产物。然而，相对于受控消毒副产物，非受控消毒副产物种类繁多，亟待进行危害识别，将成为饮用水消毒副产物健康风险评价的工作重点。

### （二）剂量-反应关系评定（dose-response assessment）

　　剂量一般分为以下 3 种：①外部剂量，或称为给予剂量；②内部剂量，或称为吸收剂量；③有效剂量或称为靶器官组织剂量。可根据需要，选择其中的一种或多种剂量进行剂量-反应关系评定，值得注意的是外暴露剂量难以准确获取时，涉及从外部剂量（给予剂量）向内部剂量（吸收剂量）及靶器官组织剂量（有效剂量）的生物转化问题，同时需要考虑暴露频率和持续时间两个重要因素。

　　反应：是指体内、外一定剂量的暴露后的观察结果或可见作用，包括从早期，如生化指标变化到复杂的疾病甚至死亡，可表现为急性、亚急性或慢性反应。

　　剂量-反应关系是指随着有害因素剂量增加，产生某种特定生物学效应的个体数随之增加的关系。

　　剂量反应-关系评定可分为两类：①暴露于某一化学物质的剂量与个体间呈现出某种生物反应强度之间的关系，为量反应，属于个体反应，作定量描述，如某种毒物使红细胞计数减少；②某一化学物质的剂量与群体中出现某种反应的个体在群体中所占比例之间的关系，为质反应，属于群体反应，仅作定性描述，如阴性或阳性，患病与未患病。通常将产生某一反应的临界剂量值称为该反应阈值，根据阈值的有无可将剂量-反应关系曲线分为无阈值和有阈值两种类型，而引起这两种类型曲线的物质环境毒理学特征不同。

　　无阈值化合物的剂量-反应关系曲线：无阈值化合物，又称零阈值化合物，是指在大于零的剂量暴露下均有可能产生有害效应的化合物，剂量-反应关系曲线的延长线通过坐标原点，这类化合物无安全剂量，主要为遗传毒性致癌物。

　　有阈值化合物的剂量-反应关系曲线：除遗传毒性致癌物外，一般化学物几乎都存在阈值，仅在达到或大于某剂量（阈剂量）时才会产生一定的效应，而低于阈剂量则不会产生效应的物质称为单阈值化合物，其剂量-反应关系曲线多呈现"S"形或抛物线形；某些化合物过低、过高均会产生健康效应而存在两个阈值，主要为必需微量元素或必需营养素，在整个剂量范围内其剂量-反应关系曲线呈现"U"形。从保护和促进人群健康的角度出发，进行健康风险评价，制定环境卫生标准时，应针对单阈值化合物，允许浓度应低于其阈剂量，而对于有两个阈值的化合物，则应考虑"适宜范围"，即不得低于低阈值且不得高于高阈值。

　　剂量反应关系评定是健康风险评估的核心，是定量估算有害暴露水平与暴露人群或生物种群中不良健康效应发生关系的过程，也是健康风险评估的定量依据。通常由人群研究或动物研究的相关资料确定适合于人群的剂量-反应关系曲线，并由此计算出评估危险人群在某种剂量暴露下危险度的基准值。有阈值化学物的剂量-反应关系评定一般采用未观察到有害作用水平（no observed adverse effect level，NOAEL）法推导出参考剂量（reference dose，RfD）或可接受的日摄入量（acceptable daily intake，ADI），而无阈值的化学物剂量反应关系评定的关键是通过一些数学模型外推低剂量范围内的剂量-反应关系，再由此推断出终生暴露于一个单位剂量化合物所导致的超额危险度。表 6-2 列举化合物常用的参考剂量指标。

表 6-2　化合物常用的参考剂量指标

| 指标（单位） | 英文（简写） | 定义 | 终点类型 |
|---|---|---|---|
| 每日可耐受摄入量 [mg/(kg·d)] | tolerable daily intake（TDI） | 某物质经饮水的每日、每周、每月摄入终生无可观察到健康风险的估计剂量 | 非致癌效应（包括动物致癌物但未观察到人类致癌效应） |
| 暂定每周耐受摄入量 [mg/(kg·w)] | provisional tolerable weekly intake（PTWI） | | |
| 暂定每月耐受摄入量 [mg/(kg·m)] | provisional tolerable monthly intake（PTMI） | | |
| 每日容许摄入量 [mg/(kg·d)] | acceptable daily intake（ADI） | | |
| 急性参考剂量 [mg/(kg·d)] | acute reference dose（ARfD） | 某物质经饮水的每日、每周、每月摄入 24 h 可观察到健康风险的估计剂量 | 非致癌效应 |
| 经口致癌强度系数 [mg/(kg·d)]$^{-1}$ | carcinogenic potency factor（CPF） | 化学物经口或经呼吸道终生摄入发生癌症的概率 | 人类潜在致癌物 |
| 经呼吸道致癌强度系数 [μg/m³]$^{-1}$ | | | |
| 经水致癌强度系数 [μg/L]$^{-1}$ | | | |
| 基准剂量 [mg/(kg·d)] | benchmark dose（BMD） | 依据动物试验剂量-反应关系的结果，用一定的统计学模型求得的受试物引起一定比例（定量资料 10%，定性资料为 5%）动物出现阳线反应剂量的 95% 可信限区间下限值 | 确定人类致癌物 |

**1. 有阈值化合物剂量-反应关系评定**

一般采用不确定系数（uncertainty factors，UFs）法推导参考剂量。美国 EPA 将参考剂量定义为包含敏感亚群终生暴露后不会产生可预测有害效应的日均暴露水平估计值。

在充分收集现有动物实验研究和人群流行病学研究资料的基础上，得出产生关键效应和未观察到有害作用水平（no observed adverse effect level，NOAEL）或观察到最低有害作用的剂量（lowest observed adverse effect level，LOAEL），再将这些值除以相应的不确定系数。参考剂量的计算公式如下：

$$RfD = NOAEL/(UFs) \quad 或 \quad RfD = LOAEL/(UFs)$$

当动物试验资料存在缺陷时，还需要用修正系数（modifying factors，MF）进向修正，则计算公式如下：

$$RfD = NOAEL/(UFs \times MF) \quad 或 \quad RfD = LOAEL/(UFs \times MF)$$

其中，未观察到有害作用水平受每组动物数、受试组距等多种因素影响。因此，Allen（1994）提出采用基准剂量（benchmark dose，BMD）推算参考剂量，根据所得的剂量-反应关系曲线，计算在某一设定的反应，基准反应（benchmark response，BMR）水平时剂量可信区间的下限值，即基准剂量。基准反应一般设定为1%、5%或10%。

其优点为：

（1）基准剂量是依据剂量-反应关系曲线所有数据计算获取的，而非仅仅依据一个点值，故可靠性与准确性大为提高；

（2）反映出有较大不确定性；

（3）对于未能直接观察到未观察到有害作用水平的试验结果，仍可通过美国 EPA 网站开发的免费软件计算求出基准剂量。

**2. 无阈值化合物剂量-反应关系评定**

确定致癌物剂量或浓度与人群致癌反应率之间的定量关系，并根据该关系测定特定暴露剂量危险水平。

利用动物试验结果外推至人时，除了应考虑种属差异和个体差异外，还应考虑动物试验高剂量反应外推于低剂量反应的问题，这种外推通常需要借助一定的数学模型实现。

美国《环境保护局致癌物危险度评价指南》推荐使用线性外推法进行剂量-反应关系评定。致癌物的危险度估计值可采用危险度、相对应于某一危险度的环境浓度值、个体危险度及人群危险度等方式表示。美国 EPA 致癌物剂量-反应关系评定过程中一个重要参数是斜率系数（slope factor，SF），指个体终生（70 年）暴露于某一致癌物后发生癌症概率的 95% 上限估计值，单位为 $[mg/(kg \cdot d)]^{-1}$。此值越大，则单位剂量致癌物的致癌概率越高，故又称为致癌强度系数（carcinogenic potency factor，CPF）。

美国 EPA 已对数百种致癌物进行了评估，其致癌强度系数可从美国 EPA 综合危险信息系统（integrated risk information system，IRIS）数据库中查询。其中所列斜率系数指零剂量时的致癌危险度可信上限与产生 1% 超额危险度可信上限的剂量间直线斜率。

需指出，致癌强度系数因暴露途径不同而异，选用时应加以注意。如果以动物实验资料为基础进行外推，那么还需计算在相应剂量时人的危险度估计值。美国 EPA 的原则是如果单位体表面积吸收同样剂量，不同种属对化合物质毒效应的敏感程度相同。由于体表面积不易测量，而其数值与体重 2/3 次方成正比，因此，实际上可通过体表面积与体重换算求得。

**（三）暴露评价（exposure assessment）**

饮用水消毒副产物的暴露是其产生健康危害的基础，故人群暴露评价是健康危险度评价中的关键步骤。通过暴露评价可以测量或估计人群对某种饮用水消毒副产物暴露的强度、频率和持续时间。

暴露剂量：可分为外暴露剂量和内暴露剂量。确定外暴露剂量时，首先应通过调查明确暴露特征，如饮用水消毒副产物的理化性质和生成情况、饮用水运输过程中转移及分布规律、暴露途径、暴露浓度、暴露持续时间等；内暴露剂量可通过内暴露剂量的生物标志物来确定，或根据外暴露剂量推算

（内暴露＝摄入剂量×吸收率）。内暴露剂量比外暴露剂量更能反映人体暴露的实际情况，提供更为科学的基础资料。

暴露途径可分为经口、皮肤、呼吸道三种，其中某种暴露途径的暴露剂量，可用相应途径的环境介质测定浓度进行估计；多种暴露途径的暴露剂量应根据对多种环境介质测定值计算总暴露剂量。

暴露人群特征包括人群的年龄、性别、职业、易感性等情况。

### （四）危险度特征分析

危险度特征分析（risk characterization）是危险度评定的最后步骤。其通过综合暴露评价和剂量-反应关系评定的结果，分析判断人群发生某种危害的可能性大小，并对其可信程度或不确定性加以阐述，最终以正规的文件形式提供给危险管理人员，作为饮用水管理决策的科学依据。

国际食品法典委员会（Codex Alimentarius Commission，CAC）曾把危险度特征分析定义为：在危害识别、剂量-反应关系评定和暴露评估的基础上，对评估过程中伴随的不确定性、危害发生的概率、对特定人群的健康产生已知或潜在不良作用的严重性进行的一个定性或定量以及定性定理的估计。

对于有阈值的化学物，把参考剂量相对应的可接受危险度定为 $10^{-6}$，作为社会公认的公众可接受的不良健康效应的概率，该概率因条件的变更而改变，波动范围为 $10^{-6} \sim 10^{-3}$ 或 $10^{-7} \sim 10^{-4}$，并可计算出：①人群终身超额危险度；②人群年超额危险度；③人群年超额病例数。

对于无阈值的化学物，可计算出：①人群终身患癌超额危险度；②人均患癌年超额危险度；③人群超额患癌病例数。

**1. 饮用水消毒副产物遗传毒性致癌物**

通常认为，人体在低剂量化学致癌物暴露条件下，暴露剂量和人体致癌风险之间呈线性关系；当高剂量导致高致癌风险时，暴露剂量和人体致癌风险之间呈指数关系。具体的计算公式如下：

$$R = CSF \times E \quad E < 0.01$$
$$R = 1 - \exp(-CSF \times E) \quad E \geq 0.01$$

上式中，CSF（cancer slope factor）$R$ 表示人体终生暴露于剂量为每日每千克体重 1 mg 化学致癌物时的终生超额患癌风险度，E 为暴露剂量 $[mg/(kg \cdot d)]$。

美国 EPA 将化学致癌物质分为 A、B1、B2、C 四类，可接受风险水平数量级范围为 $10^{-6} \sim 10^{-4}$，小于 $10^{-6}$ 表示风险不明显，$10^{-6} \sim 10^{-4}$ 表示有风险，大于 $10^{-4}$ 表示风险较显著。

**2. 饮用水消毒副产物非遗传毒性致癌物**

通常用 MOS 来表示：

$$MOS = \frac{RfD}{E \times f}$$

上式中，MOS（margin of safety），安全临界值；MOS 远大于 1 时，化学物质不会对人体产生风险；MOS＞1 时，化学物质产生的风险可接受；MOS＜1 时，化学物质产生的风险不可接受；

RfD 为参考剂量 $[mg/(kg \cdot d)]$，可为 ADI、TDI、ARfD；

$E$ 饮用水消毒副产物实际暴露量估计值 $[mg/(kg \cdot d)]$；

$f$ 校正因子，如果 RfD 采用 ADI、TDI、ARfD 等日摄入量数据，则 $f$ 取 1；如果 RfD 采用暂定每周耐受摄入量（provisional tolerable weekly intake，PTWI）等周摄入量数据，则 $f$ 取 7。

根据世界卫生组织（World Health Organization，WHO）第四版《饮用水水质准则》及中国《生活饮用水卫生标准》（GB5749－2006），饮用水消毒副产物参考剂量如图 6-2 所示（单位：mg/L）：

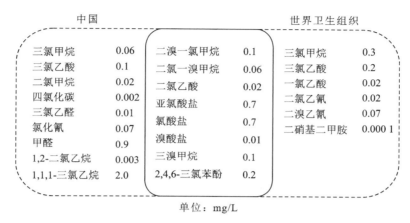

| 中国 | | 世界卫生组织 |
|---|---|---|
| 三氯甲烷　0.06 | 二溴一氯甲烷　0.1 | 三氯甲烷　0.3 |
| 三氯乙酸　0.1 | 二氯一溴甲烷　0.06 | 三氯乙酸　0.2 |
| 二氯甲烷　0.02 | 二氯乙酸　0.02 | 一氯乙酸　0.02 |
| 四氯化碳　0.002 | 亚氯酸盐　0.7 | 二氯乙氰　0.02 |
| 三氯乙醛　0.01 | 氯酸盐　0.7 | 二溴乙氰　0.07 |
| 氯化氰　0.07 | 溴酸盐　0.01 | 二硝基二甲胺　0.000 1 |
| 甲醛　0.9 | 三溴甲烷　0.1 | |
| 1,2-二氯乙烷　0.003 | 2,4,6-三氯苯酚　0.2 | |
| 1,1,1-三氯乙烷　2.0 | | |

单位：mg/L

**图 6-2　受控消毒副产物限值**

# 第三节　饮用水消毒副产物致癌和非致癌风险评价

## 一、暴露水平计算

饮用水消毒副产物暴露途径主要可分为经口、呼吸道及皮肤三种。进行饮用水消毒副产物致癌和非致癌风险评价时，需先经相应的暴露参数分别计算各途径的暴露量。常见的主要消毒副产物的皮肤渗透系数及享利系数见表 6-3，主要消毒副产物的 CFS 和 RfD 见表 6-4。

**（一）经口暴露是饮水消毒副产物主要的暴露途径，**

其计算公式为：

$$CDI_{oral} = \frac{C_w \times IR \times EF \times ED}{BW \times AT}$$

上式中，$C_w$ 指水中消毒副产物的浓度（mg/L），$IR$ 指饮水量（L/y），EF 指暴露频率（d/a），$ED$ 指暴露年限（y），$BW$ 指体重（kg），$AT$ 指平均暴露时间（d）。

**（二）经皮肤暴露（主要是通过淋浴、洗涤、游泳等方式）接触饮水消毒副产物**

其计算公式如下：

$$CDI_{dermal} = \frac{C_w \times SA \times PC \times ET \times EF \times ED}{BW \times AT}$$

其中，$C_w$ 指水中消毒副产物的浓度（mg/L），$SA$ 指接触的体表面积（cm²），$PC$ 指 DBPs 经皮肤渗透系数（cm/h）（表 6-3），$ET$ 指单次暴露时间（h），$EF$ 指暴露频率（d/y），$ED$ 指暴露年限（y），$BW$ 指体重（kg），$AT$ 指平均暴露时间（d）。

$SA$（m²）运用许文氏公式计算：

男 $=0.0057 \times$ 身高（cm）$+0.0121 \times$ 体重（kg）$+0.0882$

女 $=0.0073 \times$ 身高（cm）$+0.0127 \times$ 体重（kg）$-0.0092$

表 6-3　主要消毒副产物皮肤渗透系数及亨利系数

| DBPs | PC（cm/h） | $H^{①}$（atm·m³/mol） |
| --- | --- | --- |
| 三氯甲烷 | 0.16 | $3.67×10^{-3}$ |
| 三溴甲烷 | 0.18 | $2.12×10^{-3}$ |
| 一氯二溴甲烷 | 0.21 | $7.83×10^{-4}$ |
| 二氯一溴甲烷 | 0.20 | $5.35×10^{-3}$ |
| 一氯乙酸 | $1.1×10^{-3}$ | —② |
| 二氯乙酸 | $1.9×10^{-3}$ | —② |
| 三氯乙酸 | $1.9×10^{-3}$ | —② |
| 二溴一氯乙酸 | —② | —② |
| 二溴乙酸 | $2.6×10^{-3}$ | —② |

注：$H^{①}$来自陈涵一学位论文；—②未找到相关数值。

### （三）经呼吸道（主要是通过淋浴、游泳等密闭空间）暴露于挥发性消毒副产物

其计算公式如下：

$$CDI_{inhalation}=\frac{C_{air}×SA×PC×ET×EF×ED}{BW×AT}$$

其中：$C_{air}$是空气中消毒副产物的浓度（mg/L），$IR$指呼吸速率（0.83 m³/h），$ET$指单次暴露时间（h），$EF$指暴露频率（d/y），$ED$指暴露年限（y），$BW$指体重（kg），$AT$指平均暴露时间（d）。

$C_a$的详细计算公式如下：

$$C_{air}=\left(\frac{a}{b}\right)(1-e^{-bt})$$

$$a=\frac{C_W×Q_L(1-e^{-K/Q_L})}{V_S}$$

$$b=\frac{\left[\frac{Q_L}{H}+(1-e^{-K/Q_L})\right]+Q_{GS}}{V_S}$$

其中，$C_{air}$指空气中消毒副产物的浓度（mg/L），$a$和$b$参数根据 Little 等报道的方法代入计算，$t$为暴露时间（h），$Q_L$指水的体积速率（5 L/min），$V_s$是密闭空间体积（m³），$K$是液相的传质系数（7.4 L），$H$是亨利系数，$Q_{GS}$是空气体积流速（50 L/min）。

## 二、致癌风险评价与非致癌风险评价

基于暴露水平计算的结果，分别进行饮用水消毒副产物的致癌风险评价与非致癌风险评价，分别估计其潜在的致癌性与非致癌性的风险。

计算公式如下：

### （一）致癌风险计算

致癌风险定义：长期每日摄入量乘以癌症斜率系数，表示暴露于某种化学物质而导致的一生中超过正常水平的癌症发病率。对于上述三种暴露途径，采用国际通用的公式进行评价。

表 6-4　主要 DBPs 消毒副产物的 CSF 和 RfD

| | 三氯甲烷 | 二溴一氯甲烷 | 一溴二氯甲烷 | 三溴甲烷 | 二氯乙酸 | 三氯乙酸 |
|---|---|---|---|---|---|---|
| CSF[①] $[mg/(kg \cdot d)]^{-1}$ | 0 | 0.062 | 0.084 | 0.0079 | 0.05 | 0.07 |
| RfD[②] $[mg/(kg \cdot d)]$ | 0.01 | 0.02 | 0.02 | 0.02 | 0.004 | 0.02 |

注①、②来自陈涵一、Chowdhury 论文。

经口摄入：$R_{oral} = CDI_{oral} \times CSF_{oral}$

经皮吸收：$R_{dermal} = CDI_{dermal} \times CSF_{dermal}$

经呼吸道：$R_{inhalation} = CDI_{inhalation} \times CSF_{inhalation}$

其中，CSF（cancer slope factor，CSF）为某一特定化学物质的致癌斜率系数；$CDI_{oral}$ 为单位体重日常暴露量；$CDI_{dermal}$ 为单位面积表皮暴露量；$CDI_{inhalation}$ 为单位体重日常暴露量。

### （二）非致癌风险计算

美国 EPA 运用危害份额（hazard quotient，HQ）来评价单个化学物的非致癌风险，相应的计算公式如下：

$$HQ = \frac{CDI}{RfD}$$

式中，Rfd 为参考剂量 $[mg/(kg \cdot d)]$。如果可接受的暴露量等于参考剂量，那么根据定义，小于或等于 1 的风险指数是可以接受的。当潜在风险物质超过一种时，则根据混合暴露的相加作用模型，以风险指数（risk index，RI）估计非致癌风险。

## 三、消毒副产物健康风险评估现状及进展

现有研究以三卤甲烷和卤代乙酸类的受控消毒副产物为主，三卤甲烷和卤代乙酸类乙具有完整健康风险评估方法，表 6-5 简单总结了一些国家或地区三卤甲烷类消毒副产物经健康风险评估的致癌性风险。

表 6-5　各国（地区）饮用水消毒副产物的风险评估结果[①]

| 国家或地区 | 种类 | 暴露途径 | 终身致癌风险范围/均数 |
|---|---|---|---|
| 韩国 | THMs | 摄入 | $7.23 \times 10^{-6} \sim 1.01 \times 10^{-5}$ |
| | | 经皮 | $2.19 \times 10^{-6} \sim 3.63 \times 10^{-6}$ |
| | | 吸入 | $5.33 \times 10^{-5} \sim 7.35 \times 10^{-5}$ |
| 中国香港 | THMs | 摄入 | $4.50 \times 10^{-5} \sim 1.15 \times 10^{-4}$ |
| | | 经皮 | $6.79 \times 10^{-6} \sim 1.99 \times 10^{-5}$ |
| | | 吸入 | $1.00 \times 10^{-6} \sim 1.42 \times 10^{-5}$ |
| 土耳其 | THMs | 摄入 | $4.44 \times 10^{-5} \sim 1.51 \times 10^{-4}$ |
| | | 经皮 | $1.50 \times 10^{-5} \sim 5.43 \times 10^{-5}$ |
| | | 吸入 | $6.00 \times 10^{-6} \sim 2.00 \times 10^{-5}$ |
| | | 合计 | $1.13 \times 10^{-4} \sim 1.18 \times 10^{-4}$ |

续表

| 国家或地区 | 种类 | 暴露途径 | 终身致癌风险范围/均数 |
|---|---|---|---|
| 中国台湾 | THMs | 摄入 | $1.50 \times 10^{-6} \sim 5.43 \times 10^{-5}$ |
| | | 经皮 | $1.00 \times 10^{-7} \sim 5.00 \times 10^{-7}$ |
| | | 吸入 | $1.11 \times 10^{-5} \sim 4.32 \times 10^{-5}$ |
| | | 合计 | $2.02 \times 10^{-5} \sim 7.88 \times 10^{-5}$ |
| 泰国 | THMs | 摄入 | $3.28 \times 10^{-5}$ |
| | | 经皮 | $1.37 \times 10^{-5}$ |
| | | 合计 | $4.65 \times 10^{-5}$ |
| 巴西 | THMs | 摄入 | $2.50 \times 10^{-5}$ |
| | | 经皮 | $4.20 \times 10^{-5}$ |
| | | 吸入 | $3.29 \times 10^{-4}$ |
| | | 合计 | $3.96 \times 10^{-4}$ |
| 加拿大 | THMs | 摄入 | $4.21 \times 10^{-6} \sim 3.72 \times 10^{-5}$ |
| | | 经皮 | $1.45 \times 10^{-6} \sim 1.29 \times 10^{-5}$ |
| | | 吸入 | $1.52 \times 10^{-6} \sim 1.34 \times 10^{-5}$ |
| | | 合计 | $7.18 \times 10^{-6} \sim 6.35 \times 10^{-5}$ |

注：①来自 Lee J（2013）。

总体而言，饮用水经口摄入的致癌风险高于经皮暴露的致癌风险，值得注意的是游泳人群，其经皮暴露和经呼吸道吸入会增加一定的健康风险。有研究表明单一卤代甲烷类消毒副产物的经口摄入和皮肤的致呼吸道癌风险次序为：二溴一氯甲烷＞二氯乙酸＞一溴二氯甲烷＞三氯甲烷＞三溴甲烷＞三氯乙酸，但经吸入暴露途径的致癌风险次序为：三氯甲烷＞一溴二氯甲烷＞二氯乙酸＞二溴一氯甲烷＞三溴甲烷＞三氯乙酸，这种因暴露途径和不同文献间风险评估结果的差异性可通过不同消毒副产物的含量水平、不同暴露途径的致癌斜率系数等差异进行解释。

# 第四节　饮用水消毒副产物混合暴露健康风险评价

## 一、混合暴露评价方法和模型

### 混合暴露评价方法

饮用水消毒副产物的流行病学研究提示其暴露与某些癌症之间存在有统计学意义的关联；此外，也存在饮用水萃取物致突变性及高剂量单一消毒副产物致癌性、发育毒性、肝毒性、肾毒性的毒理学证据，但这些试验结果往往基于高剂量暴露水平，而现实中人群往往暴露于低剂量的混合饮用水消毒副产物，且暴露广泛，因此其健康效应更可能归因于长期低剂量饮用水消毒副产物的混合暴露，而不太可能归因于某种单一消毒副产物。因而，进行饮用水消毒副产物混合暴露健康风险评价显得尤为重要。

在低剂量消毒副产物混合暴露下，流行病学研究提示暴露与效应之间具有统计学意义，但在某些动物研究中却未观察到相应的效应，这种不一致性提示现存的风险评估存在一定局限性。如果假设流行病学研究提示的健康效应真实存在，可用以下几种假设来解释流行病学研究结果与动物试验结果间的差异性：

（1）消毒副产物混合暴露，如果不存在协同作用，至少存在一种相加作用，所以低剂量单一消毒副产物的研究结论不足以解释流行病学健康效应结果；

（2）人群消毒副产物属于长期低剂量混合暴露，故其在人群中极可能表现为慢性健康效应，而动物研究周期往往不够长；

（3）动物与人群之间往往存在生理、生化、解剖学、生活方式上的差异。

（4）实验室的动物研究一般仅通过单一暴露途径，通常是经口暴露，因此，经皮肤和呼吸道暴露的效应结果无法观测；

（5）流行病学研究观察到的效应，往往源于消毒副产物与其他的环境因素（如水中金属和无机物、城市工业区污染物、农业区农药污染）共同暴露的结果，而动物研究仅着重于消毒副产物，故不能证实流行病学的结论。

因此，消毒副产物的风险评估应该围绕低浓度混合暴露的实际人群健康风险的估算与解释，故检验上述假设将是研究饮用水消毒副产物低剂量混合暴露潜在危害的有效方法。因而，需要多学科研究者倾力协作、共同努力设计相关的研究方案以验证上述假设，可从合适的混合暴露数据、混合物风险检验程序及模型、混合物评价指标三方面着手进行。

针对传统的氯化消毒方式，以往研究结果已明确具有健康危害的消毒副产物种类，并通过相关法规条例限定其在水中的含量水平，故而成为受控消毒副产物。此后，以控制受控消毒副产物含量水平为目标的替代消毒方式逐渐发展起来，替代消毒技术应用范围日益广泛。因此，在不同水质特征的源水间，进行传统与替代消毒技术下饮用水消毒副产物混合暴露潜在健康风险变化的评估，对选择恰当的消毒方式以降低人群健康风险十分必要。

1998 年国际生命科学研究所（International Life Sciences Institute，ILSI）报告表明单一化合物信息不足评估消毒副产物混合暴露风险，并推荐了三种情境下饮用水消毒副产物混合暴露健康风险评价方法，三种情境分别是：

（1）简单特定消毒副产物混合物（simple defined mixtures），如明确组成比例的四种三卤甲烷的混合物；

（2）控制水源特征，并经特定消毒方式消毒的可重复消毒情境下水样（reproducible disinfection scenario samples，RDS）的消毒副产物混合物，如同种源水在实验室条件下经消毒得到的水样消毒副产物混合物；

（3）实际水样或其萃取物的消毒副产物混合物。

美国 EPA（1986）发布的《混合物健康风险评估指南》根据评估者获取的数据类型，推荐了包含复杂混合物、相似混合物、单一成分或其间相互作用的三种暴露数据的定量风险评价的方法：

（1）第一种方法，复杂消毒副产物混合物的毒性资料数据，指实际水样或水样萃取物。通过流行病学和毒理学数据资料，可直接进行定量风险评估。这种方式对评价复杂消毒副产物混合物的健康风险具有一定的优势，但仍存在一定的问题。因为动物研究的毒理学资料外推至人类风险时存在固有的不确定性；而流行病学资料对于直接评估人群健康风险时虽具有优势，但混杂因素的潜在毒性难以解释。

（2）第二种方法，充分相近的消毒副产物混合物的混合暴露数据，指用重复消毒情境下消毒副产物的水样（reproducible disinfection scenario samples，RDS）进行消毒副产物混合物的健康风险评价。重复消毒情境下的水样可使消毒副产物混合暴露组成成分类似，其毒性资料可用于预料一定水源特征下特定消毒处理方式的消毒饮用水的毒性。通过化学分析技术测定每种消毒工艺处理后消毒副产物的浓度、比较消毒副产物混合物各成分的比例、对比各混合物成分的毒理资料以便获取不同饮用水处理厂的风险评价数据。如果饮用水处理厂和重复消毒情境下消毒副产物混合物类似，便可用重复消毒情境下的水样进行处理过程的定量危险度评估。

（3）第三种方法，特定消毒副产物混合物的混合暴露数据，是通过特定消毒副产物混合物的试验以评估测得的消毒副产物成分的健康风险。例如，可用增加的剂量进行效应的风险估计，可用反应效应的增加性进行癌症风险的估计。该方法的一般性假设为低浓度水平的交互作用效率并不发生在所有组分之间或者效应作用太小而对危险度无足轻重。

图 6-3 展示 ILSI 提及的三种情境与 EPA《混合物风险评估指南》中三种方法的对应关系，并进一步展示了使用这些数据进行风险评估的方式。

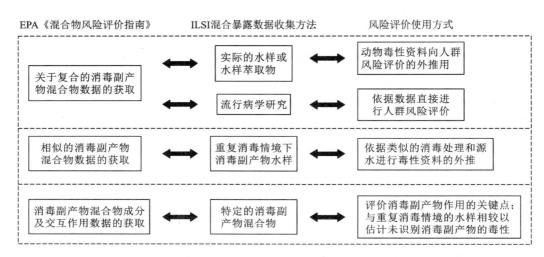

**图 6-3 饮用水消毒副产物混合暴露研究的风险评价方法概要图**

此外，另有研究者提出可通过先从单一化合物的体外实验、再到短期筛选（青鳉试验，1~90 d 体内试验研究），进而到更为复杂的体内慢性生物试验和流行病学研究的三层次试验方法进行消毒副产物混合暴露的健康风险评估。三种方法收集到的混合暴露数据资料可分别与上述提及的三层次的试验相对应进行消毒副产物混合暴露的健康风险评价。在已识别的几百种消毒副产物中，通过设计巧妙精致、花费稍高的试验进行简单测试即可发现毒性最强的混合物组合方式，且三种数据收集方式间的结果比较也很有价值。例如，实际水样的结果与那些明确种类消毒副产物混合物的结果进行比较，可确定由未识别的消毒副产物产生的毒性。综上，将三种情境下的评价方法与三层次的试验方法相结合，对饮用水消毒副产物混合暴露的健康风险评价具有重要的实际意义。

## 二、消毒副产物混合暴露风险的检验方法、模型与统计方法

### （一）消毒副产物混合暴露风险的检验方法

在 ILSI 建议的三种情境下，可由跨学科团队科学家针对风险评估的目标假设巧妙精致地设计出一

系列符合逻辑毒理学的试验方案，用于对消毒副产物混合物的毒性特征进行描述、为消毒副产物混合物的风险评价提供参考、证实风险评估方法的结果。跨学科团队可能需要包含水质处理工程师、试验室科学家、毒理学家、流行病学家、分析化学家、统计学家、风险评估科学家。

**1. 实际水样**

直接采用饮用水样品进行研究，特别是流行病学研究，可以提供代表饮用水复杂消毒副产物混合物的健康数据。流行病学研究对于潜在健康效应的危害识别十分有用。当获得恰当的数据时，便可得到定量风险估计值，如相对危险度比值。对于氯化消毒饮用水，有多种进行暴露特征描述的方法，如居住区域供应氯化消毒水（或地表水）与居住区供应非氯化消毒水、氯胺消毒水（或地下水）的人群特征及效应比较。这种宽泛的分类比较局限于大概描述氯化消毒潜在健康效应的适用性，而对于评价特定消毒处理方式和源水风险评估并不适用。归因危险度的计算包含因果关系推断假设，尽管流行病学资料显示氯化消毒水与健康效应之间存在统计学关联，但二者之间因果关系尚未建立，无法获取期望得到的"与未暴露相比，暴露人群中发生某疾病的比例"的归因危险度估计值。因此，流行病学研究在逻辑上为风险评价提供了最好的数据资料，但是，此类研究必须经过巧妙设计以排除或分理解释混杂因素、准确评估暴露、解决因果推断问题，并解答具体的风险评估问题。由于动物长期性直接暴露于饮用水或其环境类似浓度的饮用水提取物而未显现出效应，体内持续暴露的慢性动物研究结果收获甚微。当假设人群流行病学研究观察到的效应真实存在，排除动物试验中如作用机制、暴露期、多途径暴露、效应差异性的不良效应表象，那么毒效应仍存在。另一方面，用体外突变性筛选试验或体内短期筛选试验，如日本青鳉鱼胚胎 96 h 发育效应试验，对探寻饮用水样品效应差异性很实用。

**2. 特定消毒副产物混合物**

测定特定消毒副产物混合物暴露水平，对探究人群低剂量消毒副产物混合物暴露是否具有交互作用很有必要。如果具有交互作用，进一步估计交互作用的类型属于相加作用、协同作用或拮抗作用。以往在混合物风险评价及其他相加性中，存在剂量相加性和反应相加性的先例。因交互作用的类型影响混合物危险度特征描述方法的选择，在无交互作用时，有可能为消毒副产物风险评估建立相加性的有效假设。这些方法都是基于组成成分间不含相互作用，常应用于低剂量水平的混合物，因此，应用过程中的一般性假设为低浓度水平的交互作用并不发生在所有组分之间或者效应作用太小而对危险度效应值无足轻重。

在比较不同饮用水处理系统消毒副产物风险时，基于成分的方法十分有用，因此可识别并测定每个处理系统中特定的消毒副产物的种类及浓度。而实际测定时遇到的问题往往比此处介绍的情况更为复杂，因源水特征、季节变化、pH 值水平等众多因素会导致消毒副产物的产生存在变异性。然而，在具体条件下，通过实验室试验确立消毒副产物风险评价相加作用的假设仍有意义且十分重要。

特定消毒副产物混合物的试验可以帮助确定单一化合物研究不能解决的较低剂量消毒副产物的效应。此外，还可识别严重的不良效应（如癌症）的前期效应。例如，有研究显示 CD-1 小鼠在 4 种三卤甲烷的混合暴露下肝脏酶和山梨醇脱氢酶具有相加作用。美国 EPA 提示三氯甲烷对肝脏是一种非遗传毒性致癌物，低剂量 4 种三卤甲烷混合物暴露的前期效应证据十分重要。特定消毒副产物混合物的研究相对有限，常见的为易获取的三卤甲烷类的研究结果。因此，探索其他种类特定消毒副产物混合物（如卤乙酸、溴酸盐和其他消毒副产物混合物）的毒性资料对于增强消毒副产物混合物毒性的理解显得尤为必要。

### 3. 重复消毒情境下消毒副产物水样

除探究特定消毒副产物混合物外，研究重复消毒情境下消毒副产物水样的毒效应也很重要。故可用探究特定消毒副产物混合物类似的方法，以重复消毒情境下代表不同源水与处理方式组合的复杂消毒副产物混合物的水样进行毒效应的风险评估。

饮用水中至今未被识别的大量消毒副产物和已识别的消毒副产物中，有易获取毒性资料的消毒副产物种类相对很少。为了特征性地描述消毒饮用水中未识别的卤代有机和无机物的毒性，必须进行特定消毒副产物混合物和重复消毒情境下复杂消毒副产物混合物的毒性研究，将两种情境相互结合，通过结果对比，可从重复消毒情境下消毒副产物混合物的毒性效应中区分出归因于特定消毒副产物混合物的毒性和归因于未识别消毒副产物的毒性效应。

用一个简单的例子说明二者结合的效用，假设用一个对照组 a 和两个剂量组（b1、b2）的大鼠进行短期研究，以肝脏酶活性为效应终点。一个剂量组（b1）用特定剂量的四种三卤甲烷混合物，另一个剂量组（b2）用重复消毒情境下消毒副产物混合物，但需保证 b1 组与 b2 组的四种三卤甲烷混合物的剂量及比例相同。即 b1 和 b2 差别在于 b2 组除了已知剂量的四种三卤甲烷混合物，可能还有未识别的其他的消毒副产物。相对于对照组，以上两个剂量分别使肝脏酶活性增加 15％ 和 30％。如图 6-4 所示，二者面积之间 15％ 的差值可归因于非三卤甲烷剂量组的效应，此数值在风险评估中可以作为未识别消毒副产物的毒效应。

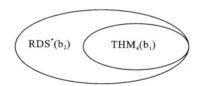

**图 6-4　特定消毒副产物混合物与 RDS 之间的效应比较**

RDS$^{*}$：reproducible disinfection scenario samples，可重复消毒情境下水样

尽管重复消毒情境下的实验方法，看起来十分巧妙，但执行时可能较为困难，主要是应用于毒性试验之前样品的完整性需得到保证。此外，还应开发应用于评价未识别消毒副产物的统计学方法，建议从以下 6 个方面着手：

（1）由饮用水工程师生产重复消毒情境下的水样，测得消毒副产物浓度及恰当保存后进行毒性测试，在代表水样生成的条件下确保水样的完整性；

（2）通过分析化学家分析已知消毒副产物的含量和比例及，其与未知消毒副产物的混合物以进行混合物完整性测定；

（3）由实验室科学家、统计学家、风险评价科学家组成的团队设计试验并将产生毒理数据的有用性最大化；

（4）由实验室科学家进行毒性测试，使用混合物的剂量应该通过相应已知单一消毒副产物的剂量校正，以确定观察到的毒效应多大程度上因于已知消毒副产物，多大程度上归因于未知消毒副产物。测试应该遵守 ILSI（1998）报告中提议的三阶段评价方式，并包含所有相关的健康效应（肝、肾、膀胱、结肠、直肠；突变性、肾毒性；神经毒性；发育和生殖终点）应通过经皮、经口和经呼吸道途径进行毒性试验；

（5）发展基于生理药物代谢动力学（physiologically based pharmacokinetic，PBPK）模型、其他的生理学模型或统计模型以解释动物中未观测到的低剂量消毒副产物的毒性行为。

（6）进行风险评价的科学家使用数据进行人群风险估计以进行实际的风险特征描述，证实新风险评估方法的有效性。

综上，高剂量、单一物质的动物试验研究结果对于确定农药、市政污染物等物质的毒性作用模式和毒性阈值极为有用，然而在饮用水消毒副产物暴露的实际情况中，这些研究不足以进行风险的特征描述，关键问题在于消毒副产物混合物成的高度变异性以及人群长期暴露于极低剂量消毒副产物混合物。因此，应该与相关科学家协商，需巧妙设计包含三种数据收集方式、三阶段测试的特定研究方案，采用同时考虑流行病学和毒理学资料的实验方案进行饮用水消毒副产物的健康风险评价。

### （二）混合暴露评价模型与统计方法

#### 1. 混合暴露评价的新型统计学方法（阈值相加模型）

大多数饮用水消毒副产物的毒性资料来自于单一物质的体内、外研究结果，高剂量单一物质的研究结果表明消毒副产物具有生殖毒性、发育毒性、肝脏毒性、肾脏毒性及致癌性。研究表明，小鼠暴露于三卤甲烷混合物时存在剂量-相加作用的肝脏毒性；卤代乙酸类混合物在促癌作用中存在协同作用。流行病学研究也提示消毒副产物混合暴露与膀胱癌、结直肠癌发生之间存在统计学意义上的关系，且存在一定的生殖和发育毒性，但低剂量消毒副产物混合暴露的动物研究结果却未观察到相应的效应。

人辟往往经口、皮肤及呼吸道三种途径长期暴露于低剂量消毒副产物混合物，故试验研究应该考虑多暴露途径的低剂量消毒副产物的混合作用，探究人群健康风险的评价方法。但是，实际中混合暴露研究往往被认为复杂而难以执行、经费昂贵而受限制、结果难以解释。完全析因设计的研究方案虽能为物质间的交互作用提供良好的资料，但因较少的物质种类便需较多剂量组而在应用中受限制。部分析因设计的研究方案虽然能减少剂量组，但花费代价仍然巨大。故通过探究有效的实验方法的统计学方法，用更少的实验产生易于解释的结果进行有效的健康风险品评价显得十分必要。

故当研究者研究两种以上混合物质的毒效应时，其间交互作用常常是研究者的探索要点。假设在混合物中，$X_i$代表第$i$种物质单独作用产生特定效应$y_0$时的浓度，而$x_i$代表第$i$种物质与$c$种物质交互作用产生相同效应$y_0$时的浓度，Loewe和Muischnek基于两种混合物的等效线图，给出的相加作用定义，当：

$$\sum_{i=1}^{c} \frac{x_i}{X_i} = 1$$

则混合物间存在零交互作用，即不存在交互作用。

图 6-5 是三种物质之间存在相加作用的三维等效面模式图，$X_1$、$X_2$、$X_3$分别表示三种物质单独作用产生相同效应$y_0$时的浓度值。如果三维等效面上的点对应于阈值参数，则该等效面称为"相加作用阈值面"。

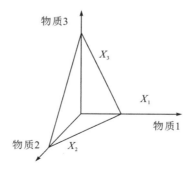

**图 6-5 三种物质之间相加作用的三维等效面模式图**

相加作用等效面可用于相加作用的零假设检验，单一物质的剂量反应数据是支持相加作用等效面估计值的充分必要实验数据。故将目标混合物的种类包含于实验设计中，用通过单一物质估计的相加作用等效面数据预测目标混合物组合相加作用反应。通过预测区间，将试验观察到的反应与模型预测的反应进行比较，如果试验观察到的反应位于模型预测的反应区间之外，则拒绝零假设，可以认为效应为强于相加作用的协同作用或弱于相加作用的拮抗作用；如果试验观察到的反应位于模型预测的反应区间之内，则不拒绝存在相加作用的零假设，可为风险评价的剂量相加作用提供证据。

相加作用假设的前提存在阈值，所谓的阈值是一个低于该水平则与背景对照剂量的效应无区别，高于该水平则产生剂量反应趋势的暴露水平。该部分目的在于应用阈值相加模型对消毒副产物混合物的相加作用偏离度进行特征描述。该方法的优点在于通过合理的试验设计将种类繁多消毒副产物与适宜样本量相结合，试验设计仅需包含单一物质的浓度效应数据和目标物质组合的混合组数据；相对于传统的尽可能包含所有组合的完全析因设计，该方法将有限的试验资源用于特定条件下目标混合暴露，具有极大的优势。

（1）连续变量的阈值相加模型

该方法首次应用于 CD-1 小鼠实例，受试混合物是氯化消毒产生的四种三卤甲烷，采用血清山梨醇脱氢酶、谷丙转氨酶、谷草转氨酶、肝脏重量相对增加量表示肝脏毒性，并用肝脏小叶中央坏死灶做病理学指标。CD-1 小鼠经口暴露 14 d 后，采用敏感的山梨醇脱氢酶作为效应指标。试验的操作细节及具体的数据详见相关的参考文献，此处仅简述统计方法：

使 $Y_{ijk}$ 为第 $i$ 种物质第 $j$ 个剂量组第 $k$ 个试验对象的反应值，$i=1，\cdots，c，j=1，\cdots，d_i，k=1，\cdots，n_{ij}$。当采用 4 种三卤甲烷时，$c=4$。假设暴露于混合物 $X$ 的效应指标的变异为 $\mathrm{Var}（Y）=\tau V（\mu）$，假设 $V（\mu）$ 是均数中已知函数部分，$\tau$ 为未知尺度参数

应用时令，连续变量的阈值相加模型如下：

$$\mu^\lambda = \begin{cases} \beta_0, & \text{当} \sum_{i=1}^{c} x_i\beta_i < \delta \\ \beta_0 + \sum_{i=1}^{c} x_{ij}\beta_i - \delta, & \text{当} \sum_{i=1}^{c} x_i\beta_i \geqslant \delta \end{cases}$$

上式中，$\mu$ 为暴露于混合物 $[X=x_1，x_2，\cdots，c]$ 效应指标的均数，估计值 $E（Y）$；

$\lambda$ 为预先指定的转换参数，校正未知尺度参数；

$x_i$ 为第 $i$ 种物质的剂量；

$\beta_0$ 为背景效应，对照效应值；

$\beta_i$ 为第 $i$ 种物质的斜率；

$\delta$ 为混合物的阈值；

第 $i$ 种物质的阈值单独作用的值 $\delta_i^* = \delta/\beta_i$，$i=1，\cdots，c$。

用最大似然法进行参数估计。由于连接点处 $\delta_i$ 模型曲线不平滑，常用线性方法不能涵盖所有的参数估计，因此采用内尔德-米德直接检索法则；考虑到试验数值范围，选择最合理的截距 1。

阈值分析最初计划是探究剂量-反应关系的显著性，半似然比统计法用于检验无效模型。通过假设 $\beta_1 = \cdots = \beta_c = \delta = 0$ 简化模型为 $\mu^\lambda = \beta_0$。统计值与 $\chi^2_{(1-a,c+1)}$ 或更为保守的 $F_{(1-a,c+1,N-c-2)}$ 进行比较，如果拒绝无相互作用趋势的零假设，每种单独物质阈值参数（$\delta_i^*$）的置信区间可按下公式计算：

$$\hat{\delta}_i^* \pm t_{(1-a/2N-c-2)} \sqrt{\mathrm{Var}（\hat{\delta}_i^*）}$$

在相加作用假设下，用预测区间将暴露于混合物 X 观察的效应与预测效应进行比较。$\bar{y}_X$ 为在混合

物 X 暴露时样本观测效应均值，样本变异度为 Var（$\overline{y}_X$）；模型预测效应为 $\hat{y}_X$，变异度为 Var（$\hat{y}_X$）。在相加作用假设下，暴露于混合物 X 样本均数效应的 100（1−$\alpha$）％预测区间表示为：

$$\hat{y}_X \pm t_{1-a/2N-c-2}\sqrt{\text{Var}（\hat{y}_X）+\text{Var}（\hat{y}_X）}$$

如果预测区间不包含混合物 X 暴露时样本观测效应均值 $\overline{y}_X$，认为当前数据不支持相加作用假设是合理的。如果样本观测效应均值 $\overline{y}_X$ 极低于预测区间，表明混合物 X 混合暴露表现为拮抗作用；如果样本观测效应均值 $\overline{y}_X$ 极高于预测区间，表明混合物 X 混合暴露表现为协调作用。

本例中，因最大半似然数值超过效率参数矩阵边界，故效率转换参数取 0.5 进行分析。四种卤代甲烷的剂量反应关系半似然比检验拒绝无剂量反应关系的零假设，95％置信区间包含 0，表明四种物质无明显的阈值。基于 35 个饮用水处理厂的四种卤代甲烷比例的季节均值（一溴二氯甲烷：二溴一氯甲烷：三氯甲烷：三溴甲烷 = 0.24：0.10：0.65：0.01）混合物 X 暴露，山梨醇脱氢酶的 $\hat{y}_X$ = 42.9（IU/1），Var（$\hat{y}_X$）= 2.79；$\overline{y}_X$ = 43.9（IU/1），Var（$\overline{y}_X$）= 15.8；因此，当 n = 19 时，Var（$\overline{y}_X$）= 19。相加作用的预测区间为 ［33.9，51.9］，观察效应位于预测区间范围内，提示无相加作用偏离的证据，表明四种卤代甲烷混合暴露的相互作用为相加作用。

（2）二分类变量的阈值相加模型

二分类变量阈值相加模型的例子是青鳉鱼暴露于三氯甲烷、三溴甲烷单一及混合物的发育毒性评价，终点为 24 h、72 h、96 h 胚胎死亡率及这三个时间点死亡或发育缺陷的发生率。用 6 个剂量组三氯甲烷（0，25 $\mu$g/mL，50 $\mu$g/mL，75 $\mu$g/mL，100 $\mu$g/mL，125 $\mu$g/mL）和三溴甲烷（0，10 $\mu$g/mL，25 $\mu$g/mL，40 $\mu$g/mL，50 $\mu$g/mL，60 $\mu$g/mL）浓度效应数据进行青鳉鱼 96 h 死亡或发育缺陷效应的二分类效应变量的阈值相加模型拟合，以估计这三个时间点死亡或发育缺陷的发生概率。$Y_{ij}$ 为第 $i$ 种物质第 $j$ 个剂量组中发生死亡或发育缺陷的数目，$i$ = 1，2；$j$ = 1，…，6。假设暴露于三氯甲烷、三溴甲烷混合物的效应指标变异为 Var（Y）= $\tau\mu$（1−$\mu$）。

目标效应发生可能性的二分类变量的阈值相加模型如下：

$$\mu = \begin{cases} 1/(1+\exp(-\beta_0)), & \text{if } \sum_{i=1}^{2} x_i\beta_i < \delta_i \\ 1/\left(1+\exp\left(-\left(\beta_0 + \sum_{i=1}^{2} x_{ij}\beta_i - \delta_i\right)\right)\right), & \text{if } \sum_{i=1}^{2} x_i\beta_i \geq \delta_i \end{cases}$$

上式中，$x_1$ 为总给定浓度中三氯甲烷的浓度；$x_2$ 为总给定浓度中三溴甲烷的浓度；$\beta_0$ 为背景效应发生率有关的未知参数，对照组的效应发生率；$\beta_1$ 为三氯甲烷效应有关的未知参数；$\beta_2$ 为三溴甲烷效应有关的未知参数；$\delta_1$ 为三氯甲烷阈值有关的未知参数；$\delta_2$ 为三溴甲烷阈值有关的未知参数。

本例结果为：三氯甲烷暴露 96 h 青鳉鱼胚胎 $LC_{50}$ = 59 $\mu$g/mL，95％ CI = 50～72 $\mu$g/mL。死亡率和严重神经、循环系统缺陷发生率存在剂量增加效应，当浓度＞100 $\mu$g/mL 时，发生率达 100％；总体而言，心率下降程度与对照组相比存在剂量反应关系。三溴甲烷暴露 96 h 青鳉鱼胚胎的 $LC_{50}$ = 15.7 $\mu$g/mL，95％ CI = 6～21 $\mu$g/mL。死亡率和严重神经、循环系统缺陷发生率存在剂量增加效应，当浓度＞40 $\mu$g/mL 时，发生率达 100％；心率随剂量增加呈现下降趋势。与对照的相比，混合暴露组、三氯甲烷组、三溴甲烷组的死亡率分别为 10％、30％、20％。经模型拟合，最高剂量组（25：25 $\mu$g/mL）的死亡或缺陷发生率低于预测区间 ［0.461，0.987］，呈现出拮抗作用，而其他剂量组死亡或缺陷发生率位于预测区间内，提示无相加作用偏离的证据，表明三氯甲烷和三溴甲烷混合暴露对青鳉鱼死亡或缺陷发生率的相互作用为相加作用。

以往基于相加作用模型假设的研究因缺乏充足且合适的试验设计和统计学方法而受限制，而此处介绍一种灵活的且可应用于大量混合物的试验设计与统计学方法，即阈值相加模型。这种将设计与统计方法相结合的模型的优点在于研究者可根据研究兴趣着重于特定组合混合物的研究，减少试验所需动物数，降低试验所需的成本与时间。

**2. 混合暴露评价的多目的——实验设计统计方法**

以往饮用水消毒副产物的健康风险评估大多建立在高剂量单一物质暴露的毒理学基础上，与人群实际长期低剂量消毒副产物混合暴露情况存在一定差别，故需将精巧的试验设计与科学的统计方法相结合才能进行人群饮用水消毒副产物低剂量混合暴露的健康风险评价。经毒理学家、风险评估专家、统计学家等多学科研究者的协商合作、共同努力形成了一套针对消毒副产物低剂量混合暴露的多目的——实验设计方法。通过多学科专家沟通协作设计的多目的——实验设计方法，可评估青鳉鱼单一和混合消毒副产物的毒性、可评估消毒副产物混合暴露相加模型的适用性、可估算不同消毒方式的风险值，以便更好地进行低剂量消毒副产物混合暴露的风险评价，探索优化风险评估数据使用的统计学方法。

故本部分以 4 种三卤甲烷为例，简述消毒副产物混合暴露的多目的——实验设计方法，其中，$THM_4$ 分别是三氯甲烷、三溴甲烷、一氯二溴甲烷、二氯一溴甲烷。本方法设计了三种类型的混合暴露试验，用于不同的试验目的，各类型试验的各种 $THM_4$ 具体剂量及其间比例见参考文献 [19]。

三种类型混合暴露设计如下：① 4 种三卤甲烷（$THM_4$）中单一消毒副产物；② 4 种三卤甲烷（$THM_4$）不同比例的组合；③ 4 三卤甲烷（$THM_4$）任意两种组合。

以雌性 CD-1 小鼠的肝脏山梨醇脱氢酶、谷丙转氨酶、谷草转氨酶、脏器系数、肝脏小叶中心坏死灶数为观察效应指标，目的在于形成 $THM_4$ 完整的毒性资料、形成检验相加作用阈值模型的数据资料、产生比例-反应相加作用的有用数据、形成基于相互作用的危害指数评估方法。

基于以上试验设计目的，选择三种不同的统计方法进行 $THM_4$ 健康风险估计，分别用阈值模型检测低剂量浓度下的剂量相加作用的偏离度；用基于相互作用的风险指数估计单一物质和两种混合物的毒性；使用比例-反应相加作用的数据作为风险度特征描述的方法。

简述如下：

（1）阈值模型检测低浓度下的剂量相加作用的偏离度

相加作用偏离度的检测有助于明确已知混合物的作用关键点，对于确立或否定混合物风险评价相加作用的假设是一种有效方法。即先在无混合物相互作用的条件下，用单一消毒副产物剂量反映建立共同的剂量反应模型，然后用实验室得到的混合暴露数据与模型预测值进行比较，以确定交互作用为相加作用（实验数值≈预测值）、协同作用（实验数值＞预测值）或拮抗作用（实验数值＜预测值）；

CD-1 小鼠肝脏三种酶（山梨醇脱氢酶、谷丙转氨酶、和谷草转氨酶）的模型表达形式如下：

$$\mu_{ij}{}^{\lambda} = \beta_0 \quad 当 \sum x_{ij}\beta_i < \delta$$

$$\mu_{ij}{}^{\lambda} = \beta_0 + \sum_{i=1}^{e} x_{ij}\beta_1 - \delta \quad 当 \sum x_{ij}\beta_i \geqslant \delta$$

式中，$\mu_{ij}{}^{\lambda}$ 为混合物连续效应终点，$\lambda$ 为预先指定的转换参数；$x_{ij}$ 为第 i 种物质的第 j 种剂量；$\beta_0$ 为背景效应，对照效应值；$\beta_i$ 为第 i 种物质的斜率；$\delta$ 为混合物的阈值。

此模型需要的数据有：混合物中单一物质的剂量反应曲线、混合物相同终点效应的毒性资料。故该设计需包含混合物中单一消毒副产物各剂量组和 4 种三卤甲烷（$THM_4$）按比例组合剂量组，以检验相加作用假设。

（2）基于相互作用的风险指数

基于相互作用的风险指数是一种将两种消毒副产物毒性资料与风险特征描述的一种方式，此处对

*Mumtaz* 的方法进行了修改，用单一物质及已知混合物组合数据资料形成一组混合物的危险度指标，以改善所有混合物危险度指标估计值，模型表示如下：

$$HI_{INT} = \sum_{j=1}^{n} \left( HQ_j \cdot \sum_{j=k}^{n} f_{jk} M_{jk} \omega_{jk} \theta_{jk} \right)$$

式中，$HI_{INT}$ 为二因素数据校正的危害指数；

$HQ_j$ 为物质 $j$ 危害系数，无量纲；

$f_{jk}$ 为物质 $k$ 相对于所有物质与物质 $j$ 相互作用总风险的毒性危害（$j$ 效应不等于 $k$）；

$M_{jk}$ 为相互作用的级别，物质 $k$ 对物质 $j$ 毒性的影响；

$\omega_{jk}$ 为物质 $k$ 影响物质 $j$ 毒性的计分强度系数；

$\theta_{jk}$ 为物质 $k$ 和物质 $j$ 在水环境中的含量等级。

剂量相加的风险指数，也称为相加性风险指数，仅用于毒性类似的物质，是一种相对于暴露水平的相对毒性潜能的风险系数累计。当相加性风险指数超过 1，提示可能需要引起公共健康危害，需要进一步进行相关的探究，以上公式为经修正的相加性风险指数，类似线性模型或似然法估计的一阶修正项。当相互作用级别（M）和计分强度系数（ω）接近于 1 时，等式的右边部分接近 1，等式便简化为相加的风险指数：

$$HI_{INT} = \sum_{j=1}^{n} \left( HQ_j \cdot \sum_{j=k}^{n} f_{jk} \right)$$

每种物质有其自身的校正项（第二个加和项 $\sum_{j=k}^{n} f_{jk}$），表示混合物中其他物质对其毒效应的影响，对于每个估计值都有其特定的公式，故其是一个易于获取的毒性相互作用数据替代的一项简单修正项。基于相互作用模式可用 CD-1 小鼠单一消毒副产物和两种消毒副产物组合混合暴露资料进行 4 种卤代甲烷的风险指数估计。依次类推，那么 4 种三卤甲烷（THM$_4$）混合暴露的毒性数据可以与所有消毒副产物混合暴露的风险指标进行比较，从而进一步优化模型。

（3）比例-反应相加模型

比例-反应相加模型：是基于成分的剂量相加作用或反应相加作用基础上的一种毒理学常用的替代危险度特征描述的方法。这种危险度特征描述方法用于估计混合物中每种成分的风险，然后按照混合物中每种成分的含量成比例地对效应进行权衡。这种方法基本的模型表示如下：

$$P_{min} = \pi_i P_1 (D) + \pi_2 P_2 (D) + \cdots\cdots + \pi_n P_n (D)$$

式中，

$P_{mix}$ 为混合物产生效应的可能性；

$P_i (D)$ 为物质 $i$ 在混合物总量中的产生效应的可能；

$D$ 为所有成分的剂量合计，未进行潜在毒性校正；

$\pi_i$ 为物质 $i$ 在混合物总量中的比例。

为进一步优化公式，需要使 4 种 THM$_4$ 总量维持常数而各种消毒副产物比例各异的暴露剂量，如可将单一消毒副产物剂量和 4 种 THM$_4$ 总量都设置为 3 mmol/（kg · d）。

常用啮齿类动物 CD-1 小鼠进行 4 种三卤甲烷混合暴露健康风险评价；同时大量研究表明，青鳉鱼也是进行类似研究的一种替代物种。相关研究结果表明，青鳉鱼 96 h 短期消毒副产物混合暴露的胚胎试验中，可产生发育效应的相关数据，特别是循环系统（心脏）和神经系统的终点效应，可以用于筛选进行长期哺乳动物试验的物质；青鳉鱼 1 年期的消毒副产物混合暴露资料可用于研究致癌性及其他慢性毒作用的健康风险评价。

饮用水中存在数百种消毒副产物，需要形成快速而经济的筛选办法判断这些消毒副产物之间是否存在交互作用，及其是否属于相加作用。因此，多目的——实验设计统计方法应运而生，是一种有效的消毒副产物健康风险评价方法。

## 三、混合暴露健康风险评价指标

研究表明，人类长期处于饮用水消毒副产物低剂量混合暴露，其潜在健康危害不容忽视，为降低其潜在健康风险，消毒处理工艺选择和饮用水政策法规决策压力使得发展快速且经济的饮用水消毒副产物混合暴露健康风险评价指标显得十分必要。

饮用水消毒副产物混合暴露风险评价的首要问题是形成人类健康相关效应终点的毒理学评价方法，并结合流行病学资料提示的健康效应，进行综合的暴露风险评价。虽可通过饮用水浓缩物获得消毒副产物混合物，但往往缺乏消毒副产物混合物暴露风险评价的科学方法，研究者曾在剂量相加作用的假设前提下，试图通过将有效的实验设计与统计学方法相结合以预测混合效应的阈值相加模型，来解决消毒副产物混合暴露风险的评价问题。

Munson（1982）曾用 4 种三卤甲烷混合暴露的雌性 CD-1 小鼠肝脏试验数据建立阈值相加模型。尽管雌性 CD-1 小鼠是常用的实验对象，也有研究者推荐使用其他的啮齿动物，如 F-344 大鼠、B6C3F1 小鼠进行消毒副产物肝脏毒性、肾脏毒性的常规筛选，并进行相加、协同甚至拮抗作用的基本相互作用评估。另外，也有研究者致力于建立致癌性、生殖毒性、发育毒性的混合物毒性筛选方法，日本青鳉鱼常用于建立慢性毒性、致癌性、生殖毒性、发育毒性的实验室模型。总而言之，研究者正致力于发展用于筛选消毒副产物混合物健康效应终点的指标。

由本节前文可知，CD-1 小鼠和青鳉鱼是进行饮用水消毒副产物混合暴露常用的物种。现有消毒副产物混合暴露风险评价方法中，以包含三氯甲烷、三溴甲烷、二氯一溴甲烷、二溴一氯甲烷的 4 种卤代甲烷的研究方法较为成熟，以日本青鳉鱼和啮齿类动物 CD-1 小鼠为实验对象居多，其消毒副产物健康风险评价指标分别简述如下。

### （一）啮齿类动物（雌性 CD-1 小鼠）：肝毒性、肾毒性

研究一般选择肝脏毒性、肾脏毒性作为效应终点，进行健康风险评价。常选择雌性 CD-1 小鼠作为啮齿类动物的代表，主要目的是用于获取助于验证消毒副产物混合暴露的阈值相加作用模型的相加作用假设。

啮齿动物模型通常用于肝毒性、肾毒性评估的优势在于其效应终点在人群中可直接检测。例如，三氯甲烷和二氯一溴甲烷健康风险评价研究中，用于肝毒性评估的血清，及用于肾毒性评估的尿液化学指标与肝、肾的病理学损伤具有很好的关联性。

检测观察指标如下：

（1）肝毒性血清学指标：山梨醇脱氢酶、谷丙转氨酶、谷草转氨酶；

（2）肝脏小叶中心坏死灶的病理学改变；

（3）肾毒性尿液学指标：$\gamma$-谷氨酰转移酶、碱性磷酸酶、谷丙转氨酶、谷草转氨酶、总蛋白。

一般而言，啮齿类动物慢性毒性研究往往花费一或两年的时间。然而，研究表明：短期研究的出现组织学和酶功能指标可用于于潜在慢性毒性的预测。Hartley and Ohanian（1988）评估了短期研究向长期研究，外推的剂量不确定性，结果显示两年期最低观察到有害效应剂量与 7 d 最低观察到有害效应剂量 ［（2 年 LOAELs）/（7 d LOAELs）］ 的比值为 0.028，不确定因子为 35。尽管 7 d 啮齿类动物重复暴露剂量几乎不能用于人类终生安全剂量参考值，但对识别潜在长期健康效应极为有用。

### （二）日本青鳉鱼：神经/循环系统的发育毒性、生殖毒性、致癌性

鱼类，特别是日本青鳉鱼，已成为评价化学物发育毒性、生殖毒性、致癌性的另一种试验物种。

日本青鳉鱼暴露于 1 年以上流水动态系统中，可进行生殖毒性、发育毒性、致癌性研究。此外，青鳉鱼在消毒副产物致癌性、生殖发育毒性的短期筛选中，其胚胎发育关键期研究有以下优势：①哺乳动物胚胎期对致癌性、生殖发育毒性高度敏感；②绒毛膜透明，以便定期持续观察到发育效应；③暴露方法简单；④集中针对发育关键期效应。针对日本青鳉发育敏感期的效应研究，该与人类胚胎发育中细胞分化、神经系统发育、循环系统发育等关键期相对应，人类与青鳉鱼发育敏感期对应时间见表 6-6。

表 6-6　25℃ 条件下青鳉鱼发育关键期与人类敏感期的比较

| 发育特征 | 青鳉鱼（h） | 人类（d） |
| --- | --- | --- |
| 16 细胞桑葚胚，单层细胞，未分化 | 3 | 3 |
| 64 细胞桑葚胚，被包围的两层分裂球，分化程度不同 | 4 | 4 |
| 早期囊胚 | 6 | 4.5 |
| 晚期囊胚 | 9 | 5 |
| 中央神经系统发育 | 23 | 17 |
| 视泡发育，早期眼睛 | 29 | 29 |
| 心包腔，早期心脏 | 36 | 26 |
| 心率、晶状体 | 46 | 28 |
| 肝脏雏形 | 128 | 35 |

发育毒性：发育中青鳉鱼对于消毒副产物神经、循环系统效应的筛选十分有用，故受孕后青鳉鱼受精卵应尽快暴露于受试物且暴露期不少于 48 h；若用于致癌性或其他慢性效应评估应包含肝脏雏形发育关键期，不少于 128 h（5 d）；此外，肿瘤形成的效应观察应延长生长期至 0.5～1 年。实验期间通过光学显微镜观察消毒副产物对青鳉鱼胚胎的致死作用（$LC_{50}$ 表示）、循环系统及神经系统发育的毒性作用、并测定每分钟心率。

生殖毒性：因青鳉鱼与人类不同，刚孵出鱼苗（长度 4.5～5.4 mm）的新组织学中无性别分化，故青鳉鱼并不是评估性腺发育分化十分理想的模型。但与人类相似，青鳉鱼两性特征稳定，在自然界中雌雄同体并不常见。其两周孵化后，从基因上决定其分化雌性或雄性，故进行消毒副产物干扰性腺发育的研究应从受精后迅速暴露，孵化两周。但存在两种潜在机制干扰性腺发育，一种是模仿体内激素（如雌激素）的环境内分泌干扰作用；另一种是消毒副产物或其代谢物直接与性腺组织作用破坏未分化的性腺组织，产生病理学反应损伤，甚至坏死。研究表明，雌雄比例失常一般为内分泌干扰效应，而坏死、精子或卵细胞发育异常及其他组织病理学损伤可能是消毒副产物或其代谢物与性腺直接作用引起。故在实际试验中，增加环境内分泌干扰作用的阳性对照剂（β-雌二醇）进行区分。研究污水流出口的青鳉鱼的雌性化，及三氯甲烷/三溴甲烷暴露的不良生殖效应为筛选健康效应的生物学重点提供了支持。消毒副产物生殖毒性评价的生殖毒性终点参考以下依据：①青鳉鱼苗死亡；②性别比例失调，雌性主导；③雌雄同体子代出现；④睾丸或卵巢组织结构异形；⑤生殖腺异味；⑥总生育率异常，阻碍成功繁衍后代。

慢性毒性：进行慢性毒性评估时，以发育毒性研究相同的方式选择胚胎，持续暴露 10 d 后，转移胚胎、浸泡于胚胎培养液，然后于流水中生长。孵化 0.5～1 年后，用过量三卡因间氨苯酸乙酯甲磺酸盐处死青鳉鱼，进行总体形态学检查、测量、称量体重，然后对各器官组织进行固定着色，光镜下进行全面的组织病理学检查，包括癌前病变及肿瘤组织等组织损伤。

# 第五节 非受控消毒副产物研究现状、挑战与展望

饮用水消毒副产物混合暴露的健康风险评价方法虽然已经相对完善，现存健康风险评价成果主要是针对常见的消毒副产物卤代甲烷和卤乙酸类，且混合暴露健康风险评价中以三卤甲烷研究居多，从而形成饮用水中该类消毒副产物的限值标准，一定程度上控制了其潜在的健康危害效应。各国为使法律法规控制的消毒副产物的含量水平满足限值要求，逐渐从传统的氯化消毒方式转变为氯胺、二氧化氯等替代的消毒方式。研究表明，替代的消毒方式能够从一定程度上降低卤代甲烷和卤乙酸类消毒副产物的含量水平，但却衍生出含氮类、碘代的新型消毒副产物。经毒理学研究表明，这些新型消毒副产物比传统受控消毒副产物具有更强的细胞毒性与遗传毒性，对人类具有巨大的潜在危害，故亟待解决种类繁多的新型非受控消毒副产物的健康风险评价。

## 一、研究现状

近年来，新型消毒副产物（emerging disinfection by-products，EDBPs）的研究逐渐发展起来，相应的毒理学资料逐步完善，几种新型非受控消毒副产物毒理学研究现状如下：

### （一）亚硝胺二甲基（nitrosodimethylamine，NDMA）和其他的亚硝胺类

亚硝胺二甲基为 2B 类致癌物，存在于食品、饮料、消费产品、污染的地表水、空气中；也是一种消毒副产物；相对于食品，饮用水摄入可能较少，饮用水中主要来源于氯胺消毒。饮用水消毒副产物常见的 5 种为亚硝胺二甲基、亚硝基吡咯烷、亚硝基吗啉、亚硝基二苯胺、亚硝基二苯胺哌啶。

胺亚硝胺类遗传毒性研究以 NDMA 和亚硝基吡咯烷（N-nitrosopyrrolidine，DPYR）为代表，表现为 P450 酶活化后的致突变性；直接比较沙门氏菌 CYP2E1 表达量时，表明 NPYR 的突变性是 DNMA 的 2.7 倍；果蝇突变试验表明 DNMA 的致突变性是 NPYR 的 160 倍；NPYR 能诱导小鼠肝脏的碱基 A 至 G 的转换，提供肝癌致癌机制的可能。致癌性的研究较多，几乎所有的亚硝胺类均具有致癌性，主要致食管癌和肝癌，甚至尿道膀胱、脑和肺癌。

### （二）卤代酰胺

卤代酰胺是可由氯化或氯胺消毒产生的新型消毒副产物，一氯、一溴、二氯、二溴、三氯乙酰胺在美国几个洲中有检出，部分地区高达 $7.6~\mu g/L$。

有研究表明，卤代酰胺致中国仓鼠细胞的毒性次序：二碘乙酰胺＞碘乙酰胺＞溴乙酰胺＞三溴乙酰胺＞一溴一碘乙酰胺＞二溴一氯乙酰胺＞一氯一碘乙酰胺＞一溴二氯乙酰胺＞二溴乙酰胺＞一溴一氯乙酰胺＞氯乙酰胺＞二氯乙酰胺＞三氯乙酰胺。

中国仓鼠细胞遗传毒性次序：三溴乙酰胺＞二碘乙酰胺≈碘乙酰胺＞溴乙酰胺＞二溴一氯乙酰胺＞一氯一碘乙酰胺＞一溴二氯乙酰胺＞一氯一碘乙酰胺＞一溴一氯乙酰胺＞二溴乙酰胺＞一氯乙酰胺＞三氯乙酰胺，二氯乙酰胺不是遗传毒物。其细胞毒性和遗传毒性与卤元素的键长和解离能有关。致癌性的相关研究相对较少。

### （三）卤代硝基甲烷

卤代硝基甲烷可经多种消毒方式产生，研究表明消毒前的预氧化可增加其产生，并且硝酸盐含量对其产生存在一定的影响，其中三氯硝基甲烷最常见，因热不稳定需要特殊的分析条件。有研究显示卤代硝基甲烷沙门氏菌 TA100 致突变性次序为：二氯硝基甲烷≈ 溴氯硝基甲烷＞三溴硝基甲烷＝一氯硝基甲烷＞一溴硝基甲烷＝二氯硝基甲烷＝一溴二氯硝基甲烷＞二溴一氯硝基甲烷 ≈ 三氯硝基甲烷，

被认为是鼠伤寒沙门菌的弱致突变物。通过单细胞凝胶电泳试验表明其能直接诱导中国仓鼠细胞的DNA损伤。现有的三氯硝基甲烷研究的致癌性数据不充分，有待进一步完善。

### （四）卤代乙氰

一氯乙氰、一溴一氯乙氰、二溴乙氰、三氯乙氰为最常见的四种卤代乙氰。氯气、氯胺、二氧化氯、臭氧消毒均可产生卤代乙氰类消毒副产物，但氯胺消毒产生量最多。WHO推荐值：二溴乙酰胺为 $70 \mu g/L$、二氯乙酰胺为 $20 \mu g/L$。

现有的研究表明，卤代乙氰的中国仓鼠细胞毒性次序：二溴乙腈＞碘乙腈 ≈ 溴乙腈＞溴氯乙腈＞二氯乙腈＞氯乙腈＞三氯乙腈。单细胞凝脉电泳试验表明遗传毒性次序：碘乙腈＞溴乙腈 ≈ 二溴乙腈＞溴氯乙腈＞氯乙腈＞三氯乙腈＞二氯乙腈。致癌性研究尚不充分，有待进一步完善。

### （五）碘酸和其他的非受控碘代酸

碘酸类消毒副产物是一类新型毒性较强的消毒副产物，已有研究表明，出厂水中可出检测5种，分别是碘乙酸、溴碘乙酸、（Z）-3-溴-3-碘丙烯酸、（E）-3-溴-3-碘丙烯酸和（E）-2-碘-3-甲基丁烯二酸。因氯胺消毒会增加其产生，且具有强潜在毒性而日益受到关注。因氯与碘反应生成碘沉淀，故在加胺之前，游离氯接触的反应时间内不太可能会产生高水平的碘代消毒副产物，故需要进一步研究源水及加胺后反应时间对碘代消毒副产物的影响。

在鼠伤寒沙门氏菌 TA100 的致突变性试验中，碘乙酸遗传毒性强于溴乙酸、氯乙酸，可能与细胞膜的穿透性、碳-卤键的解离能、未占位的分子轨道有关。致癌性研究尚不充分，有待进一步完善。

### （六）碘代甲烷和非受控的卤代甲烷

碘代甲烷的毒性较强；碘代甲烷因缺乏商业纯品，尚无直接的毒理学资料，但通过结构定量活性关系预测碘代甲烷具有致癌性。

研究表明，中国仓鼠细胞慢性毒性的次序为：三碘甲烷＞二溴一碘甲烷＞一溴一氯一碘甲烷＞三溴甲烷＞一氯二碘甲烷＞三氯甲烷＞一溴二氯甲烷。致癌性研究尚不充分，有待进一步完善。

### （七）卤代呋喃类化合物

研究表明，3-氯-4-二氯甲基-5-羟基-2（5H）呋喃 ［3-chloro-4-（dichloromethyl）-5-hydroxy-2（5H）-furanone，MX］在高溴、高有机物的源水中含量常常大于 100 ng/L，且很稳定，在消毒过程中一般有所增加。在氯化消毒水的鼠伤寒沙门氏菌突变率高达 20％～50％而受重视。MX 两个互变异构体，在细菌学和哺乳动物细胞中的研究表明具有突变性，被认为是直接作用的遗传毒物。其他的非受控消毒副产物致癌剂量一般大于 75 mg/（kg·d），而 MX 仅需 0.4 mg/（kg·d），且多位点致癌，具有致甲状腺滤泡癌、腺瘤、肝脏癌、肝胆管瘤、肾上腺腺瘤、胰腺癌、纤维瘤、淋巴瘤、白血病等。现有的风险评估表明，饮用水中含 310 ng/L MX，70 kg 成人每日饮水量 2 L 时日均摄入量为 $9 \times 10^6$ mg/（kg·d），具有很高的致癌风险。

### （八）三溴吡咯（thribromopyrrole）

2003 年首次从饮用水中检出，在以色列的大规模水厂中检测到 50 ng/L；其由腐殖质与二氧化氯、氯或氯胺结合反应生成。研究表明其在中国仓鼠细胞中具细胞毒性的剂量为 61 $\mu M$，是二溴乙酸毒性的 8 倍；单细胞凝胶电泳试验致 DNA 损伤剂量为 299 $\mu M$，类似于 MX。致癌性研究尚不充分，有待进一步完善。

### （九）醛类

Prichardson 综述中表明，卤代乙醛是继卤代甲烷和卤代乙酸后第三大类的消毒副产物，饮用水中可检出多种醛类，如甲醛、乙醛、乙二醛、甲基乙二醛和三氯乙醛等。非卤代醛类主要由臭氧消毒处理形成，而三氯乙醛是氯化或氯胺消毒的主要消毒副产物，且预氧化会增加其产生。有研究表明：管网水的三氯乙醛高于出厂水。一氯乙醛、二氯乙醛、一溴一氯乙醛、三溴乙醛是研究中优先考虑控制的消毒副产物，其他卤荃类消毒副产物的检测数据相对较少，以二氯乙醛含量相对较高。

**1. 遗传毒性**

（1）甲醛：以往研究中甲醛的遗传毒性报道相对较多，体外肝脏微粒体酶诱导后致哺乳动物细胞微核、染色体畸变、姐妹染色单体交换、细菌和哺乳动物细胞 DNA 损伤、果蝇突变、蛋白质-DNA 铰链等效应。

（2）乙醛：研究表明，乙醛经体外肝脏微粒体酶诱导后，不诱导细菌突变；但致哺乳动物细胞胞微核、染色体畸变、姐妹染色单体交换、DNA 损伤、果蝇突变、蛋白质-DNA 铰链；致真菌的非整倍体突变。

（3）三氯乙醛：体外直接的突变物，致细菌碱基替换、哺乳动物细胞胞微核、染色体畸变、姐妹染色单体交换、DNA 损伤、果蝇突变、蛋白质-DNA 铰链；此外，消毒副产物三氯乙醛也可能由其他的消毒副产物（如三氯乙酸、三氯乙醇、二氯乙酸）代谢而来。

（4）氯乙醛：可致细菌和哺乳动物细胞突变；也可是已知突变剂和致癌物乙烯基氯的代谢物。

（5）乙二醛：细菌突变剂，致 G：C 碱基替换，可能与过氧化物自由基有关，DNA 断裂和 DNA-蛋白铰链频率低于甲基乙二醛 10 倍，致 DNA 损伤。

（6）甲基乙二醛：体外不需肝脏微粒体酶活化可致细菌突变；酵母基因突变和基因转换、哺乳动物细胞的基因突变、染色体畸变等。

**2. 致癌性**

三氯乙醛和氯乙醛致啮齿类动物急性肝癌；甲醛和乙醛吸入致癌，饮用水不致癌，注意淋浴和游泳时的吸入的危害。

EPA 的致癌性分类：甲醛为 $B_1$ 类、乙醛 $B_2$ 类、三氯乙醛为 C 类。

**（十）氯酸盐**

主要由二氧化氯消毒产生，为二氧化氯降解产物，占原始二氧化氯 20％；或次氯酸氯化消毒产物。

遗传毒性：研究表明，致细菌突变、哺乳动物细胞染色体畸变及微核形成。

致癌性：有鼠致甲状腺滤泡癌的证据。

综上，非受控消毒副产物的研究已经具备一定的毒理学资料，然而风险评估的模型尚不完善，有待进一步完善。

## 二、挑 战

尽管非受控消毒副产物的毒理学资料逐渐完善，但仍存在以下的挑战。

（1）缺乏人群的流行病学研究，大多数是基于细菌、哺乳动物细胞及动物的研究结果，从实验性研究结果结论外推至人群效应存在一定的不确定性。

（2）缺乏准确的暴露水平测定，一方面，大多数的科学工作者一般检测受控消毒副产物和常见非受控消毒副产物，而容易忽略大部分的非受控消毒副产物；另一方面，某些新型消毒副产物尚未被识别，或刚被识别，尚未合成高纯度标准品，且尚未建立成熟的检测方法而不能准确测定实际暴露水平。

（3）健康风险评估参数缺乏，现有健康风险评估参数，如亨利系数、皮肤渗透系数、参考剂量、致癌斜率因子等，一般是针对受控消毒副产物的，而非受控消毒副产物与受控消毒副产物存在结构及理化性质的差异，并不适合于非受控消毒副产物，故亟待解决非受控消毒副产物的风险评估参数问题，以便进行准确的健康风险评估。

（4）非受消毒副产物的混合暴露评估模型尚不完善。

### 三、展望

基于以上挑战，非受控消毒副产物的研究仍然不够完善，但当今科学界已经将关注焦点逐渐从受控消毒副产物投向非受控消毒副产物，并且取得一定的进展。在科学工作者们的努力下，世界各国政府及公众日益关注非受控消毒副产物潜在健康危害，故非受控消毒副产物逐渐，甚至已经成为科学界关注的焦点，相信在不久的将来，通过各方共同努力，非受控消毒副产物会取得显著研究进展，并且能够向社会大众提供完善的健康风险评估报告。

（郑唯韡）

## 参 考 文 献

[1]　杨克敌.环境卫生学[M].北京：人民出版社，2014.

[2]　中华人民共和国环境保护部.中国人群暴露参数手册(成人卷)[G]，2013(1)：2-3.

[3]　陈涵一.S市居民生活饮用水三卤甲烷乙酸类消毒副产物暴露评价[D].上海：复旦大学，2012.

[4]　柴志妮.饮用水氯酸盐和亚氯酸盐的评估[D].天津：天津科技大学，2010.

[5]　Chowdhury. Predicting human exposure and risk from chlorinated indoor swimming pool：a case study. Environ Monit Assess(2015)，187：502.

[6]　杨岚，薛鹏.游泳池水消毒副产物的研究进展[J].环境与健康杂志，2017，34(08)：731-736.

[7]　Lee J，Kim ES，Roh BS，et al. Occurrence of disinfection by-products in tap water distribution systems and their associated health risk. Environ Monit Assess. 2013 Sep；185(9)：7675-7691.

[8]　Hsu，C. H.，Jeng，et al. Estimation of potential lifetime cancer risks for trihalomethanes from consuming chlorinated drinking water in Taiwan. Environmental Research Section A，2001，85，77-82.

[9]　Lee，S. C.，Guo，H. et al. Multi-pathway risk assessment on disinfection by-products of drinking water in Hong Kong. Environmental Research，2004，94，47-56.

[10]　Uyak，V. Multi-pathway risk assessment of trihalomethanes exposure in Istanbul drinking water supplies. Environmental International，2006，32，12-21.

[11]　Wang，G. S.，Deng，et al. Cancer risk assessment from trihalomethanes in drinking water. Science of the Total Environment，2007，387，86-95.

[12]　Panyakapo，M.，Soontorchai，et al. Cancer risk assessment from exposure to trihalomethanes in tap water and swimming pool water. Journal of Environmental Sciences，2008，20，372-378.

[13]　Viana，R. B.，Cavalcante，et al. Risk assessment of trihalomethanes from tap water in Fortaleza，Brazil. Environmental Monitoring and Assessment，2009，151，317-325.

[14]　Chowdhury，S.，& Hall，K. Human risk assessment from exposure to trihalomethanes in Canadian cities. Environmental International，2010，36，453-460.

[15]　Wang W，Ye B，Yang L，et al. Risk assessment on disinfection by-products of drinking water of different water sources and disinfection processes. Environ Int. 2007 Feb；33(2)：219-225.

[16]　USEPA(US Environmental Protection Agency)(2014). The USEPA Integrated Risk Information System(IRIS) online database：http://www. epa. gov/iris/subst/index. htmL；Washington D. C. (Accessed on Dec. 2014).

[17]　U. S. Environmental Protection Agency. Guidelines for Carcinogen Risk Assessment[R]. Risk Assessment Forum 2005.

[18]　Bull，R. J.，Robinson，M.，Meier，J. R. and Stober，J.，Use of biological assay systems to assess the relative carcinogenic hazards of disinfection by-products. Environmental[J]. Health Perspectives，1982，46：215-227.

[19] Gennings,C. ,Teuschler,L. ,Hartley,W. R. ,Thiyagarajah,A. ,and Simmons,J. E. Novel statistical methods for risk assessment of disinfection by-product mixtures[C]. American Water Works Association Annual Conference Proceedings. Chicago,IL. 1999.

[20] Hebert A,Forestier D,Lenes D,Benanou D,Jacob S,Arfi C,Lambolez L,Levi Y. Innovative method for prioritizing emerging disinfection by-products(DBPs) in drinking water on the basis of their potential impact on public health. Water Res. 2010 May;44(10):3147-3165.

[21] Richardson SD,Plewa MJ,Wagner ED,Schoeny R,Demarini DM. Occurrence,genotoxic ity,and carcinogenicity of regulated and emerging disinfection by-products in drinking water:a review and roadmap for research. Mutat Res. 2007 Nov-Dec;636(1-3):178-242.

# 第七章  饮用水消毒副产物的控制

## 第一节  引  言

消毒是保障饮用水安全，避免产生大规模介水传染病暴发的最重要手段，是自来水厂不可替代的基本工艺，被美国土木工程学会评为人类 20 世纪最伟大的发明之一。不过消毒也会产生一些对人体有潜在毒害效应的微量副产物。

1974 年，荷兰研究人员 Rook 和美国研究人员 Bellar 等先后报道在加氯消毒后的饮用水中检测出三氯甲烷（trichloromethane，chloroform），浓度一般为几十微克/升，从而引起了水处理行业对消毒副产物（disinfection by-products，DBPs）问题的重视。在 40 多年的研究历程中，随着研究的深入和分析手段的更新，新的 DBPs 不断被发现。

20 世纪 70 年代，学术界关注的主要是挥发性的三卤甲烷（trihalomethanes，THMs）。1974 年美国颁布的《安全饮用水法》（*The Safe Drinking Water Act*）就将 THMs 纳入其中；1979 年还专门颁布了《总三卤甲烷条例》（*The Total Trihaolomethane Rule*）。随后世界各国纷纷效仿，世界卫生组织于 1984 年颁布的《饮用水水质准则》（*Guidelines for drinking water quality*）中也首次收录了三氯甲烷，1993 年颁布的《饮用水水质准则》（第二版）中增加了 3 种溴代 THMs。

1980 年，Quimby 等人首次在饮用水中发现非挥发性氯化 DBPs 的代表——卤代乙酸（haloacetic acids，HAAs）类物质，浓度水平与 THMs 相当。世界卫生组织于 1993 年颁布的《饮用水水质准则》（第二版）中首次收录了二氯乙酸、三氯乙酸。1998 年美国颁布了《第一阶段消毒与消毒副产物条例》（*Disinfection & Disinfection By-Products Rule*，Stage 1），对饮用水中的 4 种 THMs、5 种 HAAs 提出了标准限值。虽然溴代 HAAs 的毒性更强，但是由于其在水中的浓度占比往往很低，相关研究也更为有限，因此目前世界各国还没有建立溴代 HAAs 的单独标准限值。

20 世纪 90 年代，随着检测技术的进步，更多的 DBPs 被鉴定出来，包括卤代醛、卤代酮、卤代醇、卤代羧酸等。Richardson 等曾经撰文统计有 600 多种 DBPs 已经被鉴别出来。不过，Krasner 等人计算了已知的卤代 DBPs 的摩尔浓度，发现只占总有机卤化物（total oganic halogen，TOX）摩尔浓度的一小部分，更多的卤代 DBPs 还没有被识别出来。

除了上述卤代 DBPs 外，随着分析技术的发展，研究人员发现水中还存在更为微量的含氮 DBPs（nitrogenous disinfection by-products，N-DBPs），包括亚硝胺、卤代乙酰胺、卤代硝基甲烷、卤乙腈等，以及碘代 DBPs，包括碘代 THMs、碘代 HAAs 等，一般在几纳克/升到几微克/升，通常被称作新型 DBPs（emerging DBPs）。这些新型 DBPs 往往在采用氯胺消毒的自来水中更容易产生，而采用游离氯消毒时由于反应途径不同而不易生成。

大量的实验室研究和流行病调查表明，上述卤代 DBPs、含氮 DBPs 和碘代 DBPs 不同程度地具有一些毒害效应。其中 THMs、HAAs、溴酸盐、亚硝胺、醛类等具有致癌性，与膀胱癌、肠癌、结肠癌有较高的相关性；THMs、HAAs 与男性精子质量下降、流产等不良生育结局也有相关性。因此，DBPs 被认为对居民饮用水安全存在较大威胁。

我国在《生活饮用水卫生标准》（GB 5749－2006）修订时，参照国际标准将 THMs、HAAs、卤乙醛等氯化 DBPs 和溴酸盐、亚氯酸盐、甲醛等其他消毒方法的副产物作为非常规指标纳入其中。其标准限值分别为三氯甲烷 0.06 mg/L、二氯一溴甲烷 0.06 mg/L、二溴一氯甲烷 0.1 mg/L、三溴甲烷 0.1 mg/L（总 THMs 指标要求该类化合物中各种化合物的实测浓度与其各自限值的比值之和不超过 1）、二氯乙酸 0.05 mg/L、三氯乙酸 0.1 mg/L、三氯乙醛 0.01 mg/L、氯化氰 0.07 mg/L、溴酸盐 0.01 mg/L、亚氯酸盐 0.7 mg/L、氯酸盐 0.7 mg/L 和甲醛 0.9 mg/L。

鉴于 DBPs 对饮用水健康的威胁和饮用水水质标准的要求，自来水厂必须严格控制 DBPs 的产生。目前，控制饮用水 DBPs 的主要途径包括 3 个方面，分别是消毒工艺改进、前体物控制和末端处理。下面的各个章节将针对不同类别的 DBPs 分别进行论述。

# 第二节　卤代消毒副产物

卤代 DBPs 包括 THMs、HAAs、卤代醛、卤代酮、卤代乙腈、卤代醇、卤代酚等，其中目前列入我国水质标准的是 THMs、HAAs、卤乙醛。氯酚虽然也是在消毒过程中产生，但是由于其在很低浓度即具有强烈气味，因此一般被认为是一种致嗅物质，而不被看作是 DBPs。THMs、HAAs、卤乙醛在消毒过程中同时生成，具有相关性和相似性，因此本节不按 DBPs 的种类来讨论，而是按照不同的控制节点来安排。

## 一、生成特性

### （一）供水系统中的消毒副产物变化

**1. 自来水厂**

DBPs 在自来水厂中有空间变化规律。由于自来水厂不仅用氯等药剂作为最终消毒剂使用，也会将其作为预氧化剂来杀藻和强化混凝，因此 DBPs 往往在水厂的混凝工艺中即会产生，在后续的沉淀、过滤和消毒工艺中持续生成。

研究人员对我国北方某使用常规工艺的大型水厂进行了一个水文年的月度监测，主要测试了各单元工艺出水的 4 种 THMs 和 5 种 HAAs 的浓度，如图 7-1 所示。由于该水厂使用较高剂量的游离氯进行预氯化，所以混凝工艺出水中就能检出较高浓度的 THMs 和 HAAs。随后，在沉淀池、过滤池和清水池中，由于仍存在一定浓度的消毒剂，会与水中的 DBPs 前体物持续反应，所以 DBPs 浓度会继续增加。

DBPs 的浓度也存在很明显的季节变化。春季和冬季的 DBPs 浓度较低，一方面由于此时水中的有机物浓度水平低，DBPs 的前体物含量也少；另一方面由于此时水温低，需要投加的消毒剂剂量也低，消毒剂与前体物的反应速度也低。在夏季和秋季，由于水生生物浓度增加等原因，导致 DBPs 前体物浓度增加，加上需要的消毒剂投加量和反应速率都随着气温升高而升高，所以这两个季节的 DBPs 生成量也最高。此外，在秋季，自来水公司还要在取水口处进行预氯化，以防止藻类等水生生物在输水管道中生长，所以在进厂水中也检出了较高浓度的 DBPs。

**2. 供水管网**

DBPs 在管网中的变化趋势与其性质有关。对于 THMs 而言，由于消毒剂与前体物的反应会持续进行，DBPs 的浓度也会在管网中持续增加，在管网末梢达到最大值。但是，对于 HAAs 等可生物降解的副产物而言，一开始消毒剂浓度很高，微生物作用受抑制，因而与前体物反应生成 HAAs 的反应占优势，随着消毒剂的衰减，HAAs 生成量下降而微生物作用增强，其在管网中的浓度往往呈现先增加而后下降的趋势。

刘文君等测试了北京第九水厂的管网中 THMs、HAAs 的浓度变化，发现三氯甲烷浓度持续增高，从出厂水中的 19.5 μg/L 增加到管网末梢的 30.2 μg/L；HAAs 先上升后下降，从出厂水中的 7.7 μg/L 增加到 10.5 μg/L，而后又下降到管网末梢的 6.9 μg/L。

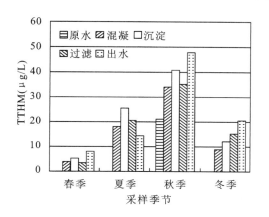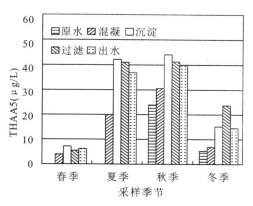

**图 7-1　某水厂工艺流程中三卤甲烷和卤乙酸的季节变化**

（引自：陈超. 控制消毒副产物的顺序氯化消毒及水处理工艺优化研究 [D]. 北京：清华大学环境系，2005.）

## （二）主要影响因素

### 1. 消毒剂种类

不同种类的消毒剂与前体物反应生成 DBPs 的能力不同，不同的消毒剂有其较为特异性的 DBPs。游离氯生成 THMs、HAAs、卤乙醛等卤代 DBPs 的能力最强，氯胺和二氧化氯则小得多，因此，美国在实施了消毒与副产物条例后，很多水厂将游离氯消毒换成氯胺消毒以避免出现 THMs、HAAs 超标的问题。详见本章第二节第二部分"消毒工艺改进"。

不过，后续研究表明氯胺更容易生成亚硝胺、碘代 DBPs。这是因为氯胺的氧化能力弱，因而有些反应产物得以累积而转化成亚硝胺和碘代副产物。详见本章第三节第一部分"亚硝胺"。

二氧化氯虽然不太容易生成 THMs，但是会生成亚氯酸盐和氯酸盐等 DBPs。臭氧氧化会导致醛类浓度增加，在水中含溴的时候会生成溴酸盐，也都被列入了饮用水水质标准。详见本章第四节和第五节。

### 2. 消毒接触时间

消毒剂与前体物的反应时间越长，生成的 DBPs 浓度越高，因此位于供水管网末梢的用户家中自来水的 DBPs 浓度往往会相对较高。

图 7-2 显示了某试验投加游离氯消毒时 THMs、HAAs 的生成情况。当向清水池进水中加氯时，HAAs、THMs 迅速生成并随时间延长而持续增长。消毒 5 min 后 5 种 HAAs 总量（THAA5）为 12.2 μg/L，THMs 总量为 31.6 μg/L，15 min 时分别达到极大值 34.7 μg/L 和 43.5 μg/L，而后有所波动，但总体浓度基本保持稳定。三氯甲烷的浓度随时间延长略有下降。一溴二氯甲烷、二溴一氯甲烷和三溴甲烷均随时间延长而增长。THAA5 的数据在半小时前后有较大波动，可能是生成了其他几种 HAAs 所致。

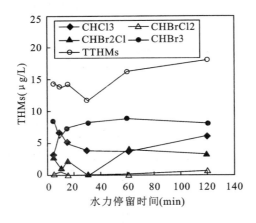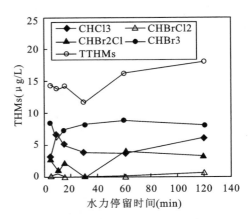

**图 7-2　游离氯消毒过程中 THMs 和 HAAs 生成特性**

（引自：陈超. 控制消毒副产物的顺序氯化消毒及水处理工艺优化研究［D］. 北京：清华大学环境系，2005.）

**3. 溴离子**

在沿海地区或其他原水含溴离子的地区，水处理过程中不可避免地会生成溴代 DBPs，这些物质可能具有比氯代 DBPs 更高的毒理学效应。陈超等研究发现，游离氯消毒过程中，HAAs 的生成随时间的变化规律明显受到溴离子的影响。一氯乙酸、二氯乙酸和一溴乙酸均呈现随时间先增加后减少的规律，而三氯乙酸和二溴乙酸则呈现明显增加的趋势。含溴 THMs 在全部 THMs 中占较高比例，三氯甲烷的浓度则随时间延长而略有减少。杨宏伟等研究表明，DBPs 中的取代卤素原子数越多，那么该 DBP 的毒性安全标准就越低，其毒性也就越高。因此，应该重点控制多卤代 HAAs。

研究人员用溴结合因子（bromine incorporation factor，BIF）来描述溴在副产物生成过程中的作用，如式 7-1 所示。

$$BIF = （[CHBrCl_2] + 2[CHBr_2Cl] + 3[CHBr_3]）/（[CHBrCl_2] + [CHBr_2Cl] + [CHBr_3]）$$

$$(7-1)$$

溴结合因子越大，多溴代 THMs 所占的比例越高；反之表明多氯代 THMs 所占比例越高。当该因子等于 3 时，表明全部 THMs 以三溴甲烷形式存在；当该因子等于 0 时，表明全部 THMs 以三氯甲烷形式存在。

**4. 温度**

通常自来水处理过程中的温度在 0～40℃。水温对 DBPs 的生成有不同的影响。一方面，水温越高，氯消毒剂与前体物的反应速率越快，生成 DBPs 的浓度越高。这也是夏季 DBPs 生成量大的原因之一。另一方面，水温高也会使得游离氯消毒剂的自分解速率增大，会导致与前体物反应的浓度降低，不利于副产物的生成。

不过，自来水厂在夏季会加大消毒剂的投加量，以满足管网末梢剩余消毒剂的要求，加之此时水中有机物浓度较高，DBPs 前体物的浓度也增大，所以夏季的 DBPs 浓度要明显高于冬季。

**5. pH 值**

pH 值对 DBPs 的影响包括几个方面：首先，pH 值会影响游离氯（pKa＝7.4）的存在形态，继而会影响 DBPs 生成反应的速率。一般来说，低 pH 值条件下游离氯以中性分子形式存在，会更容易与带负电荷的腐殖质等前体物反应。其次，pH 值会影响 DBPs 复杂反应途径的走向，导致最终产物的产率发生变化。有报道称将 pH 值从 6 升高至 8 会导致 THMs 生成量增加但是会降低三卤乙酸的生成，不过对二卤乙酸的影响不大。在 pH 值＝8 的情况下，生成的 THMs 浓度高于 HAAs，但是在 pH 值＝6

的条件下则 HAAs 生成量多于 THMs。

### 6. 金属离子

水中常见的金属离子，如钙离子、亚铜离子对 THMs 和 HAAs 的生成有催化作用，会使得 DBPs 的浓度在短时间内快速增加。Zhao 等人研究发现，4 mmol/L 的钙离子（相当于钙硬度 400 mg/L）会导致腐殖质配水中 THMs、二卤乙酸、三卤乙酸的生成量分别增加 24%～47%，51%～61% 和 15%～25%。0.02 mmol/L 的亚铜离子（亚铜浓度为 1.27 mg/L）会使得腐殖质配水中 THMs、二卤乙酸的生成量分别增加 74%～83% 和 90%～100%，但是会使三卤乙酸生成量降低 26%～27%。不过，投加 0.04 mmol/L 的铁离子和亚铁离子（铁浓度为 2.2 mg/L）并没有类似现象。钙离子的催化作用与络合作用有关，因此与前体物的结构或分子量关联不大，亚铜离子的催化作用则与其氧化还原反应有关，因而严重依赖于前体物分子结构。

### （三）预测消毒副产物的数学模型

目前水处理领域评价水中有机物的指标包括综合性指标和具体有机物指标。后者主要包括水中的农药、DBPs、合成洗涤剂等具体物质，而综合评价水体的有机物指标包括总有机碳（total organic carbon，TOC）、溶解性有机碳（dissolved organic carbon，DOC）、可生物降解溶解性有机碳（biodegradable dissolved organic carbon，BDOC）、可同化有机碳（assimilable organic carbon，AOC）及高锰酸盐指数（chemical oxygen demand by potassium permanganate titration，$COD_{Mn}$）等。

这些指标和水中 DBPs 前体物并没有直接的关系，也就是说，无法用传统的有机物指标来表征水中的 DBPs 前体物。由于 DBPs 及其前体物的测试需要使用色谱等大型设备，成本较高，程序复杂，很难指导生产实践。水处理工作者试图通过研究建立 DBPs 前体物和常规水质指标的相关关系或数学模式来指导生产实践。如表 7-1 所示。

表 7-1　消毒副产物或前体物预测模型

| 类型 | 模型公式 | 参数说明 |
|---|---|---|
| 一元线性模型 | $THMFP = 13.74\,[TOC] + 5.74 \quad r = 0.647$ | — |
| | $THMFP = 2105.7\,[UV_{254}] - 101.7 \quad r = 0.930$ | — |
| | $THMFP = k\,[NPTOC] + A \quad r^2 = 0.72 \sim 0.97$ | 相对不同水体，$k$，$A$ 取不同数值 |
| | $THMFP = 27.39\,[Cl_2] - 16.57 \quad r = 0.77 \sim 0.92$ | — |
| 多元模型 | $THMFP = k_3\,(k_1 k_2\,[TOC]^x\,([Cl_2]/[TOC]^y t^z)$ | $k_3$，$q$ 与前体物有关；$k_1$，$k_2$ 为 pH 值、温度系数 |
| | $THMFP = k_0\,[TOC]^{k_1}\,[Cl_2]^{k_2} t^{k_3} T^{k_4}\,[pH-2.6]^{k_5}\,[Br+1]^{k_6}$ $r^2 = 0.864$ | $k_1 \sim k_6$ 为各参数的幂指数 |
| | $THMFP = 0.0014\,[TOC]^{-0.018}\,[Cl_2]^{2.615} t^{0.324} T^{0.129}\,[pH]^{1.465}$ $10^{0.507[Br]} \quad r = 0.834$ | — |
| | $TTHM = 0.00309\,[TOC \cdot UV_{254}]^{0.440}\,[Cl_2]^{0.409} t^{0.265} T^{1.06}\,[pH-2.6]^{0.715}\,[Br+1]^{0.036}$ | — |

注：THMFP 是三卤甲烷生成潜能（THM formation potential）的缩写。

一元线性模型是最简单的副产物前体物模型，通常以有机物指标，如 TOC、$UV_{254}$，或耗氯量为参数，这种模型参数简单，便于使用，但是精确度不高。

相比于一元线性模型，多元模型则包涵了影响副产物生成的多种因素，包括有机物浓度、氯的浓度和形态、反应时间及反应的环境条件（如 pH 值、水温和溴离子浓度），因而更符合副产物生成的实际情况，模拟也更为准确。但是多元模型的建立更为复杂，也较难使用。

DBPs 前体物模型或副产物生成量预测模型需要对大量监测数据进行回归分析，建模相当繁琐。同时，这些模型仍然只是经验模型，只适用于特定情况，难以推广应用。

## 二、生成机理

### （一）游离氯

游离氯和有机物的反应有多种方式，可以通过取代、加成、氧化等多种反应途径，生成多种反应产物，其中大部分具有一定的毒理学效应。国内外较多研究表明，水中的天然有机物，如腐殖质是 DBPs 的主要前体物，即能够与消毒反应生成副产物的母体物质。由于腐殖质成分和结构复杂，因此对这一反应过程的机理研究大多是通过研究氯与其模拟物质（研究表明腐殖质的基本结构单元类似间苯二酚）的反应进行的。

Rook 研究了间苯二酚与氯反应的特性，并提出了 THMs、HAAs、卤代酮等 DBPs 的生成机理，如图 7-3 所示。间苯二酚结构中两个羟基中间的碳原子被认为是氯主要的攻击位点。氯对该碳原子的攻击造成双键的断裂，从而使苯环打开，并形成多氯取代的末端。受到原苯环上不同取代基 R1、R2、R3 的影响，该含氯的碳链可能在 a、b、c 三个部位断裂，从而形成 THMs、HAAs 和卤代酮（脱羟基）等 DBPs。上述机理可以解释在氯化反应过程中同时生成 HAAs 和 THMs 等 DBPs 的现象，而且可以解释各种 DBPs 生成的速率并不一致的原因。

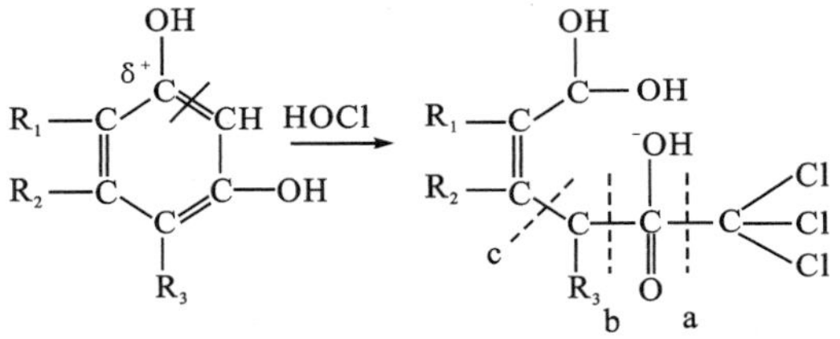

**图 7-3 含间苯二酚结构有机物生成消毒副产物模式图**

Boyoe 等研究了氯化间苯二酚形成三氯甲烷的情况，并对 pH 值的影响做出了解释。间苯二酚与次氯酸根经多步反应生成了 2，4，6-三氯间苯二酚中间产物，然后该中间产物在不同 pH 值条件下水解，除了生成三氯甲烷外，还会生成多氯代环戊烯酮和多氯乙酸、多氯代乙二醇、多氯代丙酮等成分。同位素标记的间苯二酚反应表明三氯甲烷来源于 2 位碳原子。

Rockwell 等研究了氯化酚形成 THMs 及氯酚的机理，认为脱羧基化作用是产生 THMs 的机制。脱羧化产生了负离子中间产物，并且通过邻近羧基的芳香族碳的轮调而使电荷脱位，这样就有利于氯的亲电取代反应。

不过，Morris 认为，仅含甲基酮基团的有机物在 OH⁻ 催化下也能与氯反应生成副产物，因此上述含间苯二酚结构的有机物生成 DBPs 的机理无法适用。pH 值<9.0 时第一步为反应的限制步骤，甲基酮结构在 OH⁻ 催化下生成烯醇式异构，该反应速度不依赖卤素的浓度和性质；而后次氯酸通过亲核加成反应和脱水反应生成氯代有机物。pH 值>11.0 时，第二步变为限制步骤。该反应虽然解释了 THMs 的形成机制及其随 pH 值升高而增加的规律，但反应速度很慢，不能很好地解释实际问题。

### （二）氯胺

氯胺的反应活性远小于游离氯，氯胺与有机物生成卤代DBPs的反应通常被认为是首先通过水解反应生成次氯酸，而后次氯酸依据上述机理生成HAAs、THMs等DBPs。由于氯胺水解反应的速率很低，因此氯胺最终生成DBPs的浓度和速率都较低。

此外，有研究表明氯胺可能不需经过水解过程而生成DBPs。Topudurti和Haas研究了一氯胺和α-甲基酮-间苯三酚（phloroacetophenone，PAP）反应生成三氯甲烷的过程，发现三氯甲烷在pH值中性环境下主要由氯原子从一氯胺直接转移到PAP而生成。这一机理在THMs、HAAs等常见DBPs生成过程中是否适用还有待研究。

值得强调的是，氯胺消毒有利于碘代DBPs的生成，而游离氯消毒则较少生成碘代DBPs。主要原因是氯胺的氧化能力弱，只能将水中的碘离子氧化为有较高活性的次碘酸根，然后与水中的有机物反应生成碘代THMs、碘代HAAs等；而游离氯的氧化能力强，可以将水中的碘离子逐步氧化为稳定的碘酸根，则很难与有机物反应生成碘代副产物。不过除了上述主要途径外，徐斌等人发现了另外两种新的生成途径：一是二氧化氯、高锰酸钾、高铁酸盐也可以把水中的碘离子氧化为次碘酸根，继而与有机物反应生成碘代副产物；二是当水中含有零价铁或紫外照射时，碘酸根会被还原为碘离子，然后会与氯胺或氯反应氧化为次碘酸根，继而与有机物反应生成碘代副产物。

## 三、消毒工艺改进

消毒的基本目的是使饮用水中不含有活的致病微生物，以便达到安全饮用的卫生要求。许保玖先生认为，选择饮用水消毒剂应考虑以下6个因素：①杀灭病原体的效果；②控制和监测的难易程度；③有无剩余消毒剂；④对水质感官性状会造成什么影响；⑤消毒剂及副产物对健康可能造成的影响及预防或消除影响的可能性；⑥经济和技术上的可行性。

应该说，很难有一种消毒剂能够达到理想消毒剂的全部要求，在实际生产中对消毒剂的选择往往需要综合考虑各方面因素。

### （一）替代消毒技术

可以灭活微生物的消毒剂包括氧化剂、重金属离子、阳离子表面活性剂和物理媒剂四大类。目前在水处理中有应用价值的消毒工艺主要是游离氯消毒、氯胺消毒、臭氧消毒、二氧化氯消毒及紫外消毒。除氯消毒之外的臭氧、二氧化氯和紫外消毒被称为替代消毒技术。常见消毒剂的主要性能如表7-2所示。

表 7-2　水处理常用消毒剂的性能

| 常用消毒剂 | 灭活微生物 | 消毒持久性 | 副产物生成 | 消毒成本 |
| --- | --- | --- | --- | --- |
| 游离氯 | 迅速，广谱 | 消耗速率快 | 会生成大量氯代DBPs | $0.3$ 分/$(1\ m^3 \times 1\ mgCl_2/L)$，常用剂量$1\sim3\ mg/L$ |
| 氯胺 | 较慢，对病毒较差 | 消耗速率慢 | 比游离氯减少$50\% \sim 80\%$副产物生成量 | $0.37$ 分/$(1\ m^3 \times 1\ mgNH_2Cl/L)$，常用剂量$1\sim3\ mg/L$ |
| 臭氧 | 最迅速，广谱 | 难以保持剩余消毒剂 | 造成AOC等有机物指标升高，水中含溴离子时会生成溴酸盐 | $3\sim5$ 分/$(1\ m^3 \times 1\ mgO_3/L)$，常用剂量$0.5\sim1\ mg/L$ |

续表

| 常用消毒剂 | 灭活微生物 | 消毒持久性 | 副产物生成 | 消毒成本 |
|---|---|---|---|---|
| 二氧化氯 | 迅速，广谱 | 消耗速率较快 | 生成亚氯酸盐，理论上不生成 THMs、HAAs | 1.7～4.3 分/(1 $m^3$×1 mg ClO$_2$/L)，常用剂量 0.5～1.5 mg/L |
| 紫外 | 迅速，广谱，对两虫有效 | 没有剩余消毒剂 | 不生成 DBPs | 8～10 分/$m^3$ |

（引自：陈超. 控制消毒副产物的顺序氯化消毒及水处理工艺优化研究［D］. 北京：清华大学环境系，2005.）

　　二氧化氯消毒是目前应用较多的替代消毒技术。但是二氧化氯只能现场制备，容易爆炸，相对氯消毒而言成本较高，特别是采用亚氯酸盐作为原料的高纯式二氧化氯发生器时，药剂成本是氯消毒的3～5倍；同时，生产二氧化氯的盐酸目前也受到严格管控，给水厂采购带来很多麻烦。使用氯酸盐为原料时只能生成约70％的二氧化氯和30％多的氯的混合物，虽然成本较低，但是还存在氯代 DBPs 超标的问题；个别厂家的反应器还容易出现原料夹带进入产品中，导致氯酸盐超标问题。更重要的是，二氧化氯反应时往往只得到一个电子，变成对人体有毒害作用的副产物——亚氯酸盐（ClO$_2^-$），为了防止亚氯酸盐超标，二氧化氯的投加量一般不能超过 1 mg/L。因此，二氧化氯大多应用在国内中小型水厂，而在大型水厂中的应用很少。详见本章第四节。

　　臭氧也是一种强氧化剂，灭活微生物的能力很强，常用于空气消毒和包装水消毒。不过，在市政供水中，臭氧消毒的缺点也很明显：首先，臭氧衰减速度很快，不能保持剩余消毒剂，因此还必须与氯或氯胺消毒联用；其次，由于低剂量臭氧氧化会将水中的大分子有机物分解为较小的有机物，有时反而会增加 DBPs 前体物含量，在投加辅助消毒剂时仍然会生成较多 DBPs；再次，在含溴离子的水中投加臭氧会生成对人体有致癌作用的溴酸盐（BrO$_3^-$），一般当溴离子浓度超过 0.1 mg/L，就存在溴酸盐超标的风险（0.01 mg/L）；此外，臭氧只能现场制备，设备和操作复杂，成本高。因此，在市政供水系统中往往作为氧化剂使用。详见本章第五节。

　　紫外消毒的优点是灭活微生物迅速，对隐孢子虫、贾第虫灭活有突出效果，在 40 mJ/$cm^2$ 的常用消毒剂量下基本不产生 DBPs。但是其最大缺点是无法维持剩余消毒剂，因此在清水池和管网中还需要投加氯或氯胺。由于低剂量的紫外消毒对水质特别是水中有机物没有影响，耗氯量并不会减少，因此往往与氯胺组合使用来降低 DBPs 生成。考虑到建设和运行成本较高，目前仅在北京、上海、天津、济南的个别自来水厂中有应用。

　　从以上分析中可以看出，单独一种消毒剂无法兼顾理想饮用水消毒剂的六方面要求。所以，将两种或两种以上的消毒剂组合使用，扬长避短，成为消毒研究和应用的趋势。消毒的组合方式包括两种或以上消毒剂依次投加的顺序消毒技术及同时投加的联合消毒技术。

### （二）顺序氯化消毒

#### 1. 工艺概述

　　为了实现消毒灭活、DBPs 控制和管网生物稳定性等多方面的要求，清华大学张晓健、陈超等研究开发了一种新型顺序氯化消毒工艺——"短时游离氯后转氯胺的顺序消毒工艺"（以下简称"顺序氯化"）。

　　该工艺先加入氯进行游离氯消毒，经过一个较短的接触时间（一般小于 15 min）后再向水中加入氨，把水中的游离氯转化为氯胺，继续进行氯胺消毒，并在清水池中保持足够的消毒接触时间。该工艺充分利用游离氯灭活微生物迅速，氯胺 DBPs 生成量低的优点，通过较短时间的游离氯消毒灭活大部分病原微生物，特别是较难被氯胺灭活的病毒，而后加氨转化为氯胺，控制 DBPs 的大量生成，同时由于氯胺性质比较稳定，可以保持管网中充足的剩余消毒剂，防止管网水质恶化。该工艺的原理如图 7-4 所示。

在使用中，应根据水质（如水温、pH 值、细菌学指标、DBPs 前体物浓度或有机物含量）选择适当的加氯量、游离氯消毒时间和适当比例的氨。清水池进行相应的构造以满足调整短时游离氯消毒接触时间和池中加氨后的混合要求。

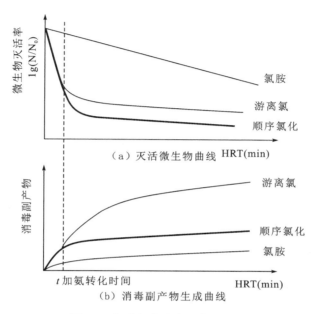

**图 7-4　顺序氯化消毒工艺原理图**

（引自：陈超. 控制消毒副产物的顺序氯化消毒及水处理工艺优化研究［D］. 北京：清华大学环境系，2005.）

### 2. 使用效果

实验室研究表明，顺序消毒工艺与传统的单独氯及单独氯胺消毒方法相比，对大肠杆菌、金黄色葡萄球菌、白色念珠菌和枯草杆菌黑色变种芽孢的灭活效果更佳，显示该工艺中游离氯与氯胺具有协同消毒作用。在通常水处理条件下，对大肠杆菌灭活的协同作用受 pH 值和水温的影响。在 pH 值＝6.5～8 时随 pH 值升高协同作用加强；在 0～30℃时随水温升高而降低，协同作用在低温时更为明显。游离氯和氯胺两种消毒剂灭活微生物的特性不同而且具有一定的互补性，这是顺序氯化消毒工艺中短时游离氯和氯胺具有协同作用的原因。

实验室研究表明，顺序消毒工艺可以有效控制 DBPs 的生成量，主要 DBPs（HAAs、THMs）的生成量比传统的氯消毒减少 50％以上。通过加氨使游离氯迅速转化为反应活性较小的一氯胺，使得余氯的消耗速率明显变慢，副产物的生成速率也明显降低，从而达到了控制 DBPs 生成的目的。

中试试验结果表明，顺序消毒工艺被证实可以安全经济地实现卫生学指标和 DBPs 指标的双重控制，同时该顺序氯化消毒工艺对生物稳定性指标的控制效果也略优于游离氯消毒。该顺序氯化消毒工艺已经应用于天津市自来水公司 50 万 $m^3/d$ 的芥园水厂和 50 万 $m^3/d$ 的凌庄水厂建设。

### 3. 副产物控制机理

短时游离氯后转氯胺的顺序消毒工艺生成 DBPs 的过程可以看作是游离氯和氯胺分别生成 DBPs 的一个叠加，如图 7-4 所示。

较短时间的游离氯消毒生成了有限浓度的副产物。在加氨后，原水中发生了下列反应：

$$HOCl + NH_3 \xrightleftharpoons{k_1} NH_2Cl + H_2O \quad k_1 = 2.9 \times 10^6 \ mol^{-1} \cdot L \cdot S^{-1} \tag{7-2}$$

$$HOCl + NH_2Cl \xrightleftharpoons{k_2} NHCl_2 + H_2O \quad k_2 = 2.3 \times 10^2 \ mol^{-1} \cdot L \cdot S^{-1} \tag{7-3}$$

$$HOCl + NHCl_2 \xrightleftharpoons{k_3} NCl_3 + H_2O \quad k_3 = 3.4 \ mol^{-1} \cdot L \cdot S^{-1} \tag{7-4}$$

$$HOCl + FP \xrightarrow{k_4} THMs + HAAs \cdots\cdots \quad k_4 \ll K_1 \tag{7-5}$$

$$NH_2Cl + FP \xrightarrow{k_5} THMs + HAAs \cdots\cdots \quad k_5 \ll K_4 \tag{7-6}$$

注：FP 代表消毒副产物生成潜能（formation potential，FP）

从以上反应的速率常数可以看出，游离氯（HOCl）和氨（NH₃）反应生成一氯胺（NH₂Cl）的速率远大于生成二氯胺（NHCl₂）、三氯胺（NCl₃）及游离氯生成 DBPs 的速率。因此，在通常的中性和氯氨比 <5：1 的情况下，游离氯很快生成一氯胺。而根据氯胺生成副产物的机理，式 7-6 可以看作是式 7-2 和式 7-5 的叠加，由于氯胺水解生成次氯酸的反应速率很小，进而大大降低了氯胺生成 THMs 等副产物的速率和产量，从而达到了控制 DBPs 的目的。

## 四、前体物控制

消毒副产物前体物（DBP precursor）是水中能与消毒剂反应生成 DBPs 的母体有机物，国内也有些学者译为前质、先质、前驱物。DBPs 前体物的性质直接影响 DBPs 的生成速率和生成量，因而也是消毒研究范畴中重要的研究对象之一。

去除前体物是 DBPs 控制的主要手段之一。由于消毒剂的改变会影响消毒效果、管网中剩余消毒剂和水质稳定性的控制，很多情况下很难改变。而一旦 DBPs 生成，再进行处理难度很大。因此，去除前体物往往是控制副产物的最佳可行技术。

### （一）前体物评价指标体系

消毒副产物前体物只是和氯或者其他消毒剂反应时才会生成副产物，它并不是一个鉴定有机物的指标，也就是说，尚没有一个明确的方法能将水中的消毒副产物 DBPs 前体物单独分离出来。因此，在研究前体物时，首先面临的问题就是如何定量地衡量前体物，或者说选择何种表征前体物的指标。

**1. 消毒副产物生成潜能**（DBP formation potential）

DBP 生成潜能（formation potential，FP），国内也有学者译为 DBP 生成势，已经列入了美国环境保护局（environmental protection agency，EPA）和美国公共卫生协会的标准分析方法。测试的基本原则就是投加足量的氯，在充分长的时间内让水中的 DBPs 前体物完全反应生成 DBPs，然后检测生成的 DBPs 的量，来表征水中潜在的全部前体物。

具体做法是：准备 3 个以上的平行水样，调节其 pH 值 = 7.0±0.2，加入一定浓度梯度的过量游离氯，在（25±2）℃的温度下培养 7 d，选择剩余游离氯浓度为 3～5 mg/L 的水样测定其中的 DBPs 生产量。

DBPFP 测试的优点在于大剂量氯和长时间反应可以使水中的 DBPs 前体物完全生成 DBPs，因而提供了一个最大值，也就是潜能。其缺点在于测试时间过长，氯投加量过大，与实际情况相比 DBPs 生成量过大，同时氯代 DBPs 大大多于溴代 DBPs，不能够准确模拟实际的消毒情况。因此无论从时效性还是模拟的准确性上还不能令人满意。

DBPs 生成潜能适用于表征稳定水源中的 DBPs 最大生产量，可用于水环境调查、消毒反应机制研究。通常来说，在进行 DBPs 前体物的定性定量研究时，推荐采用 DBPs 形成潜能来表征水中的所有前体物。

**2. 改进的消毒副产物生成潜能测试**

DBPFP 测试方法中的培养时间长达 7 d，不方便使用。在测试某些特定的水样时，可以采用一些简化的测试方法。研究发现 DBPs 的生成速率随时间而降低，在一定时间后生产量接近一个最大值。刘文君等人研究了北京密云水库原水的氯化反应，发现在 5 mg/L 的氯投加量情况下，反应 72 h 后 DBPs 的生成量接近一个稳定值。同一课题组的王丽花等人在研究成都原水的氯化反应时，使用了 20 mg/L 的氯投加量，反应 72 h 后的 DBPs 生产量来表征水中的 DBPs 前体物。前者适用于水质较好、有机物含量较低的水源；后者由于氯投加量较大，能够保证前体物完全反应，适用的范围较广。

**3. 模拟配水系统测试**（simulated distribution system test）

为了更准确地模拟配水系统（simulated distribution system，SDS）中特定位置的 DBPs 生产量，水处理工作者开发了 SDS 测试。以 THM 为例，SDS-THM 测试方法使用实验室模拟装置来估计消毒之后在配水系统中形成的 THMs。这种方法可以用来估计在配水系统的任一位置的 THM 或者其他 DBPs 的生成量。

采用 SDS-THM 方法测定的浓度会比采用 THMFP 测定的浓度低，这是因为在 SDS 中使用的消毒剂浓度是想模拟配水系统的状况，通常要小于标准潜能测定中使用消毒剂浓度。

SDS 测定法并不是通常意义上的标准方法。测试时的参数并不固定，以便模拟当地配水系统实际条件，这些条件包括温度、pH 值、消毒剂剂量和残留量、溴离子浓度及停留时间（与配水系统中水的停留时间相一致）。然而，这种用来模拟配水系统的方法可以根据特定需要而标准化。

**4. 统一生成条件测试**（uniform formation condition test）

前已述及，SDS 测试则是用实验室装置来模拟实际配水系统中的 DBPs 生产量。但是由于不同的 SDS 测试中采用的参数不同，因而其结果仅适合特定水源、特定工艺和特定位置。为了在不同水源、不同工艺的水处理系统之间进行 DBPs 前体物的比较，1994 年，Summers 等人提出了统一生成条件（uniform formation condition，UFC）测试方法。该方法由于统一了模拟配水系统的各种参数，成为一种标准测试程序而受到国外水处理行业的认可。

该方法推荐的标准操作程序如下。

统一生成条件：pH 值＝8.0±0.2，温度（20±1.0）℃，24 h 后余氯浓度为（1.0±0.4）mg/L。

预试验：对水中无机物耗氯量进行修正后，选择 $Cl_2$/TOC 为 1.2、1.8、2.5 时的投氯量进行预试验。在 pH 值＝8.0±0.2，温度（20±1.0）℃的暗处培养 24 h。余氯浓度为（1.0±0.4）mg/L 的投加量就可以作为正式试验的投氯量。

调整测试水样的 pH 值、温度在要求范围之内，向水中加入预试验中确定的投氯量，培养 24 h 后测定水中的 DBPs 生产量，在扣除原水中 DBPs 浓度后就是 UFC 法测定值。

UFC 测试则是对 SDS 测试的标准化，可以在不同地域的不同水厂间进行比较，是受到国外水处理行业认可的一种标准测试程序。建议在我国建立类似 UFC 测试的标准测试程序以便于各水厂、水司间的交流，提高我国净水行业控制 DBPs 及其前体物的能力。

**5. 紫外吸收**（UV absorbance）

研究发现，紫外吸光度和有机成分、色度、THMs 和其他 DBPs 前体物之间有密切关系。通常的 DBPs 前体物如腐殖质、木质素、丹宁酸都含有苯环结构，会吸收与其浓度成正比的紫外辐射，因而紫外吸光度是在淡水、咸水和废水中的特定有机成分的一个有用的替代参数。紫外吸光度可以用来衡量混凝、活性炭吸附和其他水处理工艺对有机物的去除率。紫外吸光度和有机碳浓度的比值，比紫外吸收值（specific UV absorbance，SUVA）可以用来表征天然有机物。

测定紫外吸光度时，先将水样经过 $0.45\ \mu m$ 滤膜过滤以去除颗粒物质引起的干扰，并且在过滤前最好调整 pH 值为中性。紫外吸收通常是在 253.7 nm 处（或圆整到 254 nm）测定。实际上波长的选择是任意的，只不过 253.7 nm 在历史上被用作标准波长，然而有经验的分析者会选择使干扰最小而且待测物质吸收最大的波长。如果使用其他波长，在报告的时候要特别指出。日本在水处理中采用 260 nm 的紫外吸光值 $UV_{260}$ 来反映多数有机物在处理过程的去除情况。

紫外吸收测定的首要干扰来自胶体颗粒、待测物质之外的其他紫外吸收有机物和吸收紫外的无机物，如亚铁离子、硝酸盐、亚硝酸盐和溴离子。某些氧化剂，如臭氧、氯酸盐和次氯酸盐，氯胺和硫代硫酸盐也会吸收 253.7 nm 处的紫外辐射。衡量和校正特定干扰物质对紫外吸收的贡献，如果累计量超过 10%，选择另外的波长和使用其他方法。

$200\sim400$ nm 的紫外吸光度扫描可被用来确定干扰的存在。典型天然有机物的吸收扫描是随波长减少而增加的没有特征的曲线。尖峰或不规则的吸收扫描图谱可能是无机干扰或意料之外的有机污染物。由于水和废水中的很多有机物并不吸收紫外辐射（如羧酸、烃类），建立紫外吸收与 DOC 或溶解性 COD 的关系时应该谨慎，因为它们可能随不同水质、同一水源的不同季节或是原水和处理后出水而不同。另外，化学氧化（如臭氧化、氯化反应）会降低紫外吸收而并未去除有机物，因而会改变这种相关关系。由于紫外吸收和这种相关关系是与特定地点相关的，所以并不能用来在不同水源之间进行比较。

SUVA 定义为单位浓度溶解性有机碳 DOC（mg/L）的 254 nm 下的紫外吸收值，即 $UV_{254}/DOC$，其单位是 $L/(mg\cdot cm)$。DOC 和 $UV_{254}$ 分别用 TOC 分析仪及紫外分光光度计测定。由于抵消了水质差异的影响，SUVA 值具有更高的通用性。

在生产实践中，可以选择紫外吸收法来近似表征 DBPs 前体物。该方法所需设备较简单，前处理简单，时间短，该方法可以快捷地监测水中 DBPs 前体物的变化，适用于实时指导水厂的生产。

## （二）前体物的解析方法

国外的研究发现水中的天然有机物（natural organic matter，NOM），尤其是腐殖酸类物质是主要的 DBPs 前体物；而在我国除了 NOM 之外，鉴于水源普遍受到污染的现实，排入水源的污染物也是 DBPs 前体物的重要来源。

目前分离有机物的方法主要有两种。第一种方法是根据有机物在非离子树脂和离子交换树脂中的吸附特性不同将其分离；第二种方法是按不同有机物的相对分子量大小进行分离。将水中有机物根据不同方法进行分离之后，再测试其中各组分的 DBPs 生成潜能，从中找到对 DBPs 贡献最大的成分。

### 1. 树脂富集和分级

根据不同树脂的吸附特性将有机物进行分离的方法主要有两种，其他方法都是在这两种方法基础上演变而来的。

（1）Leenheer 等采用 XAD-8 树脂、阴阳离子交换树脂，按化合物的极性和电荷特性将水中有机物分为 6 种：亲水性酸、亲水性碱、亲水中性物质、疏水酸、疏水性碱和疏水中性物质。其中，在中性条件下，能够被 XAD-8 树脂吸附的有机物是疏水中性物质；在酸性条件下，能够被 XAD-8 树脂吸附的有机物是疏水性有机酸（腐殖酸和富里酸）；能够被强酸性 AG-MP-50 氢饱和性树脂吸附的有机物是亲水性有机碱；能够被 DUOLITE 阴离子树脂吸附的有机物是亲水性有机酸；最后的滤过液为亲水中性物质。表 7-3 列出了根据上述方法对水中 NOM 进行的分类。

表 7-3　有机物的分类

| 有机物种类 | 主要成分 |
| --- | --- |
| 疏水性有机酸 | 腐殖酸、富里酸、高分子的烷基羧酸和烷基二羧酸、芳香族酸、酚类、丹宁、中等分子量的烷基羧酸和烷基二羧酸 |
| 疏水性有机碱 | 蛋白质、苯胺类、高分子量的烷基胺 |
| 疏水中性物质 | 烃类、醛类、高分子量的甲基酮和甲基醛类、酯类、吡啶、呋喃 |
| 亲水性有机酸 | 羟基酸、糖类、磺酸基类、低分子量的烷基羧酸和烷基二羧酸 |
| 亲水性有机碱 | 氨基酸、嘌呤、嘧啶、低分子量的烷基胺 |
| 亲水中性物质 | 多糖、低分子量的烷基醇、醛、酮 |

（引自：王丽花. 卤乙酸形成与前体物的特性研究［D］. 北京：清华大学环境系，2001.）

（2）Malcolm 等主要利用 XAD-8 树脂和 XAD-4 树脂的吸附特性，将有机物分为疏水性有机物、偏亲水性有机物和亲水性有机物。其中，在酸性条件下能够被 XAD-8 树脂吸附的有机物是疏水性有机酸；能够被 XAD-4 树脂吸附的有机物是偏亲水性有机酸，也称为 XAD-4 酸；既不能被 XAD-8 树脂吸附也不能被 XAD-4 树脂吸附的有机物为亲水性有机物。

这两种树脂吸附的优点就是它们能够反映不同有机物的官能团和化学特性。它们的共同缺点就是有机物的回收率低。

**2. 分子量分离法**

根据相对分子量的大小对有机物进行分类的方法有超滤膜法、凝胶排斥色谱法、小角度 X 射线散射法等。

膜滤法是用于水处理研究的主要方法。由于有机物的分子量和尺寸存在一个简单的数学关系，因此，可以采用一系列不同孔径的滤膜将水中有机物分离成一定分子量范围。Chang 和 Chiang 采用膜法研究了前体物的分子量分布和化学性质与 DBPs 的关系，发现水中分子量小于 1 000 Da 的有机物是最主要的前体物，疏水酸表现了最大的 DBPs 生成能力。研究还发现混凝工艺可以有效去除大分子量有机物，而传统工艺对副产物生产量高的小分子量有机物去除率较低。不过超滤膜法也有许多缺点：①膜孔径不一定相同，截留分子量的大小也不均匀。②压力和浓度梯度也会影响分离过程。当体积下降后，高分子量有机物增加，这样就会使有些大于截留分子量的有机物也穿过膜，因此并不能代表实际的分子量分布。③水中有机物，如腐殖质与胶体颗粒反应形成絮体，影响了分离效果。

凝胶排斥色谱法是一种特殊的气相色谱法，利用凝胶色谱柱将水中有机物按分子量大小进行分离，然后用检测器对每种物质加以检测。凝胶色谱法可以真实地反映有机物的分子量分布，可用来评价反应过程中有机物分子量的变化。但是凝胶色谱法实际上是一种测试手段而不是分离方法，无法得到不同分子量的有机物组分进行其他测试。

**（三）前体物主要成分和来源**

**1. 腐殖质**

腐殖质（humic substances）是土壤和水中 NOM 的主要成分，主要是自然界的植物枝叶和残体、动物排泄物和尸体经过长时间的降解后剩余的残渣。腐殖质没有固定的成分和结构，研究人员根据其在不同溶剂中的溶解度，将其进一步分为富里酸（fulvic acid，既能溶于酸，又能溶于碱）、腐殖酸（humic acid，仅能溶于碱，不能溶于酸）和胡敏素（humins，既不能溶于酸，也不能溶于碱）。富里酸的分子量相对较小,为 1 000～30 000 D;腐殖酸的分子量为 3 000～100 000 D;胡敏素的分子量最大,一般在 10 000 D 以上。

腐殖质的成分十分复杂,以大量的长链脂肪烃和芳香烃为骨架,此外还有很多羟基、羧基、羰基等官能团。一般认为间苯二酚结构是不同腐殖质中常见的结构单元。在第二节第一部分中已经述及,间苯二酚很容易与氯反应生成 THMs、HAAs 等卤代 DBPs。

**2. 藻类有机物**

与经长期降解后剩余的腐殖质相比,藻类细胞和分泌物则是一种较为新鲜的 NOM,在湖泊、水库等水体中占比很大。

藻类有机物又可以细分为胞内有机物和胞外有机物。前者主要是藻类的细胞质和细胞壁成分,包括一些糖类、蛋白质、核酸,特别是细胞壁的成分肽聚糖占比较大,分子量相对较大。后者则主要是藻细胞分泌物,分子量相对较小。

陈超等测试了北方某高藻水源水的 THMs 和 HAAs 生成潜能。该水源水中藻细胞数达到 5 500 万个/升,以微囊藻为主;其 4 种 THMs 生成潜能（THM$_4$FP）和 9 种 HAAs 生成潜能（THAA$_9$FP）分别达到 92 $\mu$g/L 和 218 $\mu$g/L。经计算可知藻类对 THMs 和 HAAs 生成潜能的贡献分别为 1.67 $\mu$g TTHM$_4$FP/$10^6$ 藻细胞和 3.96 $\mu$g THAA$_9$FP/$10^6$ 藻细胞。对于太湖、巢湖等富营养化湖泊而言,藻类浓度往往会达到上亿个/升,则贡献的 THMs 和 HAAs 生成潜能会达到几百微克/升,消毒后会大大增加副产物超标的风险。

**3. 实际样品**

实际的水样中往往会含有 NOM、藻类有机物和人为污染物。陈超等根据 Leenheer 等提出的方法,按照不同化学特性的有机物在不同树脂上的吸附特征,将水中有机物分为 6 组:疏水性有机酸、疏水性有机碱、疏水中性有机物、亲水性有机酸、亲水性有机碱及亲水性中性有机物,如图 7-5 所示。

该水源水中占原水总溶解性有机物最多的是疏水性有机酸,占 36%;其次是亲水性有机酸,占 26%;成分最少的是疏水性有机碱和亲水性有机碱,分别只占 4% 左右。以腐殖酸和富里酸为主的疏水性有机酸只占 36%,总体而言腐殖化程度不高。通常河流水由于更新速度快,水生生物生长量小,因而腐殖化程度低;湖泊、水库水由于更新较慢,水生生物生长量高,腐殖化程度高。

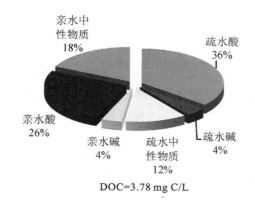

**图 7-5 北方某水源水中有机物分布特性**

(引自:陈超. 控制消毒副产物的顺序氯化消毒及水处理工艺优化研究 [D]. 北京:清华大学环境系,2005.)

此外,具有低芳香度的蛋白质、脂肪、氨基酸、碳水化合物等亲水性有机物也占相当大的比例,约 48%。这些亲水性有机物除了部分可能来自于天然水体外,更多地可能来自生活和工业污染物,说明原水有可能受到了一定程度的污染。

将原水分离富集的各个组分用 HCl 和 NaOH 调至中性，稀释 DOC 至 1～2 mg/L，测定其 DOC、UV$_{254}$ 及 DBPs 生成潜能，如表 7-4 所示。

比较各有机物的 THMs 生成潜能可知，单位溶解有机碳的疏水性有机酸的生成潜能最强，大约为 66.6 μg/mg C。其次是疏水性中性有机物和亲水性有机酸，大约在 34 μg/mg C。对于 HAAs，同样是疏水性有机酸的生成潜能最强，约为 131.1 μg/mg C，其次是疏水中性有机物，约为 26.91 μg/mg C。可见，不论 THMs 还是 HAAs，富含腐殖质的疏水性有机酸生成活性都远远强于其他组分有机物，是 DBPs 的主要前体物。此外，比较两种 DBPs 可以发现，6 种有机物的 HAAs 生成潜能都高于 THMs 的生成能力，Mehmet. K 等人也得到相同性的结论。

**表 7-4　水源水有机组分物理特性及其消毒副产物生成潜能**

| 有机物组分 | DOC (mg/L) | UV$_{254}$ (1/cm) | SUVA (L/mg·m) | THMFP/DOC (μg/mg C) | DCAAFP/DOC (μg/mg C) | TCAAFP/DOC (μg/mg C) |
|---|---|---|---|---|---|---|
| 水源水 | 3.78 | 0.081 | 2.14 | 16.06 | 34.00 | 30.42 |
| 疏水性有机酸 | 1.00 | 0.035 | 3.21 | 66.6 | 93.60 | 37.46 |
| 疏水性有机碱 | 1.98 | 0.009 | 0.46 | 4.35 | 11.27 | 6.58 |
| 疏水中性有机物 | 0.71 | 0.011 | 1.55 | 34.97 | 26.91 | 15.65 |
| 亲水性有机酸 | 1.57 | 0.02 | 1.27 | 34.35 | 19.93 | 32.02 |
| 亲水性有机碱 | 1.11 | 0.012 | 1.08 | 9.16 | 22.23 | 14.59 |
| 亲水中性有机物 | 1.48 | 0.014 | 0.95 | 5.71 | 19.93 | 22.75 |

（引自：陈超. 控制消毒副产物的顺序氯化消毒及水处理工艺优化研究 [D]. 北京：清华大学环境系，2005.）

按照水中各有机物的组成分布和各自的 DBP 生成活性进行加权平均，确定不同有机物生成的 HAAs 和 THMs 占总生成量的百分比，如图 7-6 和图 7-7 所示。水源水中由疏水性有机酸生成的 HAAs 占总生成量的 60%，THMs 占 61%。亲水性有机酸的生成活性次之，生成 HAAs 的量占总量的 17%，THMs 占 23.5%。再次是疏水中性有机物及亲水中性有机物。

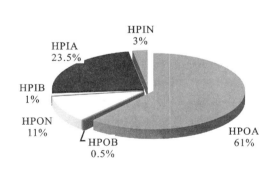

图 7-6　水中有机物生成三卤甲烷百分比

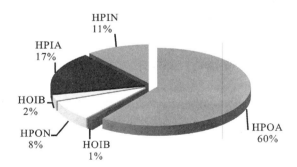

图 7-7　水中有机物生成卤乙酸百分比

（引自：陈超. 控制消毒副产物的顺序氯化消毒及水处理工艺优化研究 [D]. 北京：清华大学环境系，2005.）

该研究结果对水处理工艺具有一定的指导意义。在所有有机物中，疏水性有机物占 52%，但其对 HAAs、THMs 生成的贡献，均占全部有机物氯化后 DBPs 生成量的 70% 多。可见疏水性有机物是最主要的 DBPs 前体物，也应当是水处理工艺重点去除的有机物组分。

针对水中的有机物，美国环保署推荐的 3 种工艺包括强化混凝、活性炭吸附和膜处理。我国水处理行业通常选择前两种工艺。因此，在混凝剂选择、活性炭选炭时应注意对疏水性物质的去除效果。

水源水中亲水性有机物占全部有机物的 48%，比例高于未受污染天然水体。说明除了天然亲水性有机物质之外，还可能受到工业、生活污水的影响。亲水性有机物生成的 DBPs 量大约占总量的 30%，对 DBPs 也具有一定的贡献。生物预处理和生物活性炭处理工艺对亲水性有机物的去除效果较好。

### （四）控制前体物的工艺组合

DBPs 及其前体物是一些特殊的有机物。除了改进消毒工艺之外，通过优化水处理工艺，强化去除有机物，同时也就提高了对 DBPs 前体物的去除效果，客观上减少了最终副产物的生成量。

陈超等在长期中试试验基础上获得了不同单元工艺对有机物综合指标和 DBPs 前体物的去除效果，如表 7-5 所示。该研究为供水行业提供了一个评估组合工艺去除各种污染物效率的简单方法。

表 7-5　不同单元工艺对各种有机物指标的去除效率

| 单元工艺 | $COD_{Mn}$ | TOC | $UV_{254}$ | AOC | BDOC* | TTHMFP** | THAAFP*** |
|---|---|---|---|---|---|---|---|
| 预臭氧 | (6±9)% | (2±5)% | (27±26)% | (10±3)% | (76±15)% | (36±16)% | (9±2)% |
| $KMnO_4$ | (7±5)% | (6±11)% | (19±30)% | (17±20)% | (13±5)% | (−15±45)% | (−2±1)% |
| 混凝-气浮/沉淀 | (25±10)% | (13±5)% | (20±13)% | (38±20)% | (26±26)% | (−9±37)% | (21±10)% |
| 过滤 | (6±9)% | (2±4)% | (−6±8)% | (30±39)% | (48±47)% | (7±49)% | (19±25)% |
| 主臭氧 | (12±10)% | (20±12)% | (33±18)% | (−65±42)% | (−267±104)% | (−29±67)% | (−16±44)% |
| 生物活性炭滤池 | (27±22)% | (15±11)% | (32±40)% | (55±21)% | (54±25)% | (41±24)% | (55±17)% |
| 颗粒活性炭滤池 | (46±17)% | (30±12)% | (36±5)% | (66±8)% | (−64±109)% | (−22±43)% | (9±20)% |
| 顺序氯化消毒 | (14±9)% | (17±3)% | (20±7)% | (−37±3)% | (−65±19)% | N.T. | N.T. |
| 游离氯消毒 | 7±16% | 20±5% | 26±21% | −152±25% | −85±20% | N.T. | N.T. |

注：* 去除率波动较大，主要原因是原水水质波动、有机物在石英砂和活性炭滤池中的积累等；

\*\* THMFP, trihalomethane formation potential，THMs 生成潜能；

\*\*\* HAAFP, haloacetic acid formation potential，HAAs 生成潜能。

举例来说，混凝-气浮工艺对耗氧量的平均去除率为 25%，砂滤和游离氯消毒对耗氧量的去除率为 6% 和 7%，所以常规工艺对耗氧量的去除率可以按照下式估算：

$$1-（1-25\%）×（1-6\%）×（1-7\%）=34.4\% \tag{7-7}$$

增加了臭氧-活性炭深度处理工艺之后，组合工艺对耗氧量的去除率可以达到：

$$1-（1-25\%）×（1-6\%）×（1-7\%）×（1-12\%）×（1-27\%）=57.9\% \tag{7-8}$$

当然，这个估算方法是假定各单元工艺的去除效果可以线性叠加。而实际水处理过程中，各构筑物的运行状态存在波动，特别是石英砂滤池和活性炭滤池，在一个过滤周期内存在有机物的积累现象。所以实际水处理工艺对有机物的去除效果要低一些。

如表 7-5 所示，常规工艺对 THMs 前体物的去除效果十分有限，对 HAAs 前体物的去除率为 36%；主臭氧由于剂量有限，不但不能去除这两种前体物，反而有 29% 和 16% 的增长；增加了生物活性炭滤池之后可以去除 41% 和 55% 的两种前体物。这样，组合工艺对 THMs、HAAs 前体物的总体去除率如下式。

THMs 前体物：$1-（1+9\%）×（1-7\%）×（1+29\%）×（1-41\%）=22.8\%$　(7-9)

HAAs 前体物：$1-（1-21\%）×（1-19\%）×（1+16\%）×（1-55\%）=66.6\%$　(7-10)

控制 DBPs 的最佳工艺无疑是预氧化（臭氧）＋常规＋深度（臭氧-活性炭）工艺，这是因为臭氧和活性炭工艺都能去除 DBPs 前体物，而且臭氧还能提高活性炭工艺的处理效果。其次的常规＋臭氧-活性炭工艺也体现了臭氧与活性炭组合在控制 DBPs 前体物时的优势。在常规工艺中单纯增加臭氧处理也能提高对副产物前体物的去除效果。

## 五、消毒副产物末端控制

广义的末端控制就是在 DBPs 生成之后，再通过某些物理、化学和生物途径或者手段而降低。比如，在自来水厂预氯化之后产生的 THMs 会在构筑物中因挥发而从水中去除；在供水管网中 HAAs 也会被管道微生物降解而降低。这部分和本节第一部分中（一）供水系统中的 DBPs 变化的内容相关。狭义的末端控制则是指在用户家中，通过使用净水器具、加热煮沸等方式进一步去除。本部分主要从去除技术方面讨论消毒副产物的末端控制。

**1. 活性炭吸附**

活性炭吸附是去除水中非极性和弱极性有机物的重要手段，不过其对 THMs、HAAs 这些中等和强极性有机物的吸附效果较为有限。林朋飞总结了粉末活性炭对典型 THMs 和 HAAs 的吸附去除效果，如表 7-6 所示。

表 7-6　主要消毒副产物的粉末活性炭吸附去除可行性测试

| 污染物种类 | 初始浓度（mg/L） | 吸附后浓度（mg/L） | 去除率（%） | 技术评价 |
| --- | --- | --- | --- | --- |
| 三氯甲烷 | 0.383 | 0.178 | 53.5 | 效果有限 |
| 二氯乙酸 | 0.333 | 0.211 | 36.6 | 不可行 |
| 三氯乙酸 | 0.59 | 0.49 | 16.9 | |

注：使用太原新华产 200 目粉末活性炭，吸附时间 120 min，投炭量 20 mg/L

（引自：林朋飞. 用于饮用水应急处理的有机物活性炭吸附预测模型研究 [D]. 北京：清华大学环境学院，2014.）

由上表可以计算得到，在吸附后平衡浓度为 0.178 mg/L 和 0.211 mg/L 时，活性炭对 THMs、二氯乙酸的吸附容量约为 0.01 mg/mg 活性炭和 0.006 mg/mg 活性炭；在吸附后平衡浓度为 0.5 mg/L 时，对三氯乙酸的吸附容量约为 0.005 mg/mg 活性炭。

刘文君此前测试过活性炭对二氯乙酸、三氯乙酸的吸附效果：在平衡浓度为 0.05 mg/L 时，活性炭对二氯乙酸、三氯乙酸的吸附容量分别为 0.003 mg/mg 活性炭和 0.001 mg/mg 活性炭。考虑到吸附容量随平衡浓度下降而下降，两组试验结果基本吻合。

**2. 曝气吹脱**

THMs 是挥发性有机物，因此可以用曝气吹脱的方法将其从水中去除。张弛前测试了曝气去除 THMs 的特性，如表 7-7 所示。需要强调的是，吹脱过程中污染物的浓度变化基本上是一个一级反应，因此吹脱去除率与污染物初始浓度无关，只与气水比有关。

从 4 种 THMs 的吹脱特性来看，三氯甲烷相对最容易吹脱，50% 去除只需要 5.9 个气水比。所以，如果某自来水厂的三氯甲烷浓度过高，可以考虑在清水池中设置曝气设备，可以有效降低其超标的风险。

**3. 生物降解**

在卤代 DBPs 中，HAAs 和三氯乙醛是可生物降解的，而 THMs 很难生物降解。其中，一卤代乙酸最容易生物降解，其次是二卤代乙酸，最后是三卤代乙酸。

唐顺等测试了 HAAs 被零价铁还原和生物活性炭联合处理的效果。零价铁还原可以将三氯乙酸部分还原为二氯乙酸和一氯乙酸；在空床接触时间为 10 min 的情况下，生物活性炭可以完全去除总摩尔浓度为 1.2 $\mu$mol/L 的三氯乙酸、二氯乙酸和一氯乙酸。

表 7-7　去除 THMs 至一定程度所需的气水比

| 有机物 | 初始浓度（$\mu$g/L） | 50％去除所需气水比 | 80％去除所需气水比 | 90％去除所需气水比 |
| --- | --- | --- | --- | --- |
| 三氯甲烷 | 500～800 | 5.9 | 15.0 | 22.0 |
| 一溴二氯甲烷 | 259 | 11.3 | 24.4 | 34.3 |
| 二溴一氯甲烷 | 536 | 62.1 | 154 | 233 |
| 三溴甲烷 | 490 | 34.7 | 80.5 | 115 |

注：上述数据由实验室模拟试验测得，采用纯水配水

（引自：张弛前. 水中卤代烃类挥发性有机物的应急吹脱技术研究 [D]. 北京：清华大学环境系，2009.）

**4. 加热煮沸**

加热或者煮沸氯消毒后的水会导致 DBPs 的种类和浓度发生变化，其主要作用机制包括挥发和化学反应两个方面。一些 THMs 会在氯化天然有机物的热解过程中产生；不过，在一个敞开环境中，THMs 的浓度变化主要受挥发作用的控制，当水沸腾时几乎所有的 THMs 都会被完全去除。不过，挥发对于 HAAs 的变化影响微乎其微。在加热氯化消毒水的过程中，生成和破坏 HAAs 的反应几乎同等重要。总体而言，HAAs 的热解反应在温度较高和多卤代乙酸的情况下占据主导地位，但是 HAAs 生成反应在温度较低和低卤代乙酸的情况下更为重要。大部分已知 DBPs 都是热稳定的，不过二氯丙烷和三氯乙醛则会在 65℃ 下由其他氯化副产物热解产生。

Zhang 等人研究表明，4 种 THMs 的热解次序为 $CHBrCl_2 > CHBr_2Cl > CHBr_3 > CHCl_3$，其水解大多是在偏碱性条件下进行。这一结果表明，将水煮沸有助于去除对人体健康影响更大的溴代 THMs。

**5. 反渗透/正渗透**

反渗透对很多有机物有较好的去除效果，不过对小分子量、不带电荷的 THMs 去除效果有限，对 HAAs 的去除率较高。Zeng 等人测试了美国多座使用深度处理工艺的再生水饮用水回用水厂，其结果表明反渗透可以将 HAAs、三氯乙醛、卤代酮、HAcAms 去除到检出限以下。反渗透对 HAcAms 的去除率大于 70％，对三卤甲烷（包括碘代三卤甲烷）的去除率约为 50％，但是对于分子量小的去除率较低，特别是三氯甲烷；对 HANs 的去除率约为 50％。

Kong 等人测试了正渗透对 9 种卤乙酸的去除效果，发现在使用 1 mol/L 的氯化钠溶液作为汲取液时，以活性层面向或背向待处理水样的全部卤乙酸去除率分别为大于 94.6％ 和 73.8％～89.1％。虽然正渗透膜和反渗透膜的材质不完全一致，但是其去除效果有相似性。

# 第三节　含氮消毒副产物

含氮消毒副产物（nitrogenous disinfection by-products，N-DBPs）由于具有比传统碳基消毒副产物（carbonaceous disinfection by-products，C-DBPs）更强的毒理学效应，近年来受到了研究人员的强烈关注。目前已发现检出率和毒性相对较高的 N-DBPs 包括亚硝胺、卤乙腈、卤代乙酰胺和卤代硝基甲烷等。通常将 N-DBPs 分为非卤代 N-DBPs（如 NDMA 等亚硝胺类消毒副产物）和卤代 N-DBPs（如带酰胺基的卤代乙酰胺、带硝基的卤代硝基甲烷和带氰基的卤乙腈）。由于不同 N-DBPs 之间的差别较大，

针对它们的研究报道也少有关联，因此本节将对 4 类 N-DBPs 分别展开论述。

## 一、亚硝胺

N-亚硝基化合物包括亚硝胺和亚硝酰胺，以前者为主，目前已经发现的有 300 多种。1956 年，Magee 和 Barnes 首次发现 N-二甲基亚硝胺（NDMA）具有致癌活性；随后的大量研究表明约 90％的 N-亚硝基化合物能诱发一些敏感试验动物的肿瘤。其中 NDMA 的 $10^{-6}$ 水平致癌风险浓度为 0.7 或 3 ng/L,仅为常见致癌物 THMs（20 $\mu$g/L）的 1/28 600～1/6 700。亚硝胺在烟草、食品中广泛存在，另外某些工业领域也有使用，在大气、水、土壤中也有检出。人体接触亚硝胺，包括外源性暴露和内源性暴露，可能是引起人类某些肿瘤发生的重要因素之一，是肿瘤流行病学和环境病因学的重要研究话题。

20 世纪末，研究人员发现亚硝胺也会在水处理消毒过程中产生，被确认是一类新兴消毒副产物。由于其普遍存在、毒性效应和致癌效应强、处理难度大，自发现以来，很快受到水处理领域的重点关注。

目前通常认为亚硝胺类消毒副产物有 9 种，其中最常见、浓度最高的是 N-二甲基亚硝胺（ND-MA），其次是 N-二乙基亚硝胺（NDEA），此外还包括 N-甲基乙基亚硝胺（NMEA）、N-二丙基亚硝胺（NDPA）、N-二丁基亚硝胺（NDBA）、N-吡咯烷亚硝胺（NPYR）、N-哌啶烷亚硝胺（NPIP）、N-吗啉亚硝胺（NMOR）、N-二苯基亚硝胺（NDPhA）。2014 年，加拿大阿尔伯塔大学李杏放课题组首次报道在水中发现了烟草类亚硝胺，并证实也是在消毒过程中生成的副产物，不过浓度要比上述 9 种低一个数量级以上。

### （一）生成特性

#### 1. 供水系统中的消毒副产物变化

已有监测表明，亚硝胺类副产物在美国、加拿大、欧洲、日本和中国的饮用水、污水和再生水中普遍存在，主要来自于含二级胺结构的前体物与氯胺的反应。最常见的 NDMA，其浓度水平从几微克/升到上千纳克/升不等，很多情况下远远超过其允许的致癌风险水平。目前欧美发达国家已经着手制定亚硝胺的饮用水标准，其浓度限值从 10～100 ng/L 不等。

我国由于水源地受污染情况较为普遍且严重，亚硝胺风险高，陈超等对我国 10 余个省会城市水源地和自来水进行了研究和测试，结果发现很多城市的自来水中 NDMA 浓度超过 10 ng/L，其前体物浓度更是高达数百 ng/L。梁闯等曾报道上海市使用黄浦江水源的某水厂，其管网水中 NDMA 的浓度达到 78 ng/L。而水源地缺乏保护的中小城市、乡镇和农村，则具有更大的饮水健康风险。

王成坤等对某大型水厂的常规工艺单元出水中进行了亚硝胺消毒副产物的检测，如图 7-8 所示。在出厂水中共检测到 NDMA、NMOR 和 NPYR 三种亚硝胺类消毒副产物。其中 NDMA 浓度为 12.4 ng/L，已经超过美国加州水质标准；另外两种亚硝胺的浓度为 2.3 ng/L 和 2.2 ng/L。沉淀池出水和滤池出水中亚硝胺消毒副产物的生成应该是水厂进行预氯化时所产生的。当原水具有一定的氨氮浓度时，即使采用自由氯进行折点氯化，也会由于折点反应不均匀不彻底，有一氯胺、二氯胺短暂存在，也会造成亚硝胺类消毒副产物的大量生成。

#### 2. 主要影响因素

消毒剂的种类及投加顺序对亚硝胺生成的影响很大。氯胺消毒比自由氯、二氧化氯消毒生成更多的 NDMA，因为在一定的 pH 值条件下，一氯胺经过偏二甲肼（UDMH）路径比 N-亚硝化路径更有利于 NDMA 生成。且氯和氨的投加顺序对生成 NDMA 量有很大影响，先加氨或者同时加氨和氯生成的

NDMA 浓度较高，而先加自由氯后再加胺，生成的 NDMA 浓度大大减少。

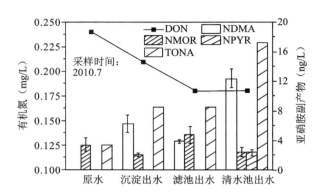

**图 7-8　原水和常规水厂各单元出水中有机氮和亚硝胺消毒副产物的浓度**

注：DON (dissolved organic nitrogen) ——溶解性有机氮、TONA (total nitrosamines) ——亚硝胺总量

（引自：王成坤. 饮用水中亚硝胺消毒副产物的分布、生成与控制技术研究 [D]. 北京：清华大学环境学院，2012.）

氯胺消毒接触时间较长的水厂（如 12～18 h）比接触时间较短的水厂生成的 NDMA 量更高。在氯胺消毒的管网中 NDMA 量沿着管网不断增加。消毒时间会影响亚硝胺生成的原因在于：一方面由于不同前体物与消毒剂的反应速率不同；另一方面随着消毒剂浓度的变化，同一种前体物与之反应速率也会变化，因而接触时间会影响亚硝胺前体物的生成。此外，氯胺的氧化性较弱，所以亚硝胺生成量随时间延长而逐渐增大。

消毒剂氯胺的投加量会影响亚硝胺前体物的反应程度，从而影响其生成量。一般随着氯胺的投加量增加，亚硝胺生成量也会逐渐增加，但氯胺投加量增加到一定值，就不再增加。消毒剂低投加量时，水中其他有机物会起竞争作用，从而降低消毒副产物的生成。

pH 值也会影响亚硝胺生成，其可能原因包括：一是 pH 值会影响氯胺中一氯胺、二氯胺、三氯胺的比例。二是 pH 值会影响亚硝胺前体物的性质，主要是质子化程度、解离程度。pH 值升高，水中氧化还原电位下降，从而改变前体物与消毒剂的反应活性。三是 pH 值可能会影响副产物的稳定性。

另外，前体物种类、来源、含量和其他物质（如氨氮、有机物）的存在都会对亚硝胺的生成产生影响。详见本节第（四）部分。

### （二）生成机制

亚硝胺消毒副产物在饮用水系统中的生成机理较为复杂。根据目前的研究结果，其反应途径主要有亚硝化途径、UDMH 途径和氯化 UDMH（Cl-UDMH）途径。

#### 1. 亚硝化途径

亚硝化反应主要发生在偏酸性的环境条件下，是含氮有机物氮原子上的基团被亚硝基（$-N=O$）取代的反应过程，是食品中亚硝胺生成的主要途径。提供亚硝基团的物质被称为亚硝化试剂，主要为亚硝酸盐。被活化的有机氮基团主要为一些胺类化合物，如二级胺、三级胺等，反应生成二甲胺（DMA），二甲胺在经过亚硝化后产生 NDMA。反应途径如式 7-11 和式 7-12 所示。此过程被认为是腌制蔬菜、鱼肉类时亚硝酸盐生成 NDMA 的主要机理，同时也是实验室合成 NDMA 的主要途径。

$$2HNO_2 \leftrightarrow N_2O_3 + H_2O \tag{7-11}$$

$$R_2NH + N_2O_3 \leftrightarrow R_2N \cdot N=O + HNO_2 \tag{7-12}$$

但水体中 NDMA 的生成不能简单地归因于亚硝酸盐的存在。经实验验证，在天然水体条件下（pH 值＝7），100 $\mu$M 亚硝酸盐与 100 $\mu$M 二甲胺反应 10h 后仅生成小于 $10^{-12}$ ng/L 的 NDMA。由此可见，亚硝化在中性条件下反应速度较慢，所以其并不是水体及水处理构筑物中 NDMA 的主要生成途径。然而在消毒工艺中，自由氯能够在一定程度上催化促进亚硝化途径，从而产生亚硝胺，反应途径如图 7-9 所示。

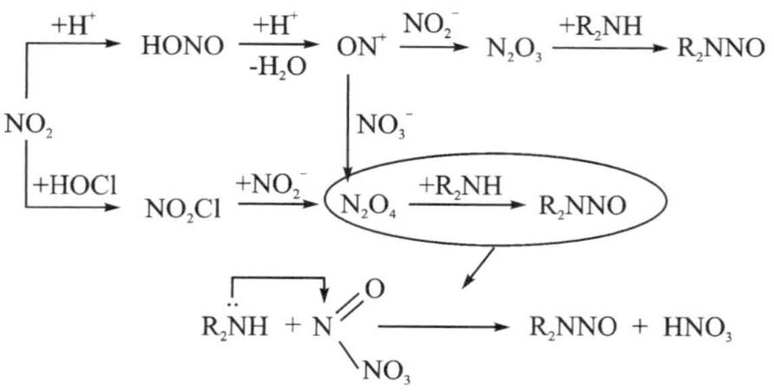

**图 7-9　自由氯催化产生 NDMA 途径**
（根据 Choi and Valentine，2003 的报道绘制）

**2. 偏二甲肼途径**

饮用水中产生的亚硝胺消毒副产物主要来源于 UDMH 途径。二甲胺可与一氯胺反应生成 UDMH，该中间产物可被进一步快速氧化生成 NDMA。通过该途径生成 NDMA 的速度较慢，是两步反应，其中第一步为限速反应，如图 7-10 所示。

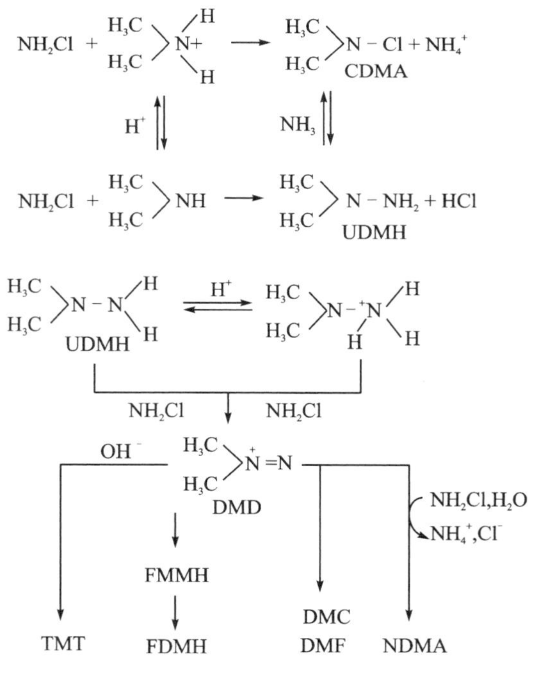

**图 7-10　产生 NDMA 的偏二甲肼途径**
（根据 Mitch and Sedlak，2002；Sharma，2012 的报道绘制）

此途径适用于中性或偏碱性的水体环境。一氯胺和 UDMH 反应的生成物有很多，如二甲基氰胺（DMC）、二甲基甲酰胺（DMF）及 NDMA 等，NDMA 产量一般少于生成物总量的 5％。该机理可解释采用游离氯消毒高含氮水时，以及采用一氯胺消毒时较高的 NDMA 产量。当水体中不存在氨氮时，采用一氯胺为消毒剂比采用游离氯的 NDMA 产量要高出一个数量级。这是因为游离氯很快与 DMA 反应生成较稳定的氯化二甲胺（CDMA）（$k=6.1\times10^7 M^{-1}s^{-1}$），无机氯胺和 CDMA 均为亲电物质且较为稳定，减缓了生成 NDMA 的速度。

但根据 UDMH 生成 NDMA 的反应速率常数，UDMH 的平衡浓度与 NDMA 的实际生成量不相符合，因此消毒过程中存在比 UDMH 更主要的 NDMA 产生途径。Schreiber 和 Mitch（2006）研究进一步给出了 DMA 与氯胺反应产生 NDMA 的另一种更高效的途径，即 Cl-UDMH 途径。相对于 UDMH 来说，Cl-UDMH 的生成要快 3 个数量级，且在该反应中，溶解氧的含量和氯胺的种类起到了较为重要的影响，Cl-UDMH 中较弱的非极性 N-Cl 键使得其更易被水中的溶解氧氧化成为 NDMA。该反应在一氯胺占氯胺主要成分的中性水体中也能进行。

二氯胺生成 NDMA 的能力强于一氯胺，当 pH 值为 6.9 时，虽然二氯胺占总氯的 7%～17%，但其生成的 NDMA 量比一氯胺生成的 NDMA 量多 1～2 个数量级，此反应对 pH 值有更强的依赖性。所以在实际的水体构筑物中，通过二氯胺和二级胺生成 NDMA 可能是一条主要的生成途径。

**3. 臭氧氧化途径**

臭氧氧化二甲胺会产生较低浓度的 NDMA，并且随着 pH 值上升，NDMA 产率会增加，其可能的途径如图 7-11 所示。一些联氨化合物如偏二甲肼、氨基脲等和磺酰胺类能够在臭氧作用下产生更多的 NDMA，其摩尔产率可达到 50% 以上。

$$H_3C \rangle NH_2 \rightarrow H_3C \rangle N-OH \xrightarrow{(OH^-, HO_2^-, O_2)} H_3C \rangle N-OH \xrightarrow{(OH^-, HO_2^-, O_2)} H \rangle N-OH$$

$$H_3C \rangle N-NH_2 \xrightarrow{O_3} H_3C \rangle N-NO \ (NDMA)$$

图 7-11　臭氧氧化二甲胺产生 NDMA 的途径

### （三）消毒工艺改进

优化消毒工艺可以有效地控制亚硝胺等消毒副产物的生成。在消毒工艺中控制二氯胺的生成能够有效降低饮用水中亚硝胺的生成。大量研究表明，氯胺消毒工艺对亚硝胺生成的贡献水平最高，游离氯产生的亚硝胺浓度低得多。因此，顺序投加自由氯和氨的消毒方式比同时投加方式产生的 NDMA 有显著下降。

然而亚硝胺等消毒副产物的生成机制较为复杂，且不同水源地水质的亚硝胺前体物来源不同，使用顺序氯化消毒工艺来控制亚硝胺的效果可能也有变化。李士翔等测试了 3 种消毒工艺（游离氯消毒、氯胺消毒、短时游离氯后传氯胺的顺序氯化消毒工艺）与 4 种 NDMA 前体物（二甲胺、杀虫脒、绿麦隆、抗蚜威）的反应特性，发现与氯胺消毒相比，顺序氯化可以有效降低二甲胺、杀虫脒等前体物在氯胺消毒过程中的 NDMA 生成量，但是可能与绿麦隆、抗蚜威反应生成更多的 NDMA。

总之，若单纯以控制亚硝胺为目的来优化消毒方式，可能会引起其他消毒副产物浓度的上升。由于消毒工艺必须兼顾微生物灭活、THMs 等受控副产物和亚硝胺等非受控副产物控制、管网剩余消毒剂保护的诸多要求，仅使用游离氯、氯胺或二氧化氯消毒不能满足这些要求。因此，仅通过优化消毒工艺来实现亚硝胺等消毒副产物控制有些捉襟见肘，必须与其前体物控制等措施结合起来。

### （四）前体物控制

#### 1. 前体物评价指标

研究人员将亚硝胺 FP 测试用于间接表征水中亚硝胺前体物的总量。

亚硝胺 FP 测试方法在 2003 年由 Mitch 建立。该方法的原理是通过过量投加消毒剂，使样品中的亚硝胺前体物被缓慢氧化成亚硝胺直至反应达到平衡。具体测试步骤如下：实验前先使用磷酸二氢钾和磷酸氢二钾配制缓冲溶液，使用硫酸铵和次氯酸钠配制高浓度的一氯胺水溶液待用，其中 NaClO 和 $NH_2Cl$ 浓度使用余氯仪测试。样品经 $0.45~\mu m$ 滤膜真空抽滤后加入一定浓度的 $KH_2PO_4$ 和 $K_2HPO_4$ 缓冲溶液，将 pH 值控制在 $8.0 \pm 0.1$，加入 $NH_2Cl$ 溶液进行消毒，$NH_2Cl$ 浓度控制为 40 mg/L，反应条件为室温避光。反应 3d 后，在水样中加入硫代硫酸钠终止 $NH_2Cl$ 消毒，后测试样品中生成的亚硝胺浓度。

#### 2. 前体物解析方法

（1）树脂分离法。该方法能够将有机物按照其在树脂上的吸附行为进行分离，然后可以分别测试每一种组分的特性。Chen 和 Valentine 发现美国 IOWA 河水中单位质量的亲水性有机物的 NDMA 生成潜能要高于疏水性有机物，同时碱性组分强于酸性组分。王成坤等发现国内某水源水中亲水性、偏亲水性和疏水性有机物的 NDMA 生成潜能大概分别为 27 ng/mg C、24 ng/mg C 和 16 ng/mg C。

但是树脂富集法也存在很大的缺陷。首先，该方法需要纯化树脂、人工装柱、富集几十升水，然后洗脱，操作复杂，劳动强度大，耗时长，一个水样需要 2～4 d。其次，该方法对有机物的回收率较低，误差很大，而且因需要大体积采样，操作时间长，很难进行平行试验，不能获得有统计学意义的误差分析结果。此外，该方法先加酸调节 pH 值小于 2，使水中有机物的羧酸根等极性基团会转化为不离解的状态，从而变成所谓的疏水性有机酸，并不能真实反映有机物的自然存在状态，因此也很难直接指导水处理工艺。

（2）快速极性分析法。美国加州大学洛杉矶分校的 Rosario-Ortiz 等人开发了用于解析水中有机物的一种新方法——快速极性分析法（polarity rapid assessment method，PRAM）。如图 7-12 所示。该方法通过比较吸附前后水中有机物浓度（以 $UV_{254}$ 或 DOC 计）的变化，获得吸附在不同种类固相萃取小柱上的有机物量，可定量描述水中天然有机物的极性分布特性。其中用不同碳链长度的饱和烷烃吸附剂，如 C18、C8、C2 来吸附非极性有机物；用具有不同官能团的极性吸附剂，如二醇基（Diol）、氰基（CN）、硅胶（Silica）来吸附极性有机物；用不同的离子交换树脂，如强阴离子交换树脂（SAX，季铵盐型）、弱阴离子交换树脂（$NH_2$，伯胺型）来结合水中带负电的天然有机物。PRAM 方法可以用于分析水中有机物的极性分布状态，也可以用于描述水处理工艺过程中有机物的极性变化。

与目前最为常用的树脂富集法相比，PRAM 方法具有很大优势。首先，该方法一般只需要 200 mL 的水样，测试可以在 2 h 内完成，固相萃取小柱的清洗也比较简单，劳动强度小，成本低。其次，固相萃取小柱是标准化产品，吸附性能重现性好，在操作过程中可以运行多个平行样，误差一般在 10% 以内，因而比树脂法更有信服力。另外，该方法省略了树脂富集法的加酸调 pH 值的前处理步骤，避免了天然有机物在不同 pH 值条件下的极性和结构变化，因而可以准确获得有机物在自然环境中的存在状态。

陈超等尝试将 PRAM 方法用于亚硝胺前体物的解析。通过优选多种固相萃取小柱，使用强阳离子交换树脂小柱（SCX）和非极性十八烷（C18）小柱，可以将有机物按照是否带正电、是否极性分成多个组分。结果表明，水源水和污水中的亚硝胺前体物普遍具有正电性和非极性的通用结构特征（既可被 SCX 富集，也可被 C18 富集，如图 7-13 所示）。该基本结构的提出为亚硝胺前体物在水环境中的分布特性研究和控制技术开发提供了新思路。

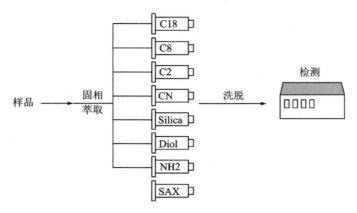

图 7-12　极性快速分析法原理图

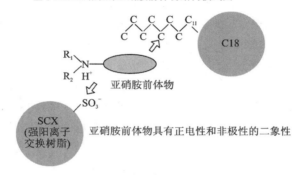

基于PRAM结果的亚硝胺前体物结构模式图

图 7-13　亚硝胺前体物模式结构图

（图片来源：Chen et al.，Water Research，2014，57：115-126.）

该方法与传统的树脂富集洗脱法相比，所需水样量大幅降低，预处理和操作更为简便，信息更为全面准确，并可提供可信的误差分析结果。

（3）分子量分级法。根据相对分子量的大小对有机物进行分级的方法有超滤膜法、凝胶排斥色谱法等。对上述方法的介绍详见第二节第四部分"前体物控制"。

Mantas 等对天然有机物中的物质按分子量不同进行生成潜能测定，结果表明分子量<1 000 Da 的物质生成潜能占 67%。王成坤等研究了中国滦河与黄河水中有机物的分子量分布与亚硝胺生成潜能的相关性，得到了类似的结论。这说明天然水中亚硝胺前体物主要为一些小分子的物质。

不过陈超等测试了美国加州某污水处理厂二级出水和三级出水中的亚硝胺前体物的分子量分布，发现二级出水中的亚硝胺前体物以分子量大于 10 kDa 的有机物为主，三级出水中的亚硝胺前体物以分子量小于 1 000 Da 的有机物为主。

**3. 前体物主要来源**

目前研究人员已经识别出数十种 NDMA 的前体物，可以分为如下几类。

（1）含胺基化合物。主要包括初级胺（主要是二烷基胺、三级胺和季铵类）、含胺基的水处理药剂（主要是聚胺类高分子絮凝剂、季铵类阴离子交换树脂）、药品和个人护理品（PPCPs，如雷尼替丁、尼扎替丁、氯苯那敏等）、表面活性剂（如苯扎氯铵）、农药（如二甲基磺胺、杀虫脒、绿麦隆、福美锌等)、染料等。有些含胺基化合物与臭氧、氯等反应后会转化成亚硝胺前体物。

(2) 生活污水。生活污水中往往含有浓度大于 1 000 ng/L 的 NDMA 生成潜能 (formation potential),可能是来自于其中的含氮有机物。事实上,人排泄的粪便、尿液中都含有微量的 NDMA 等亚硝胺及其前体物。陈超课题组发现,受黑臭河道泄洪影响,某水源地中亚硝胺生成潜能会从 20 ng/L 增加到 300 ng/L 以上。Mitch 教授发现,美国生活污水中很多 NDMA 前体物来自于洗衣废水,特别是其中的染料贡献很大。

(3) 部分工业废水。生产、使用前面提到的含胺基化合物的工业行业都会排放富含亚硝胺前体物的废水,特别是化工、制药、农药、造纸、制革、印染等行业。Wang 等人发现处理工业废水为主的污水厂的原水、出水中均含有数千纳克/升的 NDMA 等亚硝胺前体物(以生成潜能计)。

(4) 污水厂出水。污水厂出水中含有一些未降解含氮有机物,对亚硝胺前体物有较大贡献。Mitch 等人报道美国南加州某污水厂初级出水中的 NDMA 生成潜能浓度高达 5 780 ng/L,二级出水中为 2 780 ng/L。在对污水厂处理出水进行氯消毒处理时,由于脱氮不够彻底,投加的游离氯基本上会以氯胺形式存在,会与出水中的前体物反应生成很高浓度的亚硝胺,对下游的水源地安全构成严重威胁。陈超等曾在美国加州某污水处理厂的二级、三级出水中分别检出了 1 000 ng/L 和 300 ng/L 的 NDMA 生成潜能。

(5) 天然有机物。对富含天然有机物(包括腐殖质、藻类等)的水源水进行氯胺消毒时也会生成 NDMA 等亚硝胺。Chen 和 Valentine 报道称美国 IOWA 河水的 DOC 含量为 3.4 mg/L,NDMA 生成潜能为 112 ng/L。Li 等人报道称太湖水中微囊藻的胞外和胞内有机物的 NDMA 生成潜能分别为 9.6 ng/mg 和 18.9 ng/mg C,发生水华时前体物浓度也有较大升高。

在上述前体物清单中,含胺基化合物的分子结构明确,研究较多,但是根据其生成亚硝胺的产率系数和环境浓度,仅能解释水中不到 30% 的亚硝胺前体物总量(用亚硝胺生成潜能测试来衡量)。因此,大部分前体物可能来自生活污水、工业废水、污水厂出水有机物、天然有机物等复杂污染体系。这些复杂污染体系中富含有机氮(浓度为 1～10 mg/L),也是人工和自然环境下氮循环的重要组成部分,其成分和迁移转化过程十分复杂,将其按照一定的性质进行细分,然后分别对每个组分进行研究的解析方法,就成了研究有机物,特别是消毒副产物的重要手段。

**4. 控制前体物的工艺**

在饮用水厂中,常规工艺对亚硝胺前体物的去除有限,深度处理工艺对亚硝胺前体物有一定程度的去除,以臭氧活性炭为代表的深度处理工艺能够更好地去除亚硝胺前体物。

(1) 预氧化。游离氯、臭氧、过氧化氢、高锰酸钾等氧化剂在预氧化处理时均能减少后续氯胺消毒时 NDMA 生成量,其中臭氧作用更显著。然而,通过增加预氯化来控制亚硝胺的形成会带来其他常规和非常规消毒副产物增加的问题,如 THMs、HAAs、溴酸盐等。臭氧氧化对 NDMA 前体物的去除生成和控制存在几个方面的作用。第一,臭氧氧化了 NDMA 前体物,减少了后续氯胺消毒饮用水时最终出水中 NDMA 的产率。第二,臭氧会与一些 NDMA 前体物反应生成 NDMA,例如二甲胺或 poly-DADMAC 或一些特定的微污染物。第三,臭氧会与已生成的 NDMA 反应,减少 NDMA 量。所以臭氧对减少 NDMA 生成潜能取决于臭氧投加量和前体物的性质,是以上 3 种机理的总和。因而,要用臭氧来去除特定水源中亚硝胺前体物时,应用之前须做中试或小试预实验。

(2) 常规工艺。常规工艺对有机物和亚硝胺等副产物去除很有限。因为传统工艺优先去除疏水性和 MW>1 kDa 的 DOM,而亲水性和小分子量 DOM 具有更高的亚硝胺生成潜能。此外,使用 poly-DADMAC 做絮凝剂的常规工艺亚硝胺前体物非但不减少,反而增加。

(3) 活性炭吸附。活性炭吸附一般被认为是去除亚硝胺前体物的理想工艺。不过其吸附效果受到活性炭性质、使用寿命和微生物活动的影响。物理吸附和生物降解都是生物活性炭去除亚硝胺前体物的重要机制，两者贡献率随运行时间而此消彼长。不过目前对于生物活性炭工艺去除亚硝胺前体物的机理尚未进行深入研究。

（4）臭氧活性炭。以臭氧活性炭为代表的给水深度处理工艺能够较好地去除亚硝胺前体物。臭氧-活性炭深度处理工艺的一系列氧化、吸附、生物降解作用能够有效去除水中亲水性较强、分子量较小的有机物。采用预臭氧、机械混凝、斜管沉淀、砂滤和臭氧-活性炭的工艺路线对亚硝胺前体物的总去除率可达到90%以上。

廖晓斌等人采用前文提到的快速极性分析法，研究了臭氧-活性炭去除亚硝胺前体物的机理，发现活性炭能够吸附亚硝胺前体物的非极性基团，微生物降解能够有效截留亚硝胺前体物中二烷基胺等带电基团，为解释臭氧活性炭去除亚硝胺前体物提供了理论基础。

### （五）末端控制

亚硝胺的末端去除适用范围为清水池出水至用户龙头之间。目前，末端控制工艺应用较少，现有该类技术主要包括反渗透、吸附法和光催化分解（紫外光解）等。

#### 1. 反渗透

NDMA等亚硝胺由于分子量较小，极性强，在水中的溶解度很高，很难被反渗透截留。Fujioka等人研究表明，一般一级反渗透工艺对NDMA的截留率也仅有25%，两级反渗透的去除率为49%，因此使用反渗透去除亚硝胺的效率较低，成分太高。

#### 2. 吸附法

亚硝胺存在电负性较强的亚硝基基团，具有较强亲水性，如NDMA的辛醇/水分配系数为-0.57，故难以被土壤、活性炭或其他疏水性吸附剂去除。Fleming等研究表明煤质活性炭对NDMA的吸附效果不佳，但是椰壳活性炭或碳基树脂对NDMA的吸附效果要好一些。

#### 3. 紫外光解

紫外辐射可以有效去除水中的NDMA。NDMA能够强烈地吸收波长在$225\sim250nm$的紫外光，通过$\pi$电子转移实现了N-N的断裂，最终在水解作用下生成硝酸和二甲胺。但是，使用紫外光有效降解NDMA所需的紫外光剂量一般要达到$500\sim1\,000\ mJ/cm^2$，比灭活细菌所需的常规剂量（$40\ mJ/cm^2$）要高出一个数量级，因此使用紫外光对NDMA进行处理的成本较高。

综上，末端亚硝胺去除技术的经济成本较高，技术难度较大，因此尚未成为自来水厂控制亚硝胺类消毒副产物的主要方法。

## 二、卤乙腈

### （一）生成特性

#### 1. 供水系统中的消毒副产物变化

自来水厂中经消毒产生的卤乙腈（haloacetonitriles，HANs）主要有10种：一氯乙腈（MCAN）、二氯乙腈（DCAN）、三氯乙腈（TCAN）、一溴乙腈（MBAN）、一碘乙腈（MIAN）、一溴二氯乙腈（BDCAN）、二溴一氯乙腈（DBCAN）、二溴乙腈（DBAN）、溴氯乙腈（BCAN）和三溴乙腈（TBAN）。其中，二氯乙腈是消毒过程中检出浓度最高的物质，其次分别为溴氯乙腈和二溴乙腈。

世界上各个国家和地区的饮用水中均检出了一定浓度的HANs，其浓度范围主要在数百纳克/升至几十微克/升之间。Krasner等提出，饮用水中HANs含量约为THMs的10%。我国重点城市饮用水中的HANs含量最高可达$39.2\ \mu g/L$，中位值在$1.1\ \mu g/L$。

高乃云等调研了以黄浦江为水源地的某自来水厂不同工艺段（沉淀池、砂滤池和清水池）出水 HANs 随季节变化的生成情况，调研对象包括二氯乙腈、溴氯乙腈和二溴乙腈三种 HANs。由于该水厂采用预氯化工艺，因此在各工艺段对 3 种消毒副产物均有一定检出。经过沉淀和过滤，二氯乙腈和溴氯乙腈均有一定程度的去除，但是二溴乙腈的去除效果不明显。从季节来看，夏季和初秋的 3 种 HANs 含量显著升高，这可能与该季节段黄浦江原水具有较高浓度前体物有关。此外，受季节性咸潮影响，黄浦江原水中氯离子、溴离子等浓度升高，对 HANs 的生成起到显著促进作用。

关于供水管网系统中 HANs 的研究较少。有研究表明，HANs 的氰基在羟基自由基、次氯酸、水解等多种作用下被逐渐打开，进而转变为 HAcAms、二氯乙酸等物质。随着消毒时间的延长，HANs 浓度会逐渐升高至峰值，随后缓慢下降，这种变化规律在氯消毒过程的研究中有较多报道。因此可以推测，HANs 在长距离供水管网中也可能存在相同的趋势。

**2. 影响因素**

HANs 在消毒过程中受到多种因素影响，其中较为关键的因素主要包括 pH 值、消毒剂浓度、消毒接触时间、消毒剂种类等。

（1）pH 值。pH 值大小通常会显著影响消毒副产物的产量，这是因为 pH 值的大小决定了水中游离氯形态分布。在偏酸性水环境中，游离氯主要以分子形态（HOCl）存在。HOCl 具有较强的亲电性，倾向于取代氨基酸等 HANs 前体物上的氢原子，从而形成氯代羧酸，进而产生 HANs。在偏碱性水环境中，游离氯主要以离子形态（OCl⁻）存在。OCl⁻ 氧化性较强，易使部分 HANs 前体物转变成 THMs。有研究表明，在藻细胞的氯消毒及天然有机物的氯胺消毒过程中，二氯乙腈在 pH 值为 6~7 时产量达到最大。因此如二氯乙腈、三氯乙腈等生成量随着 pH 值的增加将会减少。其次，pH 值的大小对于 HANs 的稳定性也有限制影响，酸性条件有利于提高 HANs 的稳定性，但是在碱性条件下 HANs 容易水解成 HAcAms 或 HAAs 等产物。

（2）消毒剂浓度。消毒剂浓度大小直接影响消毒副产物的产量。通常而言，消毒剂与消毒副产物呈正相关。如在模式氨基酸的消毒过程中，随着加氯量的升高，二氯乙腈生成量也相应提高。但是也有研究表明，已生成的 HANs 在水中易受羟基自由基、次氯酸、次氯酸根等影响，逐渐被取代、水解，从而使其浓度下降。

（3）消毒接触时间。HANs 前体物在与消毒剂接触初期，HANs 能够逐渐生成直至最大浓度。但是在供水管网中，随着接触时间的增加，HANs 可能会随水解、氯化等反应的影响，使生成量逐渐小于衰减量，进而使总体浓度呈现下降趋势。如对高藻水进行氯消毒过程中，随着消毒接触时间的延长，二氯乙腈和三氯乙腈浓度出现先增高、后降低的趋势。

（4）消毒剂种类。我国目前采用的消毒剂种类主要为自由氯和化合氯消毒。自由氯消毒主要采用液氯、次氯酸钠等药剂。化合氯是指在长距离输水时，为了保证管网末梢有足够余氯量，在水厂处置环节人为投加氯化铵，使自由氯与氨结合而保持稳定性的氯投加方式。

关于自由氯和化合氯对 HANs 生成量的影响，不同研究者得出的结论有所不同。Lee 等发现，使用氯胺对地表水进行消毒时，二氯乙腈生成量比使用氯消毒时高 5 倍。Dotson 等发现，在投加量较低和消毒接触时间较长的情况下，氯胺相比氯消毒产生的二氯乙腈更低。天然有机物和饮用水在投加量和消毒接触时间相同的条件下，氯胺消毒产生二氯乙腈的浓度低于氯消毒。

关于自由氯和化合氯对 HANs 生成量的研究，之所以有不同的结论，主要时因为化合氯的衰减速率低于自由氯，导致在相同的投加量和消毒接触时间下，产生不同的暴露浓度 CT 值（衰减浓度 C 与消毒接触时间 T 的乘积），使得不同消毒方式难以在同一条件下比较。因此，关于消毒方式对 HANs 的影响，需要综合各种条件进行综合比较。

**3. 预测模型**

关于 HANs 生成的预测模型，目前相关研究较少，尚未达到准确预测 HANs 的程度。同济大学高乃云等研究了上海某采用预氯化水厂中 HANs 的生成特性，发现沉淀出水、过滤出水和出厂水的含氮有机物（dissolved organic nitrogen，DON）浓度与二氯乙腈（DCAN）的生成量存在以下关系。

沉淀出水：$C_{DCAN}$（μg/L）$=28.57 \times C_{DON}$（mg/L）$-0.71$（$R^2=0.893$）

过滤出水：$C_{DCAN}$（μg/L）$=26.32 \times C_{DON}$（mg/L）$-2.95$（$R^2=0.892$）

出厂水：$C_{DCAN}$（μg/L）$=18.20 \times C_{DON}$（mg/L）$-1.51$（$R^2=0.756$）

对于溴代乙腈，含氮有机物与其相关性较弱，但与水中溴离子浓度有一定相关性。

### （二）生成机理

HANs 在饮用水消毒工艺中被发现的生成途径主要为"醛类途径"和"脱羧途径"。研究人员一般以氨基酸作为研究 HANs 生成的主要对象。氨基酸［R-CH（COOH）-NH$_2$］中的氨基在氯胺或次氯酸钠的作用下，能够生成一氯代有机氯胺［R-CH（COOH）-NHCl］和二氯代有机氯胺［R-CH（COOH）-NCl$_2$］。

"醛类途径"是指一氯代有机氯胺［R-CH（COOH）-NHCl］能通过消去 HCl 和 H$_2$O 产生 R-CH=NH，进一步被水解后产生 R-CHO，其醛基与 NH$_2$Cl 加成后产生 HANs（R-C≡N）。"脱羧途径"是指二氯代有机氯胺［R-CH（COOH）-NCl$_2$］消去 HCl 和 CO$_2$ 后直接产生 HANs，进一步可经 Cl 取代和水解过程产生二氯乙腈和三氯乙腈。

以氯乙腈的前体物天冬氨酸（Asp）为例，其在氯胺或次氯酸钠的作用下，其 α 位上氨基的氢原子被氯原子取代，产生一氯胺基丁二酸和二氯胺基丁二酸。二氯胺基丁二酸胺经过脱去 HCl 和 CO$_2$ 后产生氰基乙酸（COOH-CH$_2$-CN），进一步被氯原子取代和水解后形成二氯乙腈。该过程为"脱羧途径"，产生 HANs 中的氮原子来源于前体物天冬氨酸。在此过程中，由于中间产物腈基和羧基的存在，使亚甲基电子云密度降低，促进了亚甲基的氯化过程。一氯胺基丁二酸脱去 HCl 和 CO$_2$ 形成 COO-CH=NH，经水解后产生甲酰乙酸，甲酰乙酸上的醛基收到氯胺的孤电子对攻击后，进行加合反应形成氯化氨甲醇基团，随后脱去 HCl 和 CO$_2$ 产生氰基乙酸，该过程称为"醛类途径"，随后的反应过程与"脱羧途径"相同，产生 HANs 中的氮原子来源于氯胺。

### （三）消毒工艺改进

采用预氧化工艺是减少 HANs 生成量的有效途径。预氧化工艺指利用臭氧、过氧化氢等能够直接攻击含氮有机物，从而从根本上破坏前体物结构，减少前体物总量。Boucherit 针对不同疏水性前体物、溴浓度和腐殖质等原水，采用臭氧预氧化-氯消毒、臭氧或过氧化氢预氧化-氯消毒、臭氧预氧化-氯胺消毒和臭氧或过氧化氢预氧化-氯胺消毒四种消毒方式进行对比发现，采用臭氧或过氧化氢预氧化-氯消毒工艺时，进行预氧化能够显著减少后续氯消毒过程中 HANs 的产量，但同时会提高水合氯醛、三氯硝基甲烷和卤代酮的产量。当采用氯胺作为臭氧或过氧化氢预氧化后的消毒剂时，HANs 产量在下降的同时上述 3 种消毒副产物也不会明显上升。

### （四）前体物控制

**1. 前体物主要成分**

HANs 的前体物主要包括氨基酸、嘌呤、嘧啶、含氮杂环核酸和带氨基的腐殖酸等含氮有机物及部分非含氮有机物，其中游离性氨基酸和结合性氨基酸被认为是 HANs 最重要的前体物。不同氨基酸经消毒后产生 HANs 的含量有较大区别。非含氮有机物如乙醛在氯胺消毒过程中也能明显释放二氯乙腈等 HANs。

王超等测试了 20 种常见氨基酸的 HANs 生成潜能，发现天冬氨酸、天冬酰胺和谷氨酸在消毒过程中具有较大的二氯乙腈生成潜能，其转化率为 6%～9%，但甘氨酸、丙氨酸和半胱氨酸等消毒后未检测到二氯乙腈的生成。

藻类有机物也是 HANs 的重要前体物，其主要由蛋白质和碳水化合物组成。根据其结构不同可以分为胺类结构（氨基酸和脂肪胺）和酰胺结构（肽链）。方晶云等对蓝藻细胞和藻类有机物进行消毒时发现，生成的二氯乙腈和三氯乙腈分别占总有机卤素的 2.53% 和 0.05%。

通过亲疏水性与酸碱性对实际水体中的 HANs 前体物进行区分可以发现，HANs 前体物主要分布在亲水碱性和胶体组分中。不同来源的水样，其各组分的 HANs 生成能力各不相同。

**2. 控制前体物的水处理工艺**

通过前体物控制手段可有效减少进入消毒环节的 HANs 前体物总量，主要手段包括强化常规处理工艺和臭氧-活性炭滤池工艺。

对于市政供水常规处理工艺而言，混凝、沉淀或过滤等常规处理方式对该类物质具有一定去除能力。楚文海等人在无锡某水厂开展的中试数据表明，二氯乙腈前体物经过混凝、沉淀和过滤的去除率分别约为 40%、50% 和 58%。进一步研究对混凝-斜板沉淀-过滤与混凝-溶气气浮-过滤两种工艺对二氯乙腈前体物的去除进行对比，后者出水二氯乙腈浓度为 4.7 μg/L，明显优于前者 6.3 μg/L。因此可以认为，常规处理工艺对于 HANs 前体物具有一定去除能力，针对性地强化常规处理工艺能够一定程度上提高去除能力。通过强化工艺还能在一定程度上应对藻类暴发或工农业污染物排放等突发情况带来的含氮有机物。

臭氧-活性炭工艺中的臭氧阶段与臭氧预氧化作用机理相近。含氮有机物在短时间的臭氧接触过程中，被氧化为小分子有机物，进而在活性炭滤池中的吸附和生物降解过程中被去除。数据表明，臭氧活性炭工艺能将二氯乙腈的去除率从常规工艺的 60% 提升至 80% 左右。

**（五）末端控制**

HANs 分子量较小，且具有一定极性，传统的超滤、纳滤、活性炭等技术是否能有效进行末端控制需要进一步研究。目前文献报道的 HANs 末端控制技术主要有介孔硅吸附，水解还原和紫外光降解技术。

介孔硅还原主要运用了 3 种官能团（3-氨基丙基三乙氧基硅烷、3-巯基丙基三甲氧基硅烷和二甲基辛基氯硅烷）的离子-偶极静电作用来吸附 HANs。水解还原是指 HANs 在管网中滞存时，与管网内壁零价铁产生还原和水解作用，逐渐被转化降解，该反应过程受溶解氧浓度影响。高剂量紫外光降解技术对 HANs 去除具有较好效果，在 325 μW/cm² 的光照强度下，其催化降解不同浓度二氯乙腈和三氯乙腈至去除率 95% 以上分别需要 6 h 和 2 h，也就是需要 7 020 mJ/cm² 和 2 340 mJ/cm²。

## 三、卤代乙酰胺

### （一）生成特性

**1. 供水系统中消毒副产物浓度变化**

卤代乙酰胺（haloacetamides，HAcAms）主要指乙酰胺 β 位的 C 原子被卤素原子（Cl、Br、I）取代，从而形成的一卤代乙酰胺、二卤代乙酰胺和三卤代乙酰胺。目前在世界各地的饮用水系统中均发现了一定程度的 HAcAms，其浓度范围在数百纳克/升至几十微克/升之间。

Kosaka 等人测试了日本 12 个水厂春、秋两个季节饮用水中 6 种 HAcAms 的浓度水平。12 座水厂除两座采用臭氧活性炭深度处理外，其余均采用混凝-沉淀-过滤的常规工艺，它们的出厂水 HAcAms

总浓度范围在 0.3～3.8 $\mu g/L$。

Krasner 等对美国 12 座水厂的出厂水进行调研，发现出厂水中 5 种 HAcAms 的中位值为 1.4 $\mu g/L$，最大值为 7.4 $\mu g/L$。Bond 等对英国 20 座水厂出厂水和管网水中的 HAcAms 进行了调查，研究显示出厂水中位值为 1.0 $\mu g/L$，最大值为 4.6 $\mu g/L$；管网水中中位值为 1.4 $\mu g/L$，最大值为 7.0 $\mu g/L$。

**2. 影响因素**

（1）pH 值。pH 值大小对 HAcAms 的生成有较显著的影响。以模式前体物天冬氨酸为例，其在 3 h 的氯消毒过程中，随着 pH 值升高，二氯乙酰胺产量逐渐升高，与之相对的是二氯乙腈产量逐渐下降，因此碱性环境有利于二氯乙酰胺生成。但在碱性环境（pH 值＞7）和较酸性环境（pH 值＝4）不利于已生成二氯乙酰胺的稳定性。

（2）$Cl_2/N$ 比例。消毒剂的 $Cl_2/N$ 比例对二氯乙酰胺的产率有较大影响。一般而言，较高 $Cl_2/N$ 比能够抑制二氯乙酰胺生成，因此可利用折点氯化法控制二氯乙酰胺产生。但是较高浓度的氯消毒会显著提高二氯乙酸的浓度。

（3）消毒接触时间。二氯乙酰胺在消毒反应初期，随着反应时间的延长，产量逐渐升高。但是过长的消毒反应时间会使二氯乙酰胺浓度逐渐降低。这是因为水中二氯乙酰胺在游离氯和水解等作用下逐渐衰减为二氯乙酸。反应 3 d 后，二氯乙酰胺和二氯乙腈浓度均较反应初期（3 h）下降 50% 左右，而二氯乙酸有明显上升。

**3. 预测模型**

受限于自然水体中多种条件的影响，HAcAms 生成预测模型相关研究较少。Bond 等利用 BIF 对英国 20 个供水系统中管网水和出厂水中的二氯乙腈＋二溴乙腈与二氯乙酰胺＋二溴乙酰胺进行了相关性分析。经过计算发现，其在采用氯消毒供水系统的相关性可达 0.85，但在采用氯胺消毒供水系统的相关性仅为 0.60。研究还发现，二氯乙腈与二氯乙酰胺，以及二溴乙腈与二溴乙酰胺之间具有较好相关性，相关系数分别为 0.77 和 0.90。该研究虽然不能完全用以预测 HAcAms 的生成量，但是能够在一定程度上反映 HANs 与 HAcAms 之间生成的协同性。

## （二）生成机理

作为新兴 N-DBPs，HAcAms 的反应途径相关研究相对 HANs 较少。已有研究发现，随着三氯乙腈的水解持续，三氯乙酰胺浓度逐渐上升。Reckhow 等提出了二氯乙腈水解产生二氯代酰胺的生成途径：二氯乙腈可在水解或羟基自由基作用下，使氰基被打开，进而形成二氯酰胺。

因此，氯代乙酰胺也具有与氯代乙腈相似的"脱羧途径"与"醛类途径"。实际水体中，HAcAms 是否还存在其他生成途径需要进一步研究。

## （三）消毒工艺改进

消毒工艺改进需要立足当地水源情况进行具体分析。Lee 等人测试了美国 10 座采取不同消毒工艺水厂的 HAcAms 生成情况，发现单独采用氯胺作为消毒剂的水厂产生的 5 种 HAcAms 总浓度相对较高，其中一氯乙酰胺、一溴乙酰胺、二氯乙酰胺、二溴乙酰胺、三氯乙酰胺的浓度分别为 0.5 $\mu g/L$、1.1 $\mu g/L$、2.0 $\mu g/L$、2.8 $\mu g/L$、2.9 $\mu g/L$；而采用臭氧、游离氯作为主消毒剂同时使用氯胺作为辅助消毒剂时 1HAcAms 的浓度则大为降低；仅用游离氯消毒时则没有检出 HAcAms。

Templeton 测试了英国 20 座采用不同消毒工艺水厂的 HAcAms 生成量，发现采用前臭氧-氯胺或单独使用氯胺消毒的水厂产生相对较低浓度的 HAcAms。因此，消毒工艺改进需要根据水源情况作具体分析，同时还需要保证其他消毒副产物浓度不会明显上升。

### （四）前体物控制

N-DBPs 的主要前体物为水中含氮有机物，特别是 DON，主要包括蛋白质、氨基酸、嘌呤、嘧啶、吡咯、腈类和酰胺类等。其中，氨基酸是 DON 中重要的组成部分，主要来源于蛋白质、多肽等水解，在水中广泛存在，其在地表水中浓度为 0.1～0.5 mg/L（占 NOM 的 2 ％～3 ％）。在富营养湖泊中，氨基酸的比例相对更高（占 NOM 的 3 ％～13 ％），浓度为 0.3～6 mg/L。非溶解性含氮有机物主要指颗粒物，包括腐殖质、蛋白质、细菌和藻类。一般而言，水厂能够去除大部分颗粒物，但是对于采取预氯化工艺的水厂要加以注意。除上述特定含氮有机物外，前体物中还有大量未鉴别的含氮有机物，需要进一步研究。

**1. 前体物主要成分**

HAcAms 的前体物主要包含氨基类、胺类、嘌呤、嘧啶、氰类等化合物。其主要特点是分子量较小（大多小于 500～1 000 Da）。如天冬氨酸与酪氨酸经过氯消毒后能产生较高浓度二氯乙酰胺。

楚文海等对饮用水中二氯乙酰胺前体物进行组分分离发现，亲水酸性组分、亲水碱性组分和疏水酸性组分具有较大的二氯乙酰胺生成潜能，三者之中又以亲水酸性组分生成潜能最大。此外，不同组分的二氯乙酰胺产率与 $SUVA_{254}$ 呈正相关，说明其前体物具有一定芳香性。

**2. 控制前体物的水处理工艺**

HAcAms 是具有较强亲水性的小分子有机物，能与水分子形成氢键，使其水溶性较强，因此难以被常规水处理工艺去除。控制 HAcAms 前体物较为有效的方法是使用臭氧-活性炭等深度处理工艺。

Zhou 等对比研究了以长江为水源的两座常规处理工艺和深度处理工艺水厂对二氯乙代酰胺前体物的去除水平。其中，混凝-过滤-沉淀的传统处理工艺去除率不足 15％，深度处理工艺能在传统处理工艺的基础上提高 55％，其中臭氧接触池占 25％左右，活性炭滤池占 30％左右。

### （五）末端控制

水中 HAcAms 的末端控制研究较少。考虑到 HAcAms 分子量一般小于 300 Da，可采用反渗透或纳滤法进行去除，但同时需要考虑膜表面电性、pH 值等影响。此外由于 HAcAms 亲水性较强，因此推测难以用活性炭进行去除。

## 四、卤代硝基甲烷

### （一）生成特性

**1. 供水系统中的消毒副产物变化**

供水系统中的卤代硝基甲烷（halonitromethanes，HNMs）副产物主要有 9 种，分别为一氯硝基甲烷（CNM）、二氯硝基甲烷（DCNM）、三氯硝基甲烷（TCNM）、一溴硝基甲烷（BNM）、二溴硝基甲烷（DBNM）、三溴硝基甲烷（TBNM）、一溴一氯硝基甲烷（BCNM）、一溴二氯硝基甲烷（BDCNM）和二溴一氯硝基甲烷（DBCNM）。

供水系统中 HNMs 的浓度范围主要在几百纳克/升至几微克/升。在 Br 含量较低的水体，生成的 HNMs 以三氯硝基甲烷为主；在 Br 含量较高的水体（如水源受咸潮影响），生成的 HNMs 以溴代硝基甲烷为主。

Krasner 等在 2000－2002 年对美国 12 座自来水厂进行调查，研究表明这些水厂出厂水的 HNMs 浓度中位数在 3 μg/L，浓度范围在 1～10 μg/L。

国内对 HNMs 的研究相对较少。高乃云等对上海某采取预氯化工艺水厂沉淀池出水、滤池出水和出厂水进行季节性取样调研，研究发现各工艺出水中的三氯硝基甲烷（TCNM）不随季节发生明显改变，其出厂水浓度为 0.3～0.9 μg/L。

**2. 影响因素**

（1）消毒剂种类与浓度。消毒剂种类和浓度是影响供水系统中 HNMs 生成量的重要因素。采用不同消毒方法对美国 5 座水厂的水源水进行 HNMs 生成潜能测试，结果如下：臭氧预氧化-氯消毒＞氯消毒＞臭氧预氧化-氯胺消毒＞氯胺消毒＞臭氧消毒。其中臭氧预氧化产生 HNMs 的浓度远大于其他 4 种工艺。消毒剂浓度对 HNMs 的生成具有正相关影响，无论是采用自由氯消毒还是氯胺消毒均有此规律。

（2）pH 值。pH 值在自由氯的消毒过程中对 HNMs 产率影响较大。以金兰水库原水为研究对象进行氯消毒，pH 值为 8 条件下生成三氯硝基甲烷的浓度高于 pH 值为 6 和 7。但在氯胺消毒时发现，pH 值为 6 产生的三氯硝基甲烷的浓度高于碱性条件，这可能与酸性条件下氯胺释放出较多游离氯有关，同等条件下游离氯作用于前体物能够产生更多的三氯硝基甲烷。

（3）消毒接触时间。采用自由氯消毒时，某水源水在消毒接触反应初期（2 h 内）即能产生 50% 左右的 HNMs，随后产量逐渐增加。但在同样条件下采用氯胺消毒时，消毒接触反应初期（2 h 内）产生较少，随后缓慢增加。与实际水源不同。当用酪氨酸、天冬酰胺和甲基吡咯作为模式前体物时，以氯胺消毒后在 24 h 内三氯硝基甲烷接近最大产率，随后产量不增加并出现少量衰减。

（4）无机离子浓度。亚硝酸根离子对 HNMs 的生成是否存在显著影响尚存争议。部分研究认为亚硝酸根会提高自由氯消毒和臭氧-自由氯消毒后 HNMs 的产生浓度，但也有研究认为亚硝酸根会显著限制自由氯消毒过程中 HNMs 的产生。

溴离子是影响 HNMs 生成特性的另一个重要离子，特别对于水源地受咸潮影响的供水地区有较大影响。水中存在一定浓度的溴离子时，溴代硝基甲烷（如一溴一氯硝基甲烷、一溴二氯硝基甲烷、二溴一氯硝基甲烷）的产量显著增加。

**3. 预测模型**

HNMs 的研究相对较少，尚未产生较为成熟的预测模型。高乃云等利用与 HNMs 相关性较高的水质参数（DOC、DON、$NO_3^-$）进行初步模型研究。从单一指标与三氯硝基甲烷（TCNM）的相关性来看，DOC、DON、$NO_3^-$ 与 TCNM 的相关性均较低，只有 $NO_3^-$ 在某些情况下与 TCNM 有一定相关性。该研究利用指数模型拟合出置信度＞95% 的模型参数，其公式为：

$$C_{TCNM} = 0.2512 \times [NO_3^-]^{0.2573} \times [DON]^{0.5523} \tag{7-13}$$

关于 HNMs 的前体物来源究竟为含氮有机物（DON）还是无机氮（$NO_2^-$ 或 $NO_3^-$），目前仍存在争议，因此模型研究进展也受到较大程度的限制。

**（二）生成机制**

HNMs 是近年来新型 N-DBPs 之一，其在饮用水中的生成机制研究相对较少，仅有部分三氯硝基甲烷的生成机制报道。

早期研究者认为亚硝酸盐参与了水中三氯硝基甲烷的生成过程：亚硝酸盐与次氯酸反应生成硝酰氯（$ClNO_2$），其进而与水中有机物反应产生硝基化的小分子有机物；这些小分子有机物最终在碱催化条件下，与氯进行加成反应形成三氯硝基甲烷。

近年来，Mitch 等研究认为，胺类前体物在氯作用下会产生二氯胺，并被进一步氧化成硝基烷。在氯的取代作用下，硝基烷转变成三氯硝基甲烷。Hu 等以天冬氨酸作为模式前体物进行试验研究，并认为三氯硝基甲烷的生成经历了 13 个反应步骤，其中的主要反应类型为加成反应和消去反应。

Fang 等以藻类有机物作为前体物进行机理研究，并推测生成机制主要为氨基酸的氨基被氯取代后，被氧化为硝基，进而在脱羧反应和取代反应下生成三氯硝基甲烷。

### （三）消毒工艺改进

不同的消毒方式将会产生不同浓度的 HNMs，因此消毒工艺改进对于 HNMs 的控制来说较为关键。

已有研究表明，产生 HNMs 的消毒工艺排序为：臭氧预氧化-氯消毒＞氯消毒＞臭氧预氧化-氯胺消毒＞氯胺消毒＞臭氧消毒。许多研究表明臭氧预氧化会在一定程度上放大 HNMs 的生成潜能，这是因为臭氧氧化作用产生的部分中间产物是硝基甲烷的重要前体物，该类中间产物已得到了相关研究的证实。但是当单独以臭氧消毒时，HNMs 的生成浓度相对较低。在我国大中型城市，臭氧活性炭深度处理工艺已应用较为普遍，其出水再进行氯消毒时可能会导致 HNMs 增加，因而需对该类消毒副产物的生成进行密切关注。

大部分研究证明，相同条件下氯消毒相比氯胺消毒会释放出更多 HNMs，仅从控制 HNMs 的角度来说，使用氯胺消毒更利于饮用水安全，但会引起亚硝胺等消毒副产物浓度的提高。

在水厂的实际运营中，消毒工艺的选择不仅仅受消毒副产物的制约，更受到原材料运输、消毒剂储存管理等条件的约束。利用消毒工艺改进对于控制单一消毒副产物来说往往存在较多难处。

### （四）前体物控制

#### 1. 前体物主要成分

HNMs 的前体物主要包括硝基甲烷、硝基酚、氨基酸、氨基糖、藻类代谢产物等含氮有机物。对于无机氮是否是重要的前体物，目前各地研究者仍持有不同观点。

氨基酸是 HNMs 重要的前体物，但是 20 种基本氨基酸产生 HNMs 的能力各不相同。有研究表明，苏氨酸和色氨酸具有较高的三氯硝基甲烷生成潜能。

按照有机物的亲疏水性对水中的天然有机物进行区分，则可以发现亲水性组分是 HNMs 前体物的主要来源。对美国 5 座水厂的研究表明，天然有机物的亲水性组分相比疏水性与过渡性组分具有更高的 HNMs 生成潜能。

#### 2. 控制前体物的水处理工艺

常规水处理工艺（混凝-沉淀-过滤）对控制水中含氮有机物能力较为有限。Chu 等对无锡某水厂的两套工艺（混凝-斜板沉淀-过滤-沉淀和混凝-溶气气浮-过滤）出水中 HNMs 进行比较，发现两种工艺对其前体物的去除水平相差不明显，且都未达到理想去除水平。对该水厂采用不同预处理工艺进行对比还发现，活性炭吸附和高锰酸钾氧化对三氯硝基甲烷前体物具有较好去除效果，生物接触预氧化不仅不能显著减少前体物，还会对前体物的总量有一定贡献。

臭氧活性炭深度处理工艺能够较好控制 HNMs 前体物的产生，其去除率可达 50％。但有研究表明，臭氧能够提高水中 HNMs 前体物的浓度水平，产生的前体物虽然可以在炭池被吸附，但仍需要引起注意。

### （五）末端控制

HNMs 的末端控制技术主要有光降解、羟基自由基氧化和铁还原等。

光降解主要机理为裂解。在 254 nm 的紫外光条件下，一溴硝基甲烷、二氯硝基甲烷、二溴硝基甲烷及三氯硝基甲烷的降解均遵循一级反应动力学。前三者的降解速率随着 pH 值升高而升高，三氯硝基甲烷相对稳定，不随 pH 值变化而明显变化，且降解速率相对较慢。此外，太阳光对一溴硝基甲烷、二氯硝基甲烷和三氯硝基甲烷具有一定降解作用，且溴化程度越高，其降解速率越大。但太阳光在供水系统中较难采用，这是因为光照充足往往会带来藻类生长的风险。

羟基自由基（·OH）是较为常见的氧化剂，采用羟基自由基用于供水末端消毒副产物控制是研究较多的末端控制方式。Mezyk 等研究了羟基自由基氧化三氯硝基甲烷的动力学模型，并对 9 种卤代消毒副产物的降解顺序进行了对比，其降解快慢顺序如下：二氯硝基甲烷＞二溴硝基甲烷＞一溴一氯硝基甲烷＞三溴硝基甲烷＞一氯硝基甲烷＞二溴一氯硝基甲烷＞一溴二氯硝基甲烷＞一溴硝基甲烷＞三氯硝基甲烷。

在输配水管网中，HNMs 还能在零价铁和铁氧化物的还原作用下被降解。有研究认为在 Fe（Ⅱ）/Fe（Ⅲ）氢氧混合物的作用下，三氯硝基甲烷先发生去硝基作用，最终转化为甲胺。在供水管网的实际使用过程中，利用管网中的铁进行消毒副产物降解会引起管网的化学不稳定性问题，从而引发其他问题，因此尚不提倡采用该方法。

# 第四节　二氧化氯消毒副产物亚氯酸盐和氯酸盐

## 一、生成特性和机理

二氧化氯（$ClO_2$）预氧化或消毒过程中会产生无机副产物亚氯酸盐（$ClO_2^-$）和氯酸盐（$ClO_3^-$），其生成途径主要有 3 个方面。

（1）源于 $ClO_2$ 制备过程。制备 $ClO_2$ 的主要化学原料有亚氯酸钠和氯酸钠，这些化学原料不可能完全参与反应，因而产品中除含 $ClO_2$ 外，还常含有 $ClO_2^-$ 和 $ClO_3^-$。$ClO_2$ 发生器所采用的原料种类、原料浓度、反应工艺、所产出的 $ClO_2$ 纯度等，均会影响所投加水中的 $ClO_2^-$ 和 $ClO_3^-$ 浓度。

（2）$ClO_2$ 与其他还原性物质的反应。$ClO_2$ 具有强氧化性，能与水中的还原性有机或无机物质发生反应，此时 $ClO_2$ 被还原成 $ClO_2^-$ 和 $ClO_3^-$。投加的 $ClO_2$ 50%～70%可转化成 $ClO_2^-$，而约 10%转化成 $ClO_3^-$。它们的生成浓度取决于 $ClO_2$ 投加量及水质状况（如 pH 值、可氧化性的物质含量等）。

（3）$ClO_2$ 的歧化反应。$ClO_2$ 在中性条件下较稳定，但在碱性介质中或者在光和热作用下会歧化生成 $ClO_2^-$ 和 $ClO_3^-$。

控制 $ClO_2$ 的无机消毒副产物，需要从两个方面着手：①尽量减少 $ClO_2$ 预氧化或消毒过程中的副产物产量（生成控制）。②对生成的副产物采取有效措施加以去除（末端控制）。

## 二、生成控制

控制 $ClO_2$ 预氧化或消毒过程中亚氯酸盐和氯酸盐生成的主要措施：控制 $ClO_2$ 制备过程中残留物质、减少原水中的还原性物质、在 $ClO_2$ 投加点处设置避光区，以及采用 $ClO_2$/$NaClO$ 联合消毒工艺。

应该采用先进的 $ClO_2$ 发生方法和设计优良的发生器，尽量减少发生器产物中的副产物产量，同时控制发生原料的流失。如采用亚氯酸钠与氯反应发生法，应采用较高浓度的原料进行反应，并控制投加氯气的纯度。氯气的量如果控制不当，就容易引发副反应而生成 $ClO_3^-$。如采用氯酸钠发生法，同样要设法提高反应原料的转化率，并设法使反应残液经分离后，未反应的 $ClO_3^-$ 能循环使用，而不是直接进入待处理原水，以减少水中 $ClO_3^-$ 的含量。

$ClO_2$ 具有强氧化性，能与水体中的还原性有机物或无机物反应，自身被还原成 $ClO_2^-$。消毒副产物产生量与 $ClO_2$ 的消耗量密切相关。因此，提高 $ClO_2$ 应用工序之前的水处理工艺的净化效率，降低水中还原性有机物或无机物的含量，从而可以减少 $ClO_2$ 的投加量及降低 $ClO_2^-$ 和 $ClO_3^-$ 的生成量。降低原水中还原性有机物和无机物的方法包括物理法、化学法和生化法，以及它们的联合应用。

$ClO_2$ 在光和热作用下会发生歧化反应。因此，$ClO_2$ 投加点应进行避光处理，在没有避光措施的水厂则可采用管道投加方式，从而降低由于 $ClO_2$ 见光分解所生成的 $ClO_2^-$ 和 $ClO_3^-$。此外，采用 $ClO_2/NaClO$ 联合消毒工艺，不仅可以确保水质消毒效果，还可以使水中 $ClO_2^-$ 浓度显著降低。

### 三、末端控制

$ClO_3^-$ 在水中十分稳定，很难与常见的还原剂反应，目前还没有找到一种经济有效的去除方法。此外，由于 $ClO_2$ 预氧化或消毒过程中 $ClO_3^-$ 的产生量远小于 $ClO_2^-$ 的产生量，其毒性也远比 $ClO_2^-$ 小。因此目前对于 $ClO_2$ 无机消毒副产物的去除技术研究主要集中在 $ClO_2^-$。

$ClO_2^-$ 生成以后进行末端控制的主要措施：强氧化剂氧化法、$SO_2$-$SO_3^{2-}$ 还原法，亚铁还原法，以及活性炭吸附还原法。

**1. 强氧化剂氧化法**

臭氧和氯气等强氧化剂可以氧化水中的 $ClO_2^-$，但其最终产物是 $ClO_3^-$。因此，虽然减少了水中 $ClO_2^-$ 含量但又增加了 $ClO_3^-$，氧化法并不是一种理想的 $ClO_2^-$ 去除的方法。

**2. 二氧化硫-亚硫酸盐还原法**

$ClO_2^-$ 本身具有一定的氧化性，通过向水中投加特定的还原剂可将其还原成氯离子，从而达到去除目的。对于 $ClO_2$ 预氧化-$Cl_2$ 消毒工艺，在预氧化之后先通入过量的 $SO_2$，形成 $SO_2$-$SO_3^{2-}$ 水系，还原去除残留的 $ClO_2$ 和产生的 $ClO_2^-$，然后在 $Cl_2$ 消毒阶段再通入一定量的 $Cl_2$ 以除去过量的 $SO_2$ 和 $SO_3^{2-}$ 离子，还可保持水中含有一定量的余氯，获得持续的消毒能力。pH 值对 $SO_2$-$SO_3^{2-}$ 去除 $ClO_2^-$ 有显著影响。酸性条件有利于 $ClO_2^-$ 的快速去除，但并不适合水厂的实际应用。碱性条件并且水体中存在 DO 时，$ClO_2^-$ 的去除效果会有所降低而且还可能生成 $ClO_3^-$。因而，$SO_2$-$SO_3^{2-}$ 还原法的实际使用效果通常并不十分理想。此外，含硫化合物可能造成自来水管道中硫细菌的繁殖和含硫化合物的臭味问题，也限制了该技术的推广应用。

**3. 亚铁还原法**

亚铁还原法是目前应用较多的 $ClO_2^-$ 去除方法。亚铁离子本身具有较强的还原性，可将 $ClO_2^-$ 还原为氯离子，同时自身被氧化成三价铁离子，在碱性条件下再结合 $OH^-$ 生成氢氧化铁沉淀。亚铁离子与 $ClO_2^-$ 反应非常迅速，通常几秒内即可完成氧化还原反应。在反应产物中没有 $ClO_3^-$，而还原产物只有 $Cl^-$。如果氧化还原反应条件控制适宜，一般有 95% 以上的 $ClO_2^-$ 能够转化成 $Cl^-$。亚铁最终被氧化成三价铁，可以作为絮凝剂，从而还可以减少混凝剂的投加量。此外，原水的 DO 和 DOC 对 $ClO_2^-$ 去除率的影响较小。亚铁盐还原法去除 $ClO_2^-$ 在国内外水厂已有较多应用。混凝阶段投加亚铁，$Fe^{2+}/ClO_2^-$ 质量比为（3∶1）～（4∶1），能有效去除 $ClO_2^-$。

**4. 活性炭还原法**

活性炭通常对 $ClO_2^-$ 有良好的去除效果，其去除 $ClO_2^-$ 的机制是：首先 $ClO_2^-$ 被吸附在活性炭表面，然后再与活性炭表面的活性基团发生还原反应，被还原为氯离子。在初始的吸附阶段，活性炭对 $ClO_2^-$ 去除率高达约 90%，而在后期的还原作用阶段，活性炭对 $ClO_2^-$ 去除率下降为 20%～30%。颗粒活性炭和粉末活性炭都能有效地去除 $ClO_2^-$。如果采用粉末活性炭时需要较高的炭投加量，一般为 10～20 mg/L，且需要在偏酸性条件下（pH 值＝5.5～6.5）才能较有效去除 $ClO_2^-$。考虑到经济性，目前实际应用中一般还是采用颗粒活性炭吸附还原法。颗粒活性炭对 $ClO_2^-$ 去除与 pH 值、空床接触时间、水力负荷等因素有关。活性炭吸附还原去除 $ClO_2^-$ 法具有操作简单、快捷方便、处理量大的优点，但它是一种费用较高的处理措施，因而目前该方法的实际工程使用仍不广泛。

不过，上述 $ClO_2^-$ 的末端控制技术一般只能用在自来水厂使用 $ClO_2$ 进行预氧化的情况下。由于大

部分自来水厂投加 $ClO_2$ 进行最终消毒，之后没有构筑物再实施上述技术，所以这些末端控制措施大多还是处于实验室研究阶段，尚缺少在水厂中大规模实施的报道。

# 第五节　臭氧消毒副产物溴酸盐

## 一、生成特性和机理

饮用水中的溴化物在臭氧氧化或消毒过程中会被氧化成溴酸盐（$BrO_3^-$），参与反应的溴元素的化学价态有 6 种：$Br^-$（$-I$）、$Br\cdot$（0）、$HOBr$（$+I$）、$OBr^-$（$+I$）、$BrO\cdot$（$+II$）、$BrO_2^-$（$+III$）、$BrO_3^-$（$+V$），各种价态的溴同时或按照的不同价态先后参与反应。通常认为 $BrO_3^-$ 的生成方式有 2 种：一种是通过臭氧（$O_3$）分子直接氧化 $Br^-$ 生成 $BrO_3^-$，另一种是通过羟基自由基（$\cdot OH$）间接氧化 $Br^-$ 生成 $BrO_3^-$。具体又可以分为 3 个生成途径：直接氧化途径（$Br^-\rightarrow HOBr/OBr^-\rightarrow BrO_2^-\rightarrow BrO_3^-$）、直接—间接氧化途径（$Br^-\rightarrow HOBr/OBr^-\rightarrow BrO\cdot\rightarrow BrO_2^-\rightarrow BrO_3^-$）、间接-直接氧化途径（$Br^-\rightarrow Br\cdot\rightarrow BrO\cdot\rightarrow BrO_2^-\rightarrow BrO_3^-$），如图 7-14 所示。在饮用水臭氧氧化或消毒过程中，臭氧通常控制 $Br^-$ 的初始氧化，从而形成 $HOBr/OBr^-$，直接氧化途径和直接-间接氧化途径是 $BrO_3^-$ 生成的主要途径。

$BrO_3^-$ 生成途径又与原水的性质有关。对于用去离子水配制的含溴化物水来说，直接氧化途径和直接-间接氧化途径都对 $BrO_3^-$ 的生成起了重要贡献，而对于含溴化物的天然地表水来说，直接-间接氧化途径是生成 $BrO_3^-$ 的主要途径。

影响臭氧氧化过程中 $BrO_3^-$ 生成的主要因素：原水中 $Br^-$ 初始浓度、臭氧投加量和投加方式、水温、pH 值、碳酸盐碱度，以及天然有机物（natural organic matter，NOM）等。虽然原水中 $Br^-$ 初始浓度是影响 $BrO_3^-$ 生成的重要因素，然而由于直接去除 $Br^-$ 成本较高，因而饮用水中臭氧氧化副产物 $BrO_3^-$ 的控制，应该从两个方面着手：一是从源头上尽量控制 $BrO_3^-$ 的形成，即尽量减少臭氧氧化或消毒过程中的 $BrO_3^-$ 产量（生成控制）；二是对臭氧氧化或消毒过程中生成的 $BrO_3^-$，采取有效措施加以去除（末端控制）。

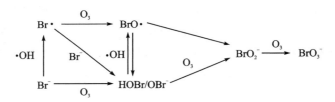

**图 7-14　溴酸盐生成过程示意图**

## 二、生成控制

控制臭氧氧化或消毒过程中 $BrO_3^-$ 生成的主要措施：降低 pH 值、添加氨氮、优化臭氧投加方式、添加 $H_2O_2$ 构成 $H_2O_2/O_3$ 高级氧化、催化臭氧氧化，以及添加羟基自由基抑制剂等。

**1. 降低 pH 值**

原水 pH 值对 $BrO_3^-$ 的生成具有重要影响。降低 pH 值能增加水中臭氧的稳定性，因而较低 pH 值时所需投加的臭氧量减少，生成的 $BrO_3^-$ 也相应减少。pH 值还能够影响 $HOBr/BrO^-$ 的酸碱平衡，而臭氧与 $HOBr$ 的反应速率低于其与 $BrO^-$ 的反应速率。pH 值较低时，$HOBr/BrO^-$ 主要以 $HOBr$ 形式存在，此时的 $BrO_3^-$ 生成量就比较低。此外，随着 pH 值的降低，$\cdot OH$ 的生成也减少，从而也减少了通过 $\cdot OH$ 的氧化作用生成的 $BrO_3^-$。因而，降低 pH 值被认为是控制 $BrO_3^-$ 生成的一个有效措施。每降低一个单位的 pH 值，$BrO_3^-$ 的生成量可以减少 $50\%\sim63\%$。然而，降低 pH 值只适用于低碱度或混凝前加酸可以强化混凝效果的原水。如果原水碱度很高时，加酸降低 pH 值的措施在经济上并不合理。

**2. 投加氨氮**

水中加氨氮可以有效降低 $BrO_3^-$ 的生成量。与未加入氨氮时相比，水中加入氨氮时臭氧氧化过程中 $BrO_3^-$ 生成量减少了 $40\%\sim65\%$。当水中有氨氮存在时，$HOBr$ 与氨反应生成 $NH_2Br$，然后 $NH_2Br$ 又与臭氧反应生成 $NO_3^-$ 和 $Br^-$。只有大部分氨被反应后，才会有 $BrO_3^-$ 的生成，从而有效控制了 $BrO_3^-$ 的生成。氨也对 $\cdot OH$ 有一定的清除作用，氨能与 $\cdot OH$ 快速反应，有利于减少 $BrO_3^-$ 的生成。

然而，加氨只适用于原水氨氮浓度不高的情况，当原水本身氨氮浓度较高时，加氨控制 $BrO_3^-$ 的效果则明显减弱。有资料表明，当氨氮浓度达到 $200\ \mu g/L$ 时，如果继续增加氨的浓度，就不能发挥降低 $BrO_3^-$ 的作用。虽然加氨可以有效地降低 $BrO_3^-$ 的生成量，但也存在一些局限性。加氨后 $BrO_3^-$ 的减少量受到水中的天然有机物和 $Br^-$ 的影响。加氨只是限制了 $HOBr/BrO^-$ 的氧化，但对 $\cdot OH$ 与 $Br^-$ 反应生成的 $Br\cdot$ 没有作用，这也限制了加氨控制 $BrO_3^-$ 生成量的效果。

针对加氨不能阻止 $\cdot OH$ 氧化 $Br^-$，还可以将（重）碳酸盐和氨联合使用以降低 $BrO_3^-$ 的生成。因为（重）碳酸盐是 $\cdot OH$ 抑制剂，可以减少 $\cdot OH$ 的浓度，投加（重）碳酸盐可以控制从 $\cdot OH$ 途径生成的 $BrO_3^-$。

此外，$Cl_2$-$NH_3$ 法也是一种降低 $BrO_3^-$ 生成的有效措施。在饮用水处理中先进行预氯化，然后进行加氨和臭氧消毒，$BrO_3^-$ 的生成量比单独加氨时减少了 $40\%$。其主要原因：$Br^-$ 可以被 $HOCl$ 氧化成 $HOBr$，$HOBr$ 与 $NH_3$ 反应生成 $NH_2Br$。对于 $Br^-$ 浓度比较高的水，$Cl_2$-$NH_3$ 法能把 $BrO_3^-$ 生成量降低到标准要求的 $10\ \mu g/L$ 以下，但在预氯化过程中，会产生三氯甲烷和氯化氰等副产物。

**3. 优化臭氧投加**

臭氧的投加量是影响 $BrO_3^-$ 生成的关键因素。臭氧投加量越高，$BrO_3^-$ 的生成量越大。在既定的条件下，臭氧投加量应选择在适合的范围内，从而有利于控制 $BrO_3^-$ 的生成。

$BrO_3^-$ 的生成也和臭氧投加方式有关。在相同的臭氧投加量条件下，分别采用增加高浓度的臭氧水、水射器投加和直接通入臭氧气体三种投加方式，发现生成的 $BrO_3^-$ 浓度存在明显差异。

此外，在臭氧投加量相同和接触时间一致的条件下，采用连续投加或多点投加时生成的 $BrO_3^-$ 量大大低于瞬时单点投加时生成的 $BrO_3^-$ 量。有资料表明，臭氧投加量相同时，采用 2 个投加点比 1 个投加点能降低约 $33\%$ 的 $BrO_3^-$ 生成量，而采用 3 个投加点则可以降低 $40\%$ 的 $BrO_3^-$ 生成量，如果采用连续投加方式，可以降低 $70\%$ 的 $BrO_3^-$ 生成量。

气液接触的水动力条件对 $BrO_3^-$ 的形成也起着重要作用，它影响着物质传输速率及臭氧的最大剩余量、浓度梯度和液体回混程度。通过改善反应器构造，也可以有效降低 $BrO_3^-$ 的生成量。在顺流比逆流接触池中较容易维持稳定的臭氧余量，处理过程受气流变化的影响较小，因此可以减少臭氧的投加量。如果反应器的长宽比越大、回混程度越小，那么生成的 $BrO_3^-$ 越少。

**4. 投加过氧化氢**

在含溴水的臭氧氧化过程中投加 $H_2O_2$，可以促进臭氧分解，从而减少臭氧直接氧化生成的 $BrO_3^-$，但也同时提高了 $\cdot OH$ 的浓度，从而增加了 $\cdot OH$ 间接氧化生成的 $BrO_3^-$。另外，$H_2O_2$ 可以与 $HOBr/BrO^-$ 快速反应，从而降低了 $HOBr/BrO^-$ 作为中间产物形成 $BrO_3^-$ 的概率。当 $H_2O_2$ 的投加量逐渐增加时，直接氧化途径和直接-间接氧化途径对 $BrO_3^-$ 生成的贡献率逐渐降低，而间接-直接氧化途径对

$BrO_3^-$ 生成的贡献率逐渐提高。

$H_2O_2$ 对 $BrO_3^-$ 生成的影响是两面的，既有促进作用，又有抑制作用，受水质条件影响较大，因此 $H_2O_2$ 的投加存在一个最佳剂量的问题。在合适的 $O_3$ 和 $H_2O_2$ 投量下，采用 $H_2O_2/O_3$ 高级氧化工艺能够有效地控制 $BrO_3^-$ 的生成。有资料表明，对于含有较高浓度溴离子的黄河水来说，当 $O_3$ 投量为 $2.88\sim4.30$ mg/L 时，$H_2O_2/O_3$ 高级氧化可以有效抑制 $BrO_3^-$ 的产生，平均抑制率在 $70\%$ 左右。控制 $BrO_3^-$ 的 $H_2O_2/O_3$ 摩尔比为 $1.5:1$，当臭氧投量低于 $3.72$ mg/L 时，可以将 $BrO_3^-$ 浓度控制在 $10\,\mu g/L$ 以下，达到现行的饮用水标准。

**5. 催化臭氧氧化**

催化臭氧氧化技术能有效控制含溴水臭氧氧化过程中 $BrO_3^-$ 的生成量。与单独臭氧氧化相比，羟基氧化铁（FeOOH）催化臭氧氧化时 $BrO_3^-$ 生成量大大降低。羟基氧化铁对 $BrO_3^-$ 的控制主要有两方面的原因：①羟基氧化铁的存在使·OH 生成量增加。一方面，增加的·OH 促进了 $BrO_3^-$ 的生成；另一方面，·OH 能复合生成 $H_2O_2$，$H_2O_2$ 可以将 $HOBr/BrO^-$ 还原为 $Br^-$，从而降低 $BrO_3^-$ 的生成量。综合起来，可使 $BrO_3^-$ 的生成量降低 $5.7\%\sim14.4\%$。②羟基氧化铁可以明显提高臭氧利用率，从而降低臭氧剩余率。在其他水质条件相同情况下，羟基氧化铁催化臭氧氧化能使水中臭氧剩余率降低 $60\%\sim63\%$，从而显著降低了 $BrO_3^-$ 的生成量。

氧化铈（$CeO_2$）作为臭氧催化剂也可以抑制臭氧化过程中 $BrO_3^-$ 的生成，而且比羟基氧化铁更为有效，主要是因为氧化铈能抑制臭氧对次溴酸的氧化，从而使 $BrO_3^-$ 的生成量减少。

此外，应用臭氧催化剂 $\beta\text{-FeOOH}/Al_2O_3/CH$ 处理含较高浓度溴离子的黄河水时，$BrO_3^-$ 生成量可以达到现行的饮用水标准。如果采用高锰酸盐氧化后，再按照臭氧氧化的方式进行氧化，也能降低 $BrO_3^-$ 的生成量。虽然催化臭氧氧化能够有效控制 $BrO_3^-$ 的生成，但并不能彻底控制 $BrO_3^-$ 的形成，同时催化剂的安全性尚有待进一步研究。

**6. 投加羟基自由基清除剂**

由 $BrO_3^-$ 生成机制可知，·OH 在 $BrO_3^-$ 生成过程中起着重要的作用，因而添加·OH 清除剂是控制 $BrO_3^-$ 生成量的一种方法。·OH 清除剂主要包括乙烷、甲酸盐、醋酸盐、草酸盐和葡萄糖等有机物。这些有机物质可以与·OH 快速反应，但与臭氧的反应则十分缓慢，因此不会影响反应过程中的臭氧浓度。有资料表明，醋酸盐对 $BrO_3^-$ 的生成影响较小，仅减少了 $35\%$ 的 $BrO_3^-$ 生成量，而投加乙烷、甲酸盐和葡萄糖时，$BrO_3^-$ 的生成量可减少 $60\%$ 以上。

然而，此方法的最大问题是引入了新的有机物，需要后续的生物砂滤或生物活性炭滤池去除，这无疑增加了饮用水处理工艺的有机负荷。此外，臭氧氧化 NOM 生成的有机副产物（如乙醛和有机酸等）及氨基酸也可在一定程度上能抑制 $BrO_3^-$ 的生成。

## 三、末端控制

$BrO_3^-$ 生成以后进行末端控制的主要措施：膜过滤法、活性炭吸附还原、铁还原法、光催化降解法，以及生物处理法。

**1. 膜过滤法**

目前已经有一些关于利用膜过滤法去除水中的 $BrO_3^-$ 研究报道。一般说来，反渗透膜对 $BrO_3^-$ 的去除大于 $90\%$，而纳滤膜对 $BrO_3^-$ 的去除率大于 $75\%$。然而，膜法去除 $BrO_3^-$ 仍受制于膜技术的发展，膜污染、膜腐蚀及高成本同样是膜法去除 $BrO_3^-$ 需要解决的问题。

**2. 活性炭吸附还原**

活性炭对 $BrO_3^-$ 有良好的去除效果，其去除 $BrO_3^-$ 的机制：首先 $BrO_3^-$ 被吸附在活性炭表面，然后与活性炭表面的活性基团发生还原反应，被还原为溴离子。

活性炭对 $BrO_3^-$ 的去除效果主要受炭种、炭型、原水水质、空床接触时间等多种因素的影响。扩散作用在活性炭吸附 $BrO_3^-$ 过程中起重要作用，中孔越多则扩散速率越高，而对 $BrO_3^-$ 的吸附量也越大。孔径大小对吸附等温曲线有很大的影响。同时，表面官能团也决定了活性炭对 $BrO_3^-$ 的吸附能力，具有更多表面官能团和高电荷零点值的活性炭对 $BrO_3^-$ 有更大的吸附量。经过二次活化的活性炭具有更大的孔容和更多的表面活性位，其对 $BrO_3^-$ 的去除能力远远高于未经二次活化的活性炭。

新鲜活性炭在使用一段时间后，会有微生物群落附着在活性炭表面，并最终转化成生物活性炭。在新鲜活性炭向生物活性炭转变的过程中，对 $BrO_3^-$ 的去除能力也有转变。通常认为，新鲜活性炭对 $BrO_3^-$ 具有很好的去除作用，而在新鲜活性炭向生物活性炭转化的过程中，活性炭对 $BrO_3^-$ 的去除能力呈逐渐减弱的趋势。因而，运用臭氧生物活性炭工艺进行深度处理时，应注重在臭氧化过程中控制 $BrO_3^-$ 生成而非依靠后续生物活性炭将其去除。尽管可以通过活性炭再生来恢复活性炭去除的能力，但是频繁的再生会增加成本。因此，活性炭法的应用也在一定程度上受到成本等方面的制约。然而，也有研究者发现，活性炭表面生物量的增加反而使炭柱对溴酸盐的去除能力逐渐增强，成熟生物活性炭对溴酸盐的去除效果好而且比较稳定。

**3. 铁还原法**

$Fe^{2+}$ 可以还原 $BrO_3^-$ 为 $Br^-$，同时 $Fe^{2+}$ 被氧化为 $Fe^{3+}$。溴酸盐的还原速率与 $Fe^{2+}$ 剂量和原水的 pH 值有很大关系。pH 值越高，氧化还原反应速率越快。DO 对亚铁去除溴酸盐的效果具有较大影响，低 DO 条件更适合溴酸盐的去除。氧气会将 $Fe^{2+}$ 氧化，与 $BrO_3^-$ 形成竞争，从而影响去除效率。臭氧氧化处理后，水中 DO 值往往较高，因而溴酸盐的去除受到很大限制。$Fe^{2+}$ 还原法生成 $Fe^{3+}$ 的色度问题和 $Fe(OH)_3$ 沉淀对后续工艺的影响问题也值得关注。

零价铁（$Fe^0$）是活泼金属，本身就具有很强的还原性，可以将 $BrO_3^-$ 还原为 $Br^-$。在零价铁与溴酸盐的反应体系中，零价铁不是唯一的还原剂，反应过程中生成的中间产物 $Fe^{2+}$、铁腐蚀产生的氢气和新生态氢 $[H]$，都对溴酸盐具有还原功能。在零价铁还原溴酸盐过程中，$Fe^0$ 被氧化为 $Fe^{2+}$ 和 $Fe^{3+}$，在中性或碱性条件下能生成 $Fe(OH)_2$ 和 $Fe(OH)_3$，它们具有很强的吸附絮凝作用，能对水中溴酸盐进行吸附和絮凝，从而有效去除 $BrO_3^-$。铁的表面条件如表面积、反应活性位、杂质和表面形态等都会影响 $BrO_3^-$ 的反应速率。

双金属材料会比单金属 $Fe^0$ 对 $BrO_3^-$ 有更高的去除效率。在 $Fe^0$ 和 $BrO_3^-$ 体系中，加入 $Cu^{2+}$ 会提高 $BrO_3^-$ 的去除率。水中 $NO_2^-$、$ClO_3^-$ 和 $HCO_3^-$ 的存在会降低 $BrO_3^-$ 的去除反应速率，而 $NO_3^-$ 和 $SO_4^{2-}$ 的存在则可以提高反应速率。

腐殖酸对 $BrO_3^-$ 还原反应的影响是双面的，反应开始时，腐殖酸与亚铁离子形成络合物，并吸附在铁表面，从而降低 $BrO_3^-$ 还原速率，然而随着反应的进行，前阶段形成的络合物可释放 $Fe^{2+}$ 而促进 $BrO_3^-$ 的还原。

虽然铁粉能去除 $BrO_3^-$，但去除速率较慢并且其投加量也大，因而许多研究者尝试纳米零价铁去除 $BrO_3^-$ 的研究。纳米零价铁具有颗粒粒径小、比表面积大、反应活性高等优点，可以更有效地去除水中的 $BrO_3^-$。$Fe^0$ 对于 $BrO_3^-$ 还原过程为表面中介反应，因此减小纳米铁的粒径或者增加比表面积会加大还原速率。活性炭负载纳米零价铁综合了纳米零价铁的比表面积大、反应活性高的优点及活性炭吸附性能好的优点，可以实现快速去除水中的 $BrO_3^-$，且 $Br^-$ 为反应的唯一产物。总之，零价铁（尤其是纳米零价铁）去除水中 $BrO_3^-$ 效果好，是一种具有良好前景的 $BrO_3^-$ 去除方法，但 pH 值、DO、离子、腐殖酸等因素对其影响较大，所以还需要进一步加以改进。

**4. 光催化降解法**

紫外线消毒已经在饮用水的消毒处理中得到了广泛的应用。低压紫外灯和中压紫外灯照射都可以将 $BrO_3^-$ 还原为 $Br^-$，且反应过程遵循拟一阶反应。pH 值对 UV 照射下 $BrO_3^-$ 分解影响不大，但溶解性有机碳（DOC）可抑制 $BrO_3^-$ 的分解。UV 分解 $BrO_3^-$ 法由于效率低和能耗高，尚不能应用于实际工程。

紫外线照射也经常与 $TiO_2$ 等半导体光催化剂联用，可以促进对 $BrO_3^-$ 的去除，其反应符合一级反应动力学。$TiO_2$ 光催化降解 $BrO_3^-$ 过程中，$BrO_3^-$ 还原成 $Br^-$ 和 $Br^-$ 被氧化成 $BrO_3^-$ 的两个过程同时发生，只是后者速率远低于前者，因而整个进程表现为 $BrO_3^-$ 还原反应。

$BrO_3^-$ 的还原对 pH 值有很强的依赖性，强酸或强碱条件下它的还原速率都会急剧下降。这主要是由于 pH 值对 $BrO_3^-$ 在 $TiO_2$ 表面上的吸附作用有影响。pH 值＝3～11 条件下比较有利于还原反应的进行，而 pH 值小于 1.5 时，$Br^-$ 氧化会成为主导反应。

电子捕获剂（如 $O_2$、$K_2S_2O_8$）可捕获光生还原电子而抑制 $BrO_3^-$ 还原。低浓度腐殖酸可以充当电子供体加速 $BrO_3^-$ 还原反应，而高浓度有机物由于表面电荷的影响会在催化剂表面与 $BrO_3^-$ 形成竞争吸附，反而会抑制 $BrO_3^-$ 的去除效果。负载 Al 在 $TiO_2$ 上可提高光催化剂 $TiO_2$ 的等电点，增强 $TiO_2$ 对 $BrO_3^-$ 的吸附，从而促进 $BrO_3^-$ 的还原。

此外，贵金属（如 Pt 和 Ag）改性二氧化钛是抑制光生电子与空穴复合从而提高 $TiO_2$ 光催化速率的有效方法。有资料表明，265 nm 紫外光照射下，Pt 改性 $TiO_2$ 光催化去除 $BrO_3^-$ 速率是纯 $TiO_2$ 的 4.2 倍。$Pt/TiO_2$ 通过表面物种 $PtCl_4$ 的光敏化作用显著提高了 $TiO_2$ 光催化去除 $BrO_3^-$ 的活性。

光催化法还原 $BrO_3^-$ 因其反应装置简单、所采用的光催化剂 $TiO_2$ 价廉、无毒、催化活性高和稳定性好、能在常温常压下进行操作、能避免二次污染等优点而逐渐受到人们的青睐。

**5. 生物降解**

$BrO_3^-$ 在一定条件下可以进行生物降解。反硝化细菌的纯菌株和混合培养物可以通过共代谢作用降解 $BrO_3^-$ 为 $Br^-$。一些氯酸盐还原菌、单质硫（$S^0$）氧化菌和硫酸盐还原菌也能还原 $BrO_3^-$。近年，有研究者还报道了一株能够还原 $BrO_3^-$ 的红球菌属（*Rhodococcus*），它对 $BrO_3^-$ 的去除效果远远高于其他已知的 $BrO_3^-$ 还原菌。然而，生物法降解 $BrO_3^-$ 的反应时间仍然过长，并且由于生物质及添加过量电子供体所造成的二次污染问题使其尚都不能实际应用于饮用水处理领域。

另有研究者开发了一种新型的离子交换膜生物反应器，以离子膜为界分为水处理间和生物间，水处理间内 $BrO_3^-$ 在渗透压的作用下透过离子膜向生物间传输，传输到生物间内的 $BrO_3^-$ 在微生物作用下得到去除，这样就避免了生物间内的微生物和过量的电子供体污染处理水。该反应器对 $BrO_3^-$ 具有良好的去除效果，含 200 $\mu g/L$ $BrO_3^-$ 的水流经该生物反应器处理后，出水中 $BrO_3^-$ 浓度能低于 10 $\mu g/L$。然而，离子交换膜生物反应器去除 $BrO_3^-$ 的方法尚在起步研究阶段，而且运行成本较高，目前尚不适合实际工程应用。

（陈超　谢曙光）

# 参 考 文 献

［1］　陈超.控制消毒副产物的顺序氯化消毒及水处理工艺优化研究[D].北京:清华大学环境系,2005.

［2］　董紫君.高锰酸钾/臭氧复合氧化抑制溴酸盐的生成[D].哈尔滨:哈尔滨工业大学,2008.

［3］　高乃云,赵璐,楚文海.饮用水中典型含氮消毒副产物 HANs 的质量浓度分布[J].同济大学学报(自然科学版),2012,

40(2):251-255.

[4] 何文杰,李伟光,张晓健,等.安全饮用水保障技术[M].北京:中国建筑工业出版社,2006.

[5] 胡建朝.催化臭氧氧化去除水中有机物并控制溴酸盐生成的研究[D].北京:中国地质大学(北京),2012.

[6] 黄璜.再生水氯消毒氯代乙腈与氯代乙酰胺的生成特性[D].北京:清华大学,2013.

[7] 蒋丹丹.饮用水二氧化氯消毒副产物亚氯酸盐的去除方法研究[D].南京:南京理工大学,2012.

[8] 蒋旗军.净水工艺过程中二氧化氯无机消毒副产物检测和去除研究[D].哈尔滨:哈尔滨工业大学,2014.

[9] 焦中志,陈忠林,陈杰,等.氯胺消毒对消毒副产物的控制研究[J].哈尔滨工业大学学报,2005,37(11):1486-1488.

[10] 廖晓斌.某湖泊水中亚硝胺类消毒副产物前体物及其去除特性研究[D].北京:清华大学环境学院,2014.

[11] 刘润生.纳米零价铁对臭氧氧化副产物溴酸盐的去除研究[D].杭州:浙江大学,2010.

[12] 吕淼.$H_2O_2/O_3$高级氧化控制黄河水臭氧化过程中溴酸盐的研究[D].北京:清华大学,2010.

[13] 王成坤.饮用水中亚硝胺消毒副产物的分布、生成与控制技术研究[D].北京:清华大学环境学院,2012.

[14] 王丽花.卤乙酸形成与前体物的特性研究[D].北京:清华大学环境系,2001.

[15] 伍秀琼.活性炭负载纳米零价铁去除溴酸盐的研究[D].长沙:湖南大学,2013.

[16] 徐咏咏.改性纳米零价铁去除水中溴酸盐的研究[D].杭州:浙江大学,2013.

[17] 许保玖.给水处理理论[M].北京:中国建筑工业出版社,2000.

[18] 朱琦.饮用水处理过程中溴酸盐的生成特性及优化控制研究[D].哈尔滨:哈尔滨工业大学,2012.

[19] Al-Otoum F.,Al-Ghouti M. A.,Ahmed T. A.,et al. Disinfection by-products of chlorine dioxide(chlorite,chlorate, and trihalomethanes):Occurrence in drinking water in Qatar[J]. Chemosphere,2016,164:649-656.

[20] Bei E.,Liao X.,et al. Identification of nitrosamine precursors from urban drainage during storm events:A case study in southern China[J]. Chemosphere,2016,160:323-331.

[21] Bei E.,Shu Y.,Li S.,et al. Occurrence of nitrosamines and their precursors in drinking water systems around mainland China[J]. Water Res.,2016,98:168-175.

[22] Bond T.,Huang J.,Templeton M. R.,et al. Occurrence and control of nitrogenous disinfection by-products in drinking water—a review[J]. Water Research,2011,45(15):4341-4354.

[23] Chang E. E.,Chiang P. C.,Ko Y. W.,Lan W. H. Characteristics of organic precursors and their relationship with disinfection by-products[J]. Chemosphere,2001,44:1231-1236.

[24] Chen B. Y.,Lee W. T.,Westerhoff P. K.,et al. Solar photolysis kinetics of disinfection byproducts.[J]. Water Research,2010,44(11):3401-3409.

[25] Chen C.,Zhang X. J.,He W. J.,et al. Comparison of seven kinds of drinking water treatment processes to enhance organic material removal:a pilot test [J]. Science of the Total Environment,2007,382:93-102.

[26] Chen C.,Zhang X. J.,He W. J.,et al. Simultaneous Control of Microorganisms,Disinfection By-products by Sequential Chlorination [J]. Biomedical and Environmental Sciences,2007,20:119-125.

[27] Chen C.,Zhang X. J.,Zhu L. X.,et al. Disinfection by-products and their precursors in a water treatment plant in north China:seasonal changes and fraction analysis [J]. Science of the Total Environment,2008,397:140-147.

[28] Chen Z.,Valentine R. L. Formation of N-Nitrosodimethylamine(NDMA) from humic substances in natural water[J]. Environ. Sci. Technol.,2007,41(17):6059-6065.

[29] Choi J.,Valentine R. L. N-Nitrosodimethylamine formation by free chlorine enhanced nitrosation of dimethylamines [J]. Environmental Science & Technology,2003,37(21):4871-4876.

[30] Chu W. H.,Gao N. Y.,Deng Y.,et al. Formation ofhaloacetamides during chlorination of dissolved organic nitrogen aspartic acid[J]. Journal of Hazardous Materials,2010b,173(1-3):82.

[31] Chu W. H.,Gao N. Y.,Deng Y.,et al. Precursors ofDichloroacetamide,an Emerging Nitrogenous DBP Formed during Chlorination or Chloramination[J]. Environmental Science & Technology,2010a,44(10):3908-3912.

[32] Fang J. Y.,Ma J.,Yang X.,et al. Formation of carbonaceous and nitrogenous disinfection by-products from the chlorination of Microcystis aeruginosa[J]. Water Research,2010,44(6):1934-1940.

［33］ Farré M. J. ，Reungoat J. ，Argaud F. X. ，et al. Fate of N-Nitrosodimethylamine，Trihalomethane and HaloaceticAcid Precursors in Tertiary Treatment Including Biofiltration［J］. Water Res. ，2011，45：17：5695.

［34］ Hanigan D. ，Thurman E. M. ，Ferrer I. ，Zhao Y. ，Andrews S. ，Zhang J. ，Herckes P. ，Westerhoff P. Methadone Contributes to N-Nitrosodimethylamine Formation in Surface Waters and Wastewaters during Chloramination［J］. Environmental Science & Technology Letters，2015，2(6)，151-157.

［35］ Joo S. H. ，Mitch W. A. Nitrile，Aldehyde，and Halonitroalkane Formation during Chlorination/Chloramination of Primary Amines［J］. Environmental Science & Technology，2007，41(4)：1288.

［36］ Kitis M. ，Karanfil T. ，Wigton A. ，Kilduff J. E. Probing reactivity of dissolved organic matter for disinfection byproduct formation using XAD-8 resin adsorption and ultrafiltration fractionation［J］. Water Research，2002，36：3834-3848.

［37］ Kosaka K. ，Ohkubo K. ，Akiba M. Occurrence and formation of haloacetamides from chlorination at water purification plants across Japan［J］. Water Research，2016，106：470.

［38］ Krasner S. W. ，Weinberg H. S. ，Richardson，S. D. ，et al. Occurrence of a new generation of disinfection byproducts ［J］. Environ. Sci. Technol. 2006，40，7175-7185.

［39］ Lee C. ，Choi W. ，Yoon J. UV photolytic mechanism of N-nitrosodimethylamine in water：roles of dissolved oxygen and solution pH［J］. Environ. Sci. Technol. ，2005，39(24)，9702-9709.

［40］ Lee W. ，Westerhoff P. ，Croué J. P. Dissolved Organic Nitrogen as a Precursor for Chloroform，dichloroacetonitrile，N-Nitrosodimethylamine，and Trichloronitromethane［J］. Environmental Science & Technology，2007，41(15)：5485-90.

［41］ Liang L. S. ，Singer P. C. Factors Influencing the Formation and Relative Distribution of Haloacetic Acids andTrihalomethanes in Drinking Water［J］. Environ. Sci. Technol，2003，37：2920-2928.

［42］ Liao X. ，Bei E. ，Li S. ，et al. Applying the polarity rapid assessment method to characterize nitrosamine precursors and to understand their removal by drinking water treatment processes［J］. Water Research，2015，87：292-298.

［43］ Liao X. B. ，Wang C. K. ，Wang J. ，et al. Nitrosamine Precursor and DOM Control in a Wastewater-Impacted Drinking Water ［J］. Journal of American Water Works Association，2014，106，7：307-318.

［44］ Lin T. ，Zhou D. ，Yu S. ，et al. The removal process of 2，2-dichloroacetamide(DCAcAm)，a new disinfection by-product，in drinking water treatment process and its toxicity on zebrafish［J］. Chemosphere，2016，159：403-411.

［45］ Mitch W. A. ，Krasner S. W. ，Westerhoff P. ，et al. Occurrence and formation of nitrogenous disinfection by-products ［C］. Water Research foundation，Denver，CO，USA，2009.

［46］ Mitch W. A. ，Sharp J. O. ，Trussell R. R. ，Valentine R. L. ，Alvarez-Cohen L. ，Sedlak D. L. N-Nitrosodimethylamine (NDMA) as a Drinking Water Contaminant：A Review［J］. Environmental Engineering Science. ，2003，20(5)：391-404.

［47］ Nagao S. ，Matsunaga T. ，Suzuki Y. ，Neno T. ，Amano H. Characteristic of humic substances in the Kuji River waters as determined by high-performance size exclusion chromatography and fluorescence detection［J］. Water Research，2003，37(11)：4159-4170.

［48］ Reckhow D. A. ，Macneill A. L. ，Platt T. L. ，et al. Formation and Degradation of Dichloroacetonitrile in Drinking Waters［J］. Journal of Water Supply：Research and Technology- AQUA，2001，50(1)：1-13.

［49］ Richardson S. D. ，Plewa M. J. ，et al. Occurrence，genotoxicity，and carcinogenicity of regulated and emerging disinfection by-products in drinking water：A review and roadmap for research［J］. Mutation Research-Reviews in Mutation Research，2007，636(1-3)：178-242.

［50］ Rook J. J. Formation ofhaloforms during chlorination of natural waters［J］. Water Treat. Exam，1974，23：234-243.

［51］ Rosario-Ortiz F. L. ，Snyder S. A. ，Suffet I. H. Characterization of dissolved organic matter in drinking water sources impacted by multiple tributaries［J］. Water Research，2007，41(18)：4115-28.

［52］ Shah A. D. ，Mitch W. A. Halonitroalkanes，Halonitriles，Haloamides，and N-Nitrosamines：A Critical Review of Nitrogenous Disinfection Byproduct Formation Pathways［J］. Environmental Science & Technology，2012，46(1)：119.

［53］　Tang S. ,Wang X. M. ,et al. Haloacetic acid removal by sequential zero-valent iron reduction and biologically active carbon degradation[J]. CHEMOSPHERE,2013,90(4):1563-1567.

［54］　Tian F. X. ,Xu B. ,Lin Y. L. ,et al. Formation of iodinatedtrihalomethanes during UV/chloramination with iodate as the iodine source [J] Water Research,2016,98:199-205.

［55］　Wang C. K. ,Zhang X. J. ,Wang J. ,et al. Effects of organic fractions on the formation and control of N-nitrosamine precursors during conventional drinking water treatment processes[J]. Science of the Total Environment,2013,449, 295-301.

［56］　Wu W. W. ,Benjamin M. M. ,KORSHIN G. V. Effects of thermal treatment on halogenated disinfection by-products in drinking water[J]. Water Research,2001,35(15):3545-3550.

［57］　Yang H. W. ,Liu W. J. ,Wang X. M. ,et al. Bromate control by dosing hydrogen peroxide and ammonia during ozonation of the Yellow river water [J]. Ozone-Sci. Eng,2015,37:127-133.

［58］　Yang X. ,Peng J. ,Chen B. ,et al. Effects of ozone and ozone/peroxide pretreatments on disinfection byproduct formation during subsequent chlorination and chloramination[J]. Journal of Hazardous Materials,2012,s 239-240(18):348-354.

［59］　Yang X. ,Shang C. ,Westerhoff P. Factors affecting formation of haloacetonitriles,haloketones,chloropicrin and cyanogen halides during chloramination[J]. Water Research,2007,41(6):1193-1200.

［60］　Ye T. ,Xu B. ,Lin Y. L. ,et al. Formation of iodinated disinfection by-products during oxidation of iodide-containing waters with chlorine dioxide [J]. Water Research,2013,47:3006-3014.

［61］　Zeng Q. ,Li M. ,et al. Baseline bloodtrihalomethanes,semen parameters and serum total testosterone:A cross-sectional study in China [J]. Environment International,2013,54:134-140.

［62］　Zeng Q. ,Wang Y. X. ,et al. Drinking-Water Disinfection By-products and Semen Quality:A Cross-Sectional Study in China[J]. Environmental Health Perspectives,2014,122(7):741-746.

［63］　Zeng,T. ,M. J. Plewa,et al. N-Nitrosamines and halogenated disinfection byproducts in US Full Advanced Treatment trains for potable reuse [J]. Water Research,2016,101:176-186.